Erste Hilfe

für Babys und Kinder

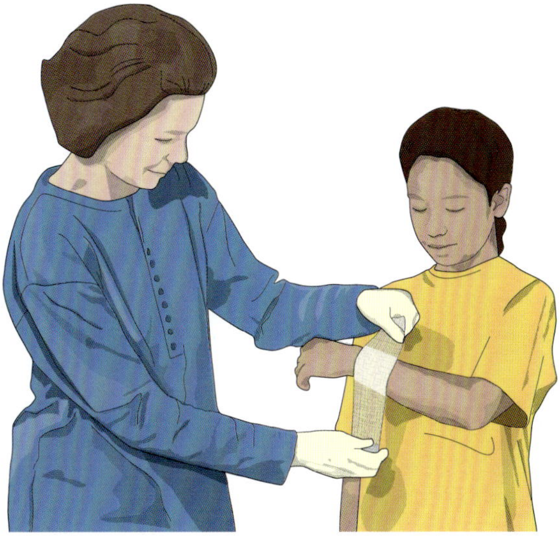

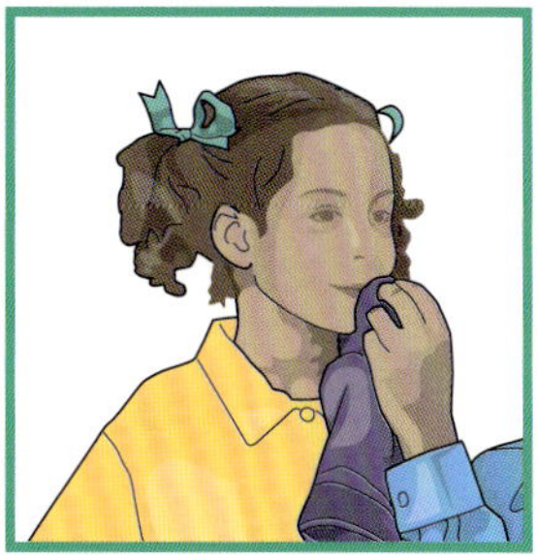
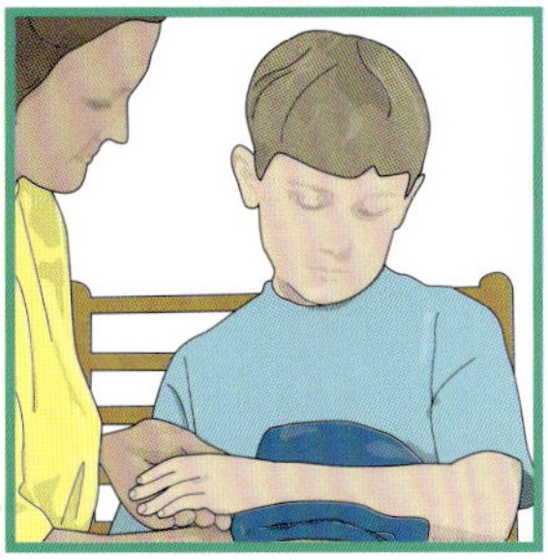
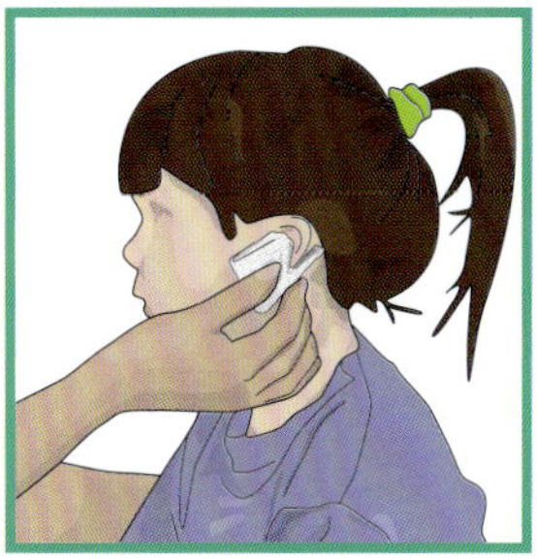
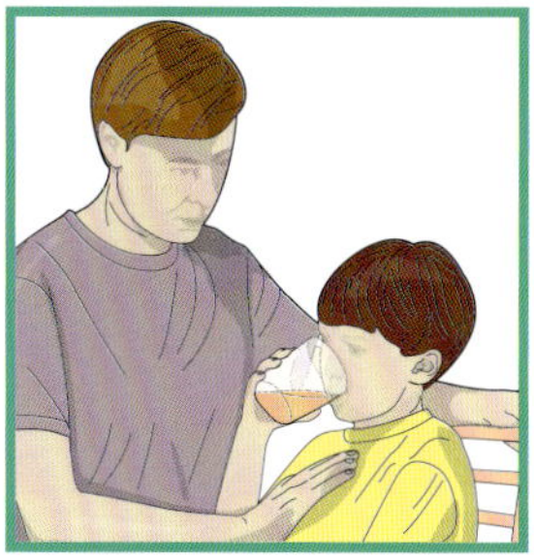

Malteser
...weil Nähe zählt.

Erste Hilfe

für Babys und Kinder

So reagieren Sie im Notfall richtig

DK

DK | Penguin Random House

Lektorat Jonathan Metcalf, Liz Wheeler,
Angeles Gavira, Miezan van Zyl, Jemima Dunne,
Rohan Sinha, Priyanka Sharma
Gestaltung und Bildredaktion Karen Self,
Michael Duffy, Sharon Spencer, Konica Juneja,
Anjali Sachar, Harish Aggarwal, Vishal Bhatia, Anjana Nair
Herstellung Jude Crozier, Andy Hilliard,
Balwant Singh, Pankaj Sharma

Für die deutsche Ausgabe:
Programmleitung Monika Schlitzer
Redaktionsleitung Kerstin Schlieker
Projektbetreuung Kerstin Uhl, Manuela Stern
Herstellungsleitung Dorothee Whittaker
Herstellung Bettina Bähnsch, Inga Reinke
Herstellungskoordination Claudia Rode
Covergestaltung Bettina Bähnsch

Titel der englischen Originalausgabe:
First Aid for Babies and Children Fast

Übersetzung Petra Sporbeck-Hörning
Fachberatung Erste Hilfe Dr. Thomas Justen
Fachredaktion Dr. med. Martin Hörning
Bearbeitung und Redaktion für den Malteser Hilfsdienst Stefan Markus
Medizinische Fachberatung Dr. med. Peter Göbel

ISBN: 978-3-8310-3718-6

Druck und Bindung C&C Offset Printing, China

FSC www.fsc.org MIX Papier | Fördert gute Waldnutzung FSC® C018179

www.dk-verlag.de

Hinweis
Die Informationen und Ratschläge in diesem Buch sind von den Autoren und vom Verlag
sorgfältig erwogen und geprüft, dennoch kann eine Garantie nicht übernommen werden.
Eine Haftung der Autoren bzw. des Verlags und seiner Beauftragten für Personen-,
Sach- und Vermögensschäden ist ausgeschlossen.

Vorwort

Kinder stecken voller Energie und sind immer auf der Suche nach Neuem. Dass ein ausgeprägter Bewegungsdrang im Zuge kindlicher Entdeckungsreisen bisweilen zu Unfällen führt, ist deshalb ein unvermeidlicher Nebeneffekt ihrer Lernprozesse. Auch wenn die meisten dieser Unfälle glücklicherweise eher glimpflich ablaufen, sollte man wissen, wie Kindern in einer solchen Situation geholfen werden kann.

Genau hier möchten wir ansetzen: Das vorliegende Buch soll Eltern, Großeltern, Erzieherinnen und Erziehern, Lehrkräften oder Babysittern, kurzum allen, die regelmäßig oder auch nur gelegentlich Kinder betreuen, Sicherheit geben. Die Sicherheit, in einer Notfallsituation, wenn schnelles, überlegtes Handeln gefordert ist, zu wissen, welche Maßnahmen erforderlich sind.

Die gezeigten Maßnahmen und Erste-Hilfe-Techniken entsprechen dabei dem aktuellen Stand der Notfallmedizin, wie er von uns auch in Lehrgängen zur Ersten Hilfe bei Kindernotfällen praktisch vermittelt wird. Sie bieten die Möglichkeit, die in diesem Buch gezeigten Fertigkeiten zu trainieren und erworbenes Wissen zu vertiefen.

Einen klaren Kopf zu behalten, Ruhe zu bewahren und darüber hinaus noch eigene Hemmschwellen zu überwinden und dann das Richtige tun zu können – diese Sicherheit wünscht sich jeder, der mit Kindern umgeht. Dieses Buch soll Ihnen zeigen, worauf es in einem Notfall ankommt, und Ihnen damit eben diese Sicherheit geben, auf die die Ihnen anvertrauten Kinder angewiesen sind.

Ihr
Malteser Hilfsdienst

Inhalt

Einleitung 8

So benutzen Sie dieses Buch 9

Was tun im Notfall 10
Feuer 11
Stromverletzungen 12
Beinahe-Ertrinken 13

ABC der Wiederbelebung 14
Das bewusstlose Baby 17
Künstliche Beatmung: Baby 18
HLW beim Baby 20
Das bewusstlose Kind 22
Künstliche Beatmung: Kind 24
HLW beim Kind 26
Stabile Seitenlage 28

Schock 30

Bewusstseinsstörungen 32
Fieberkrämpfe 32
Epileptische Anfälle 33
Der diabetische Notfall 34
Schwächeanfall 35

Atemstörungen 36
Eingeatmeter Fremdkörper beim Baby 36
Eingeatmeter Fremdkörper beim Kind 38
Schreikrampf 40
Schluckauf 40
Ersticken und Strangulierung 41
Rauchvergiftung 41
Pseudokrupp 42
Asthma 43

Wunden und Blutungen 44
Blutungen 44
Fremdkörper in der Wunde 46
Schnitt- und Schürfwunden 47
Wundinfektion 48
Blasen 49
Augenverletzungen 50
Nasenbluten 51
Ohrverletzungen 52
Mundverletzungen 53
Amputierte Gliedmaße 54
Innere Blutungen 55
Quetschverletzungen 55
Brustkorbverletzungen 56
Bauchverletzungen 57

Verbrennungen und Verbrühungen 58
Verbrennungen und Verbrühungen 58
Verbrennungen durch Strom 60
Verätzungen der Haut 61
Verätzungen des Auges 62

Vergiftungen 63
Vergiftungen durch Chemikalien 63
Arzneimittel- oder Alkoholvergiftung 64
Vergiftung durch Pflanzen 64

Kopfverletzungen 65
Kopfplatzwunden 65
Gehirnerschütterung 66
Schädelbruch 67
Gebrochene Nase/Jochbein 68
Gebrochener Kiefer 68

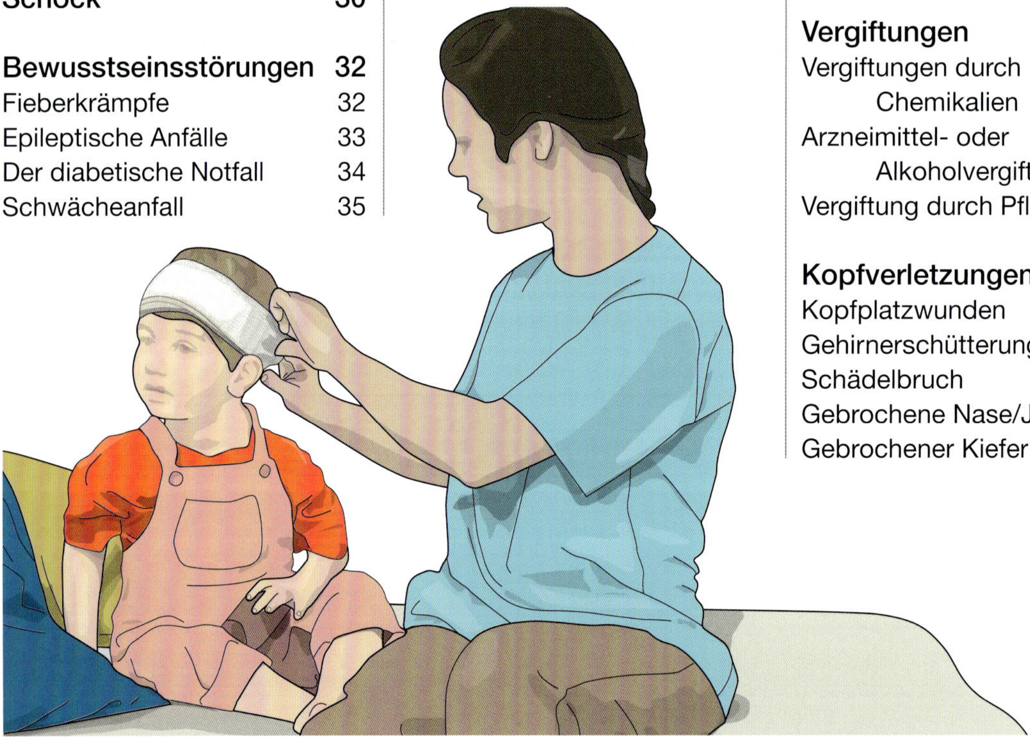

Rücken- und Nackenverletzungen 69

Knochen-, Gelenk- und Muskelverletzungen 72
Beckenbruch 72
Beinbruch 72
Knieverletzungen 74
Gebrochener Fuß 74
Verstauchter Knöchel 75
Schlüsselbeinbruch 76
Rippenbrüche 77
Armbrüche 78
Ellbogenbruch 78
Handbrüche 79
Prellungen und Schwellungen 80

Fremdkörper 81
Splitter 81
Fremdkörper im Auge 82
Fremdkörper im Ohr 83
Fremdkörper in der Nase 84
Verschluckter Gegenstand 84

Bisse und Stiche 85
Bisse von Tieren und Menschen 85
Insektenstiche 86
Nesselausschlag 86
Anaphylaktischer Schock 87
Quallenstich 88
Stich vom Seeigel 88
Schlangenbiss 89

Schäden durch Hitze und Kälte 90
Unterkühlung 90
Frostbeulen 92
Hitzeerschöpfung 93
Hitzschlag 94
Sonnenbrand 95
Wärmeausschlag 95

Fieber und Übelkeit 96
Fieber 96
Meningitis 97
Erbrechen 98

Schmerzzustände 99
Bauchschmerzen 99
Ohrenschmerzen 100
Zahnschmerzen 101
Krämpfe 101

Verbände und Wundauflagen 102
Verbandkasten 102
Wundauflagen 104
Verbände 105
Dreiecktücher 106

Giftnotdienst 107

Sicherheit im Alltag 109
Sicherheit im häuslichen Bereich 109
Treppen und Flure 110
Wohnzimmer 111
Küche 112
Schlafräume 114
Badezimmer 116
Spielsachen 117
Garten 118
Sicherheit in Garage und Auto 119
Unterwegs 120
Mit Babys und Kindern reisen 122

Register 123
Dank 127

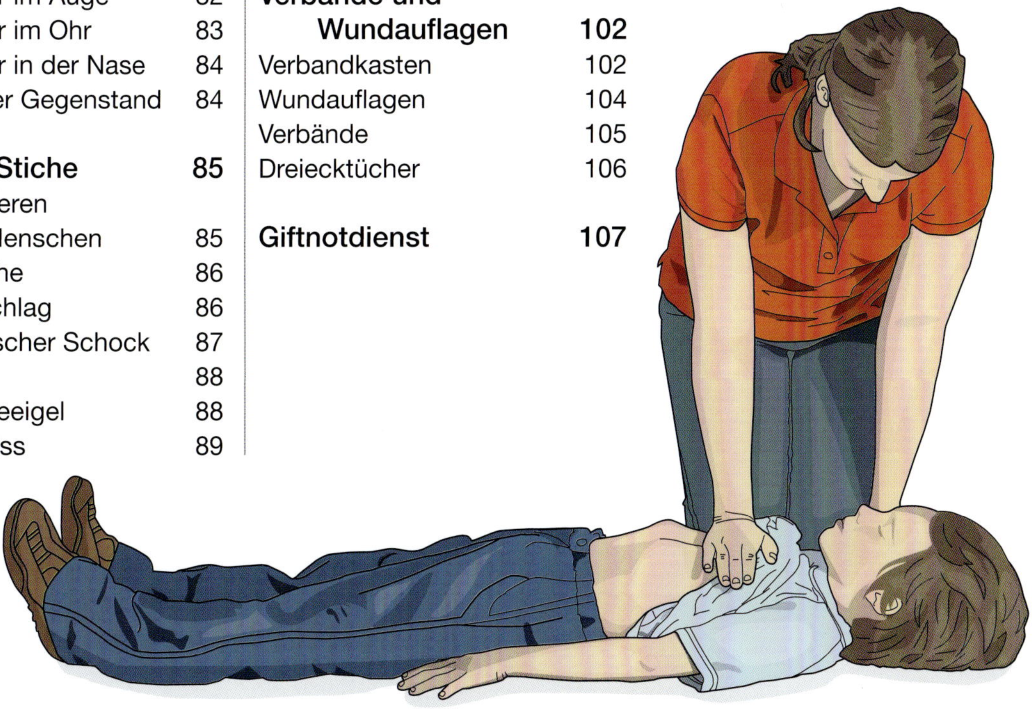

Was müssen Sie im Notfall tun?

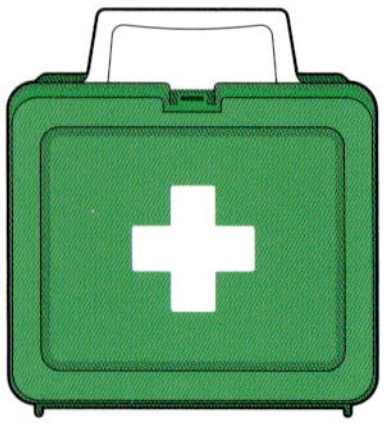

Zunächst einmal: Bewahren Sie Ruhe! Sicherlich ist dies leichter gesagt als getan. Versuchen Sie dennoch, ruhig mit dem betroffenen Kind umzugehen. Je ruhiger Sie sind, desto leichter können Sie:

- erkennen, was überhaupt geschehen ist,
- beurteilen, welche Gefahren drohen und
- handeln, wie es die aktuelle Situation erfordert.

Bei vielen Notfällen können Sie bereits durch ein beruhigendes Einwirken auf das Kind dessen Zustand verbessern. Außerdem können Sie, indem Sie Sicherheit und Zuversicht ausstrahlen, Umherstehende dazu motivieren, Sie zu unterstützen.

Verschaffen Sie sich zunächst einen Überblick über die Situation und leiten Sie dann die Maßnahmen ein, die am wichtigsten sind. Diese Maßnahmen werden Sofortmaßnahmen genannt. Hierzu gehören die Überprüfung der lebenswichtigen Funktionen und alle Maßnahmen, die diese wiederherstellen. Ebenso müssen Sie durch einen Notruf den Rettungsdienst alarmieren. Bis das Rettungsdienstpersonal eintrifft, können Sie die Zeit mit einfachen Erste-Hilfe-Maßnahmen überbrücken, etwa mit dem Verbinden einer Wunde.

In der Folge übernimmt der Rettungsdienst die erweiterte Erstversorgung des Kindes. Dabei stehen umfassende Möglichkeiten zur Verfügung. So umfasst ein Notarztwagen eine kleine Intensivstation mit vielen medikamentösen und technischen Möglichkeiten sowie qualifiziertem Personal. Deshalb ist für das betroffene Kind die Zeit entscheidend, die vom Notfallereignis bis zum Eintreffen des Rettungsdienstes vergeht – und nicht die Zeit bis zum Eintreffen im Krankenhaus. Durch einen detaillierten Notruf können Sie die Zeit erheblich verkürzen.

Die weitere Untersuchung und Versorgung des Kindes geschieht schließlich im Krankenhaus (bzw. in einer Kinderklinik). Der Ablauf dieser einzelnen Hilfeleistungen kann als Kette gesehen werden, die aus fünf Gliedern besteht (s. S. 10). Sie selbst werden in den ersten drei Gliedern dieser Rettungskette aktiv. Denken Sie daran: Jede Kette ist nur so stark wie ihr schwächstes Glied, deshalb: Ihre Hilfe zählt!

So benutzen Sie dieses Buch

Dieses Buch behandelt Erste-Hilfe-Techniken für alle Notfälle – angefangen bei harmlosen Schnitt- und Schürfwunden bis hin zur Wiederbelebung.

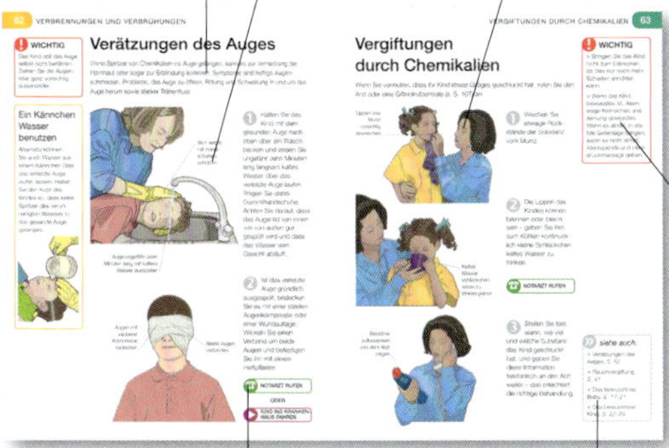

Illustrationen zeigen, wie Sie in Notfallsituationen vorzugehen haben. Die wichtigsten Schritte werden einmal in Kurzform erklärt, dann etwas ausführlicher im Begleittext.

Die Verletzungen sind nach Kategorien wie Wunden und Blutungen oder Bisse und Stiche unterteilt. Im Falle eines Notfalls führt Sie das Notfallregister auf der Buchrückseite direkt zu der entsprechenden Seite. Daneben gibt es themenübergreifende Abschnitte wie »Was tun im Notfall« und »Verbände und Wundauflagen«.

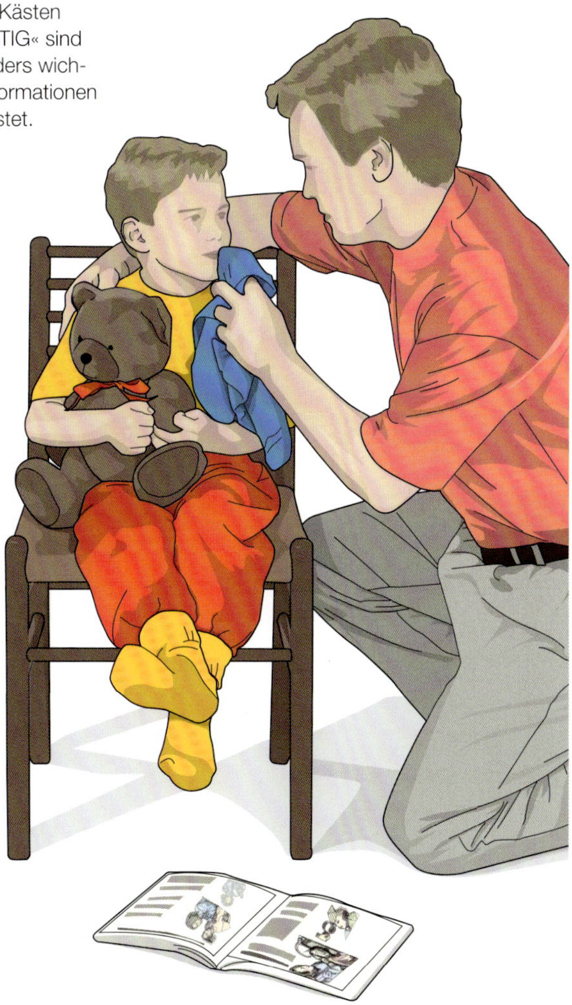

WAS DIE SYMBOLE BEDEUTEN

Folgende Symbole und Anweisungen erscheinen, wenn Ihr Kind weiterer ärztlicher Versorgung bedarf:

ARZT ANRUFEN

Holen Sie sich telefonisch weiteren Rat.

KIND INS KRANKENHAUS FAHREN

Ihr Kind muss in die Notfallaufnahme.

NOTARZT RUFEN

Ihr Kind muss rettungsdienstlich versorgt werden. Wählen Sie die Telefonnummer 112 und setzen Sie einen Notruf ab.

Was tun im Notfall

Wenn Kinder von einem Notfall betroffen sind, ist es besonders wichtig, Ruhe zu bewahren und logisch vorzugehen. Wichtig sind die folgenden fünf Schritte:

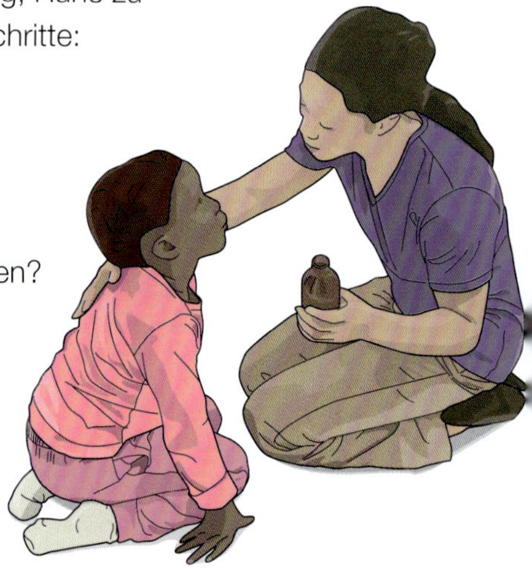

1 Verschaffen Sie sich einen Überblick

- Was ist passiert?
- Wie ist es passiert?
- Sind mehrere Kinder verletzt?
- Besteht weiterhin Gefahr?
- Kann jemand helfen?
- Muss der Notarzt gerufen werden?

2 Sicherheit ist Trumpf

- Setzen Sie sich selbst keiner Gefahr aus – Sie können nicht helfen, wenn Sie selbst zum Opfer werden.
- Schalten Sie alle direkten Gefahrenquellen aus.
- Bewegen Sie das Kind nur, wenn unbedingt nötig, und auch dann nur äußerst vorsichtig.

3 Hilfe rufen

Rufen Sie laut um Hilfe – und bitten Sie dann Dritte:

- die Unfallstelle abzusichern
- Arzt oder Krankenwagen zu rufen
- bei den Erste-Hilfe-Maßnahmen zu helfen
- das Kind nötigenfalls in Sicherheit zu bringen

4 Zuerst schwere Verletzungen behandeln

Bei Kindern können zwei unmittelbar lebensbedrohliche Zustände auftreten:

- *Starke Blutungen* – diese sind normalerweise leicht zu erkennen und unter Kontrolle zu bringen (s. BLUTUNGEN, S. 44)
- *Atemstillstand* (s. ABC DER WIEDERBELEBUNG, S. 14)

! WICHTIG

Wenn mehrere Kinder verletzt sind, kümmern Sie sich zuerst um ein leblos daliegendes Kind – es ist möglicherweise bewusstlos.

5 Der Notruf

Wählen Sie die Telefonnummer 112 und machen Sie folgende Angaben:

- Wo ist es passiert?
- Was ist passiert?
- Wie viele Patienten gibt es?
- Welche Krankheits- oder Verletzungszeichen liegen vor?
- Warten Sie auf Rückfragen!

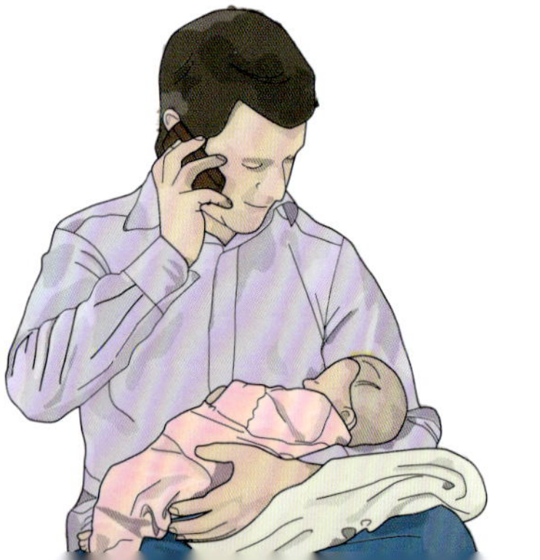

Feuer

Überlegen Sie sich Folgendes, bevor es zu einem Notfall kommt:

- Wie würden Sie sich aus den einzelnen Räumen retten?
- Wie würden Sie Babys und Kleinkindern helfen?
- Welcher sichere Treffpunkt bietet sich an?

Fritteuse in Flammen

- Nehmen Sie die Fritteuse vom Herd oder ziehen Sie den Stecker. ● Legen Sie einen Deckel oder ein nasses Geschirrtuch auf die Fritteuse. ● Kein Wasser auf die Flammen gießen. ● Bleibt das Feuer außer Kontrolle, die Tür schließen, die Feuerwehr rufen und alle aus dem Haus bringen.

Flucht vor Feuer

1 Kontrollieren Sie die Tür. Ist sie kalt, verlassen Sie den Raum. Ist sie heiß, siehe 2.

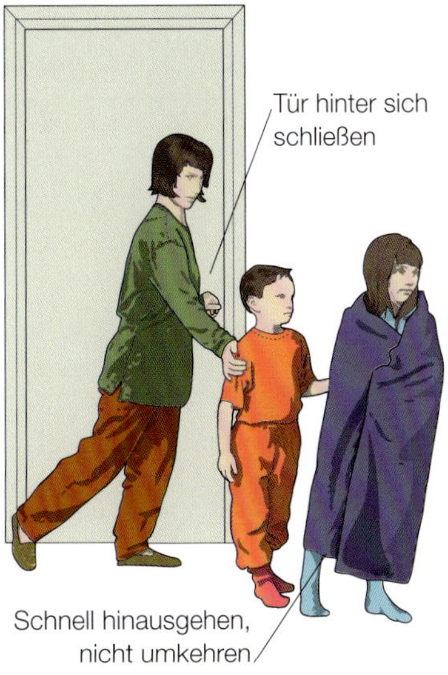

Tür hinter sich schließen
Schnell hinausgehen, nicht umkehren

2 Ist die Tür heiß: nicht öffnen. Retten Sie sich durch ein Fenster.

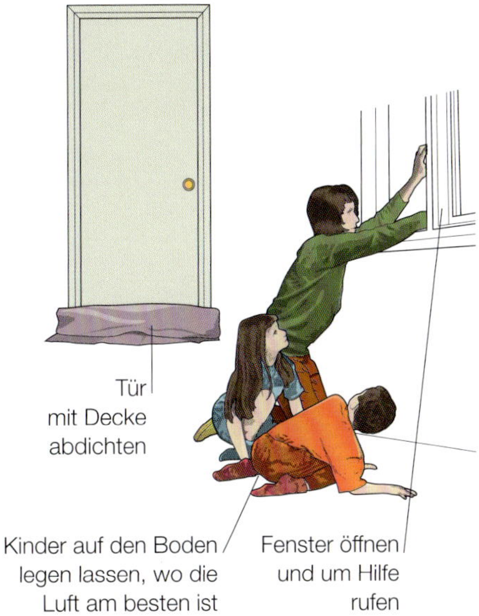

Tür mit Decke abdichten
Kinder auf den Boden legen lassen, wo die Luft am besten ist
Fenster öffnen und um Hilfe rufen

WICHTIG

- Tragen Sie Babys und Kleinkinder ins Freie.
- Kinder über 6 Jahre sollen sich selbst in Sicherheit bringen.
- Schließen Sie alle Türen hinter sich.
- Treffen Sie sich außerhalb des Gebäudes.
- Kehren Sie nicht wieder um!
- Setzen Sie den Notruf von draußen aus ab.

Rettung durch ein Fenster im Erdgeschoss: Halten Sie Ihr Kind an den Händen aus dem Fenster und fordern Sie es auf, sich fallen zu lassen. Hängen Sie sich dann an die Fensterbank und lassen Sie sich selbst fallen. Müssen Sie die Scheibe zerschlagen, legen Sie vor dem Hinausklettern eine Decke o. Ä. über den Rahmen.

Kleidung in Flammen

Wickeln Sie das Kind eng in einen Mantel oder eine Decke (kein Nylon). Legen Sie das Kind auf den Boden und rollen Sie es hin und her, um die Flammen zu ersticken.

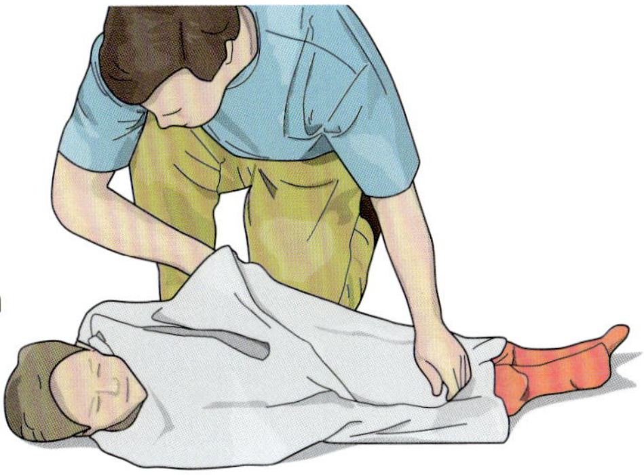

WICHTIG

- Lassen Sie das Kind nicht herumlaufen; schnelle Bewegungen fachen das Feuer noch mehr an.

Wasser verfügbar

- Legen Sie das Kind auf den Boden und schütten Sie Wasser oder eine andere nicht entflammbare Flüssigkeit auf die Flammen.

! WICHTIG

- Berühren Sie die Haut des Kindes nicht mit Ihren Händen. Ziehen Sie notfalls an seiner Kleidung.
- **Wird das Kind bewusstlos, prüfen Sie seine Atmung.** Atmet das Kind, bringen Sie es in die stabile Seitenlage (s. S. 28–29). Atmet es nicht, beginnen Sie mit der Wiederbelebung.

Starkstrom

Kontakt mit Starkstrom, wie er in Überland- und Freileitungskabeln fließt, endet für ein Kind normalerweise tödlich. In jedem Fall kommt es zu schweren Verbrennungen. Das Kind kann einige Meter von der Kontaktstelle weggeschleudert werden. Nähern Sie sich dem verletzten Kind nur dann, wenn Sie ganz sicher sind, dass der Strom abgestellt worden ist.

siehe auch:

- Verbrennungen durch Strom, *S. 60*
- Das bewusstlose Baby, *S. 17*
- Das bewusstlose Kind, *S. 22*

Stromverletzungen

Wenn Kinder mit Steckdosen oder Kabeln spielen oder elektrische Geräte mit Wasser in Kontakt bringen, können sie einen Elektroschock erleiden. Wenn elektrischer Strom durch den kindlichen Körper fließt, kann dies zu Atem- oder Herzstillstand führen. Der Strom kann sowohl am Eintritts- als auch am Austrittsort des Körpers Verbrennungen verursachen. Wechselstrom verursacht Muskelspasmen, sodass das Kind das Stromkabel nicht mehr loslassen kann.

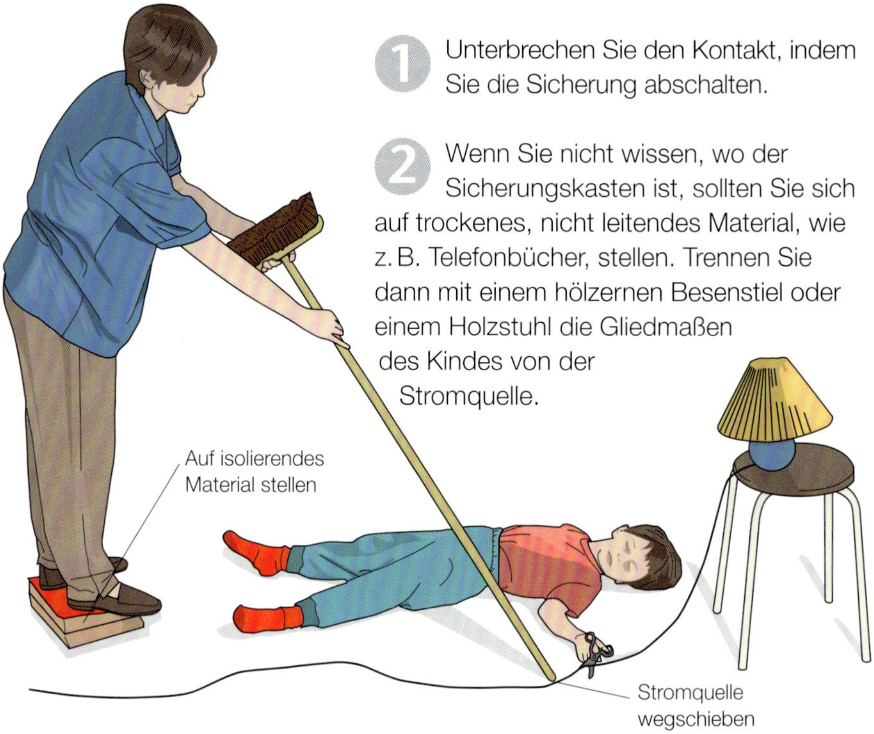

1. Unterbrechen Sie den Kontakt, indem Sie die Sicherung abschalten.

2. Wenn Sie nicht wissen, wo der Sicherungskasten ist, sollten Sie sich auf trockenes, nicht leitendes Material, wie z. B. Telefonbücher, stellen. Trennen Sie dann mit einem hölzernen Besenstiel oder einem Holzstuhl die Gliedmaßen des Kindes von der Stromquelle.

3. Schlagen Sie, ohne dabei das Kind zu berühren, ein trockenes Handtuch um dessen Füße und ziehen Sie es damit von der Stromquelle weg.

NOTARZT RUFEN

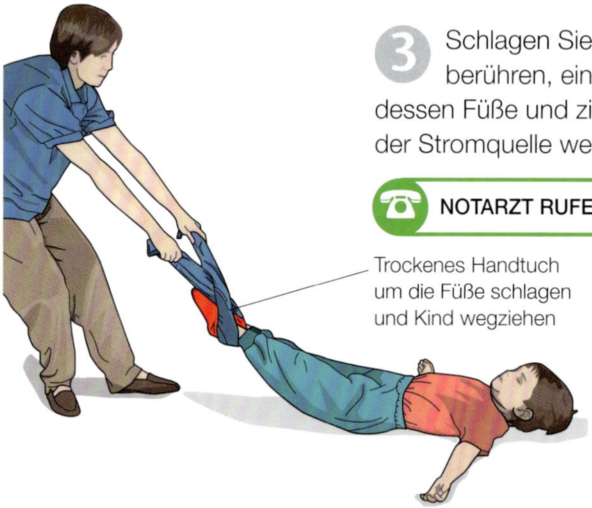

Wirkt das Kind unverletzt, lassen Sie es sich ausruhen und beobachten Sie seinen Zustand.

Beinahe-Ertrinken

Babys und Kleinkinder können in kürzester Zeit ertrinken, wenn sie in einen Pool oder Teich fallen oder unbeaufsichtigt in der Badewanne gelassen werden. Bereits 2,5 cm tiefes Wasser reicht, um Nase oder Mund eines Babys zu bedecken, wenn es mit dem Gesicht nach unten fällt.

1 Heben Sie das Kind aus dem Wasser. Halten Sie beim Tragen seinen Kopf tiefer als die Brust, damit es kein Wasser inhaliert.

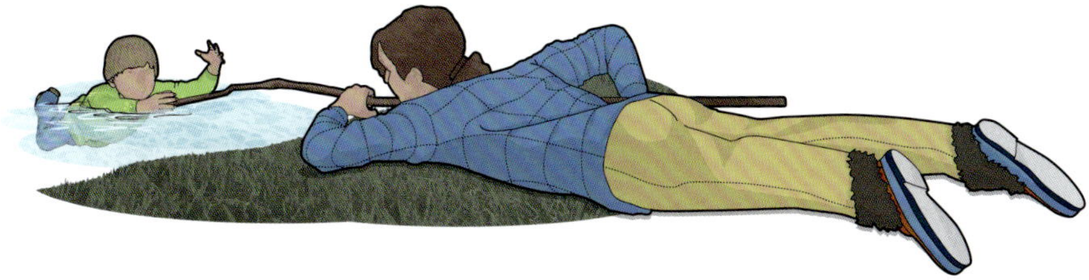

2 Ziehen Sie nasse Kleidungsstücke aus und decken Sie das Kind mit einem Handtuch, einer Jacke oder einer Decke zu.

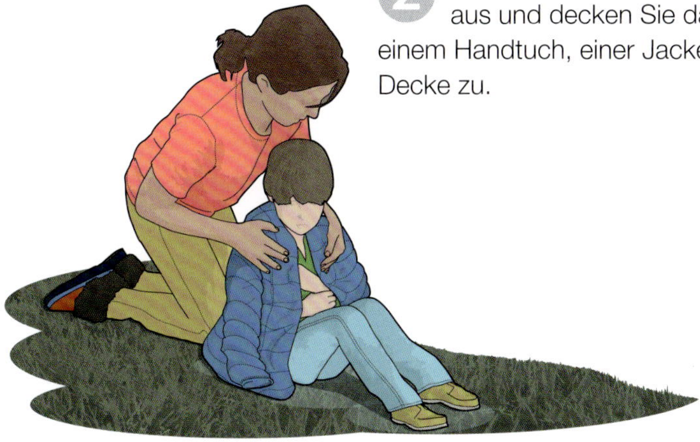

3 Wird das Kind bewusstlos, prüfen Sie seine Atmung. Atmet das Kind, bringen Sie es in die stabile Seitenlage (s. S. 28–29). Atmet es nicht, beginnen Sie mit der Wiederbelebung.

NOTARZT RUFEN

WICHTIG

- Wasser in der Lunge und die Folgen der Kälteeinwirkung können die künstliche Beatmung erschweren, sodass Sie stärker und langsamer beatmen müssen, damit sich der Brustkorb hebt.
- Kind ins Krankenhaus fahren – auch wenn es sich wieder erholt zu haben scheint: Es könnte Wasser inhaliert haben, was zu einer Lungenschädigung führt.

Im offenen Gewässer

Ein Kind kann im offenen Gewässer, vor allem wenn dies Strömungen hat oder sehr kalt ist, in Not geraten. Versuchen Sie, es vom Strand oder Ufer aus mit der Hand oder mithilfe eines Stocks zu erreichen. Sorgen Sie danach dafür, dass ihm warm wird und es trocknet.

siehe auch:

- Unterkühlung, *S. 94*
- Das bewusstlose Baby, *S. 17*
- Das bewusstlose Kind, *S. 22*

ABC der Wiederbelebung

Wenn wir atmen, gelangt Sauerstoff in unsere Lunge. Der Sauerstoff geht in den Blutkreislauf über und wird vom Herz durch den ganzen Körper gepumpt. Wenn ein Baby oder Kind ohne Bewusstsein ist, sind seine Luftwege eventuell blockiert – der Sauerstoff kann nicht in den Körper gelangen. Sauerstoffmangel verlangsamt den Herzschlag, bis er ganz aufhört (Herzstillstand) und es gelangt kein Sauerstoff mehr ins Gehirn.

Was Sie tun können

Bei einem Kind ohne Bewusstsein müssen Sie die Luftwege frei machen. Falls nötig, müssen Sie Luft in seine Lunge blasen (Atemspende). Wenn der Kreislauf kollabiert, gelangt das mit Sauerstoff durchsetzte Blut nicht ins Gehirn – Sie müssen Herzdruckmassagen einsetzen. Die Durchführung von Atemspende und Herzdruckmassage bezeichnet man als Herz-Lungen-Wiederbelebung (HLW) oder kardiopulmonale Reanimation (KPR). Ein Defibrillator dient dazu, das Herz bei Herzstillstand wieder zum Schlagen zu bringen (*s. S. 23*).

Stellen Sie sicher, dass Sie sich dem Baby oder Kind gefahrlos nähern können. Sie können ihm nicht helfen, wenn Sie selbst verletzt sind. Überprüfen Sie die Vitalfunktionen und leiten Sie entsprechende Maßnahmen ein.

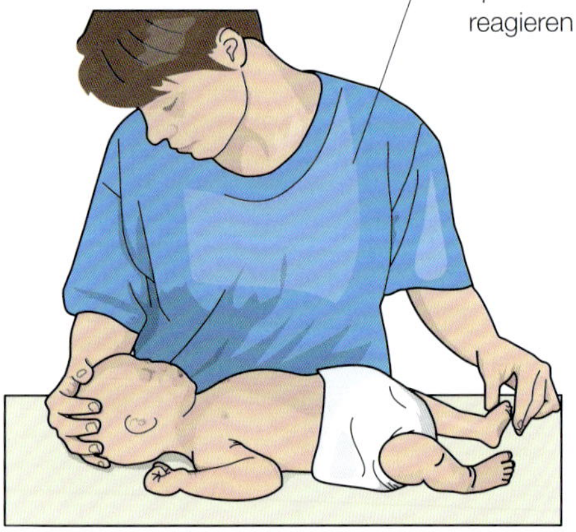

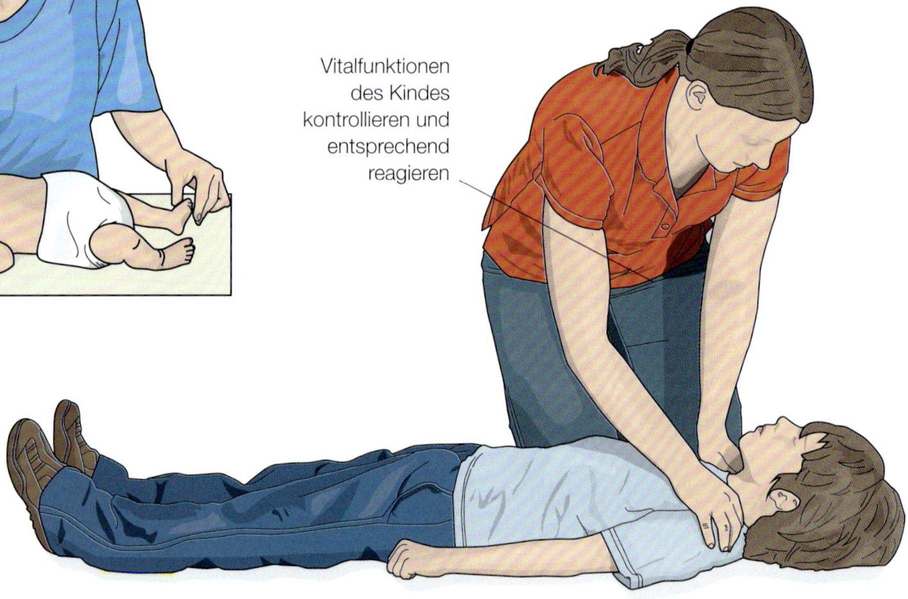

A für Atemwege

Zuerst müssen Sie die Atmung kontrollieren. Beugen Sie den Kopf des Kindes hierzu nackenwärts, damit die Zunge nicht in den Rachen fällt (bei Verdacht auf Rücken- oder Nackenverletzungen *s. S. 70*).

Beim Baby (bis Ende des ersten Lebensjahres)

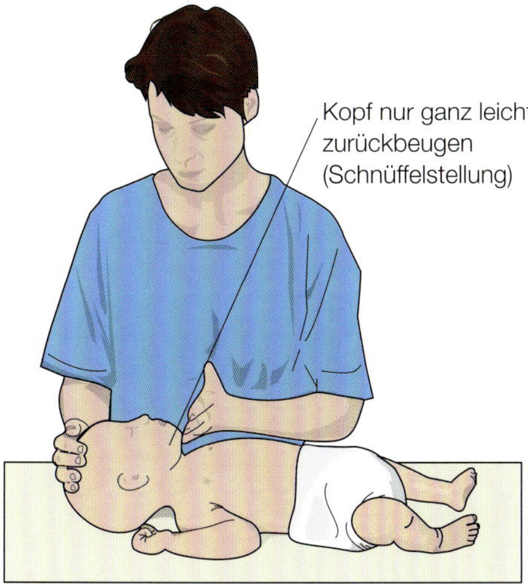

Beim Kind

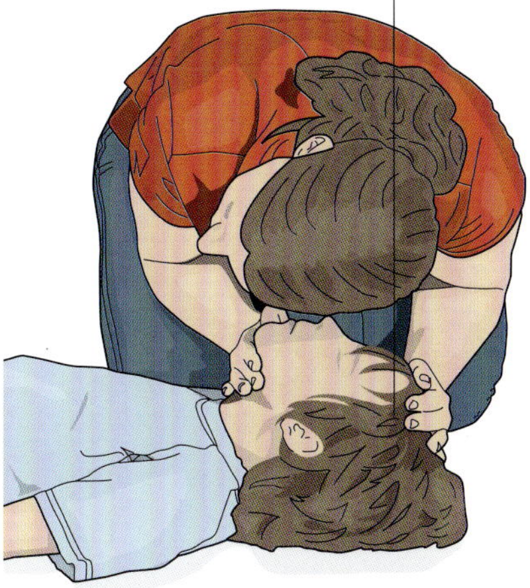

Atemwege

In Rückenlage:
Die Zunge blockiert die Atemwege.

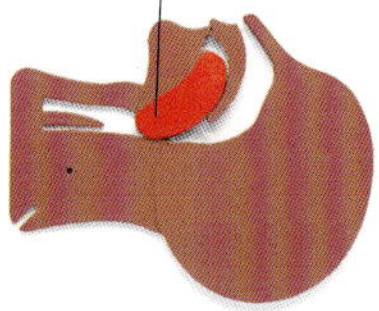

Blockierte Atemwege, Kopf nicht zurückgebeugt

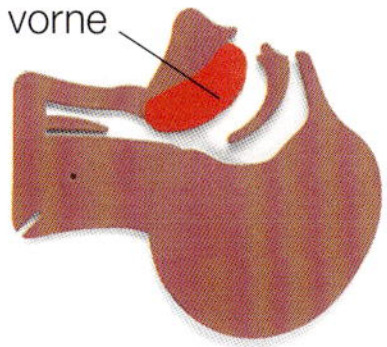

Freie Atemwege, Kopf zurückgebeugt

B für Beatmen

Atmet Ihr Kind auch nach Öffnung der Atemwege nicht, können Sie Ihre Ausatemluft in seine Lunge blasen, um sein Blut mit Sauerstoff anzureichern.

Beim Baby

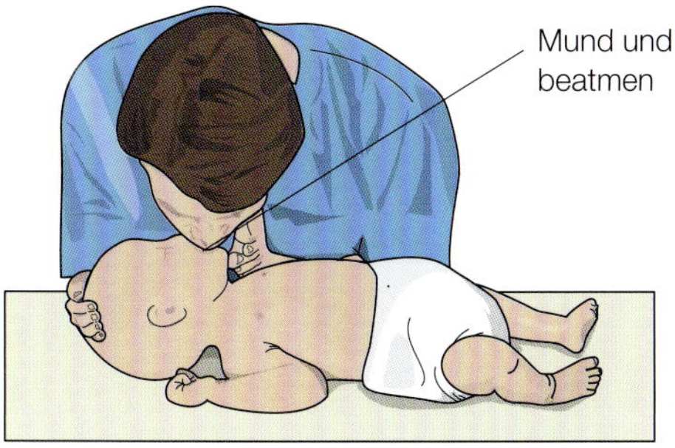

Beim Kind

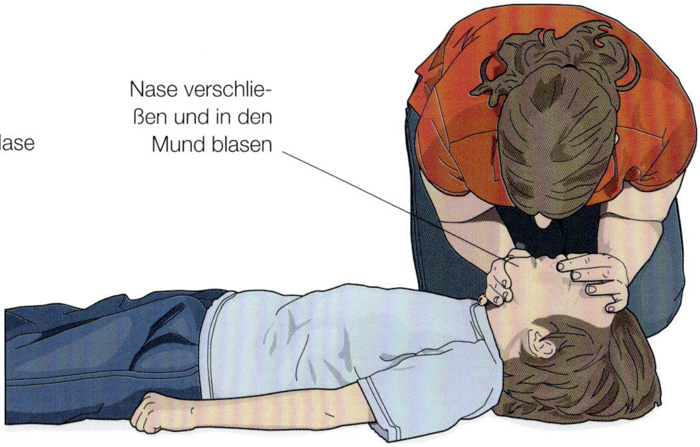

K für Kreislauffunktion

Setzt nach fünf Beatmungen nicht unmittelbar die Eigenatmung wieder ein, muss mit der Herzdruckmassage auch die Funktion des Herzens übernommen werden. Diese Technik wird stets mit der künstlichen Beatmung kombiniert und in dieser Kombination als Herz-Lungen-Wiederbelebung (HLW) oder kardiopulmonale Reanimation (KPR) bezeichnet.

Beim Baby

Beim Kind

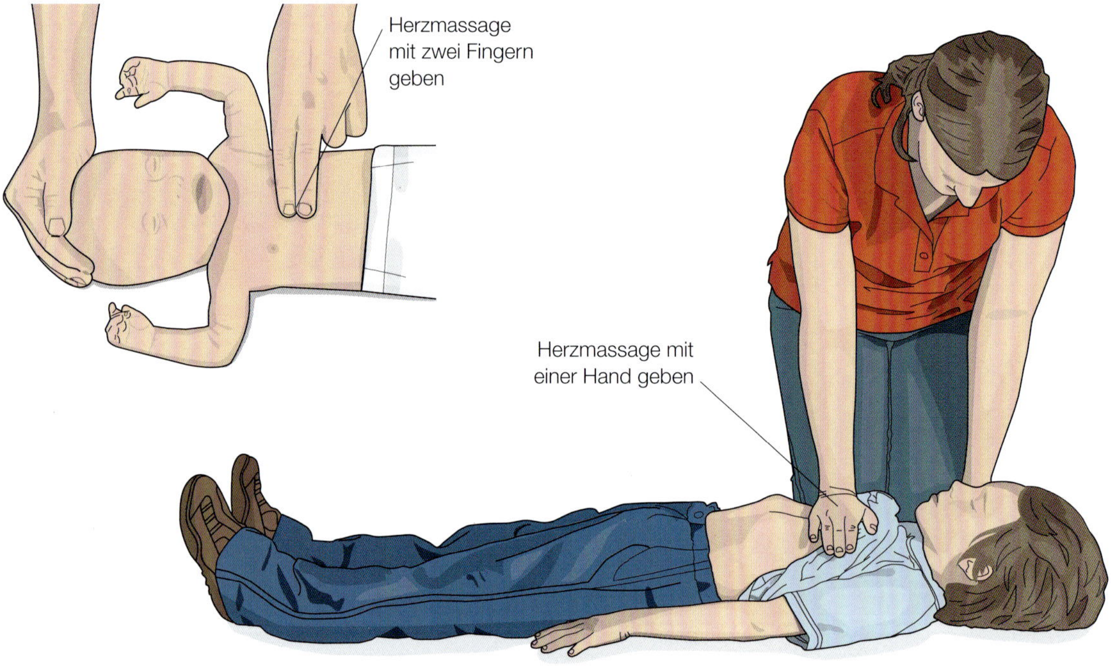

Den Notarzt rufen

Wenn jemand in der Nähe ist, bitten Sie ihn oder sie, den Notarzt zu rufen, sobald Sie festgestellt haben, dass Ihr Kind nicht atmet.

Wenn Sie allein sind, führen Sie etwa eine Minute lang, je nach Situation, die Herz-Lungen-Wiederbelebung (beim Baby, s. S. 20; beim Kind, s. S. 26) durch, bevor Sie den Notarzt rufen.

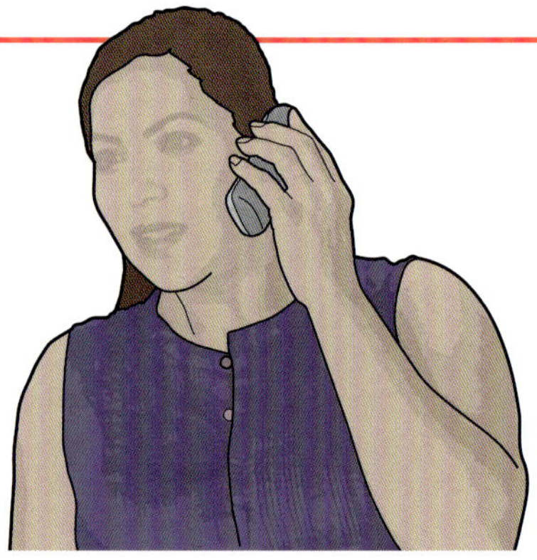

Das bewusstlose Baby

Überprüfen Sie die Reaktionen des Babys. Wenn Sie allein sind und das Baby nicht atmet, beginnen Sie mit der Wiederbelebung.

1 Reagiert das Baby?

- Rufen Sie das Baby beim Namen.
- Streicheln oder klopfen Sie leicht gegen die Fußsohle.
- Auf keinen Fall das Baby schütteln!

2 Baby reagiert nicht

HILFE RUFEN

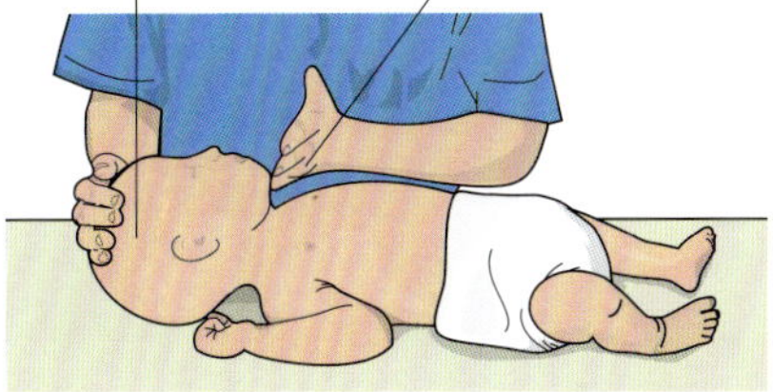

3 Atemwege frei machen

- Entfernen Sie sichtbare Fremdkörper aus dem Mund.
- Heben Sie das Kinn des Babys mit einem Finger an.
- Beugen Sie seinen Kopf ganz leicht zurück.

4 Die Atmung kontrollieren

- Sind Atemgeräusche vorhanden?
- Spüren Sie ausgeatmete Luft auf Ihrer Wange?
- Hebt sich der Brustkorb?
- Entscheiden Sie nach zehn Sekunden, ob ein Atemstillstand vorliegt.
- Atmet das Baby nicht: Atemwege frei machen und fünf Atemstöße künstlicher Beatmung geben (s. S. 18).

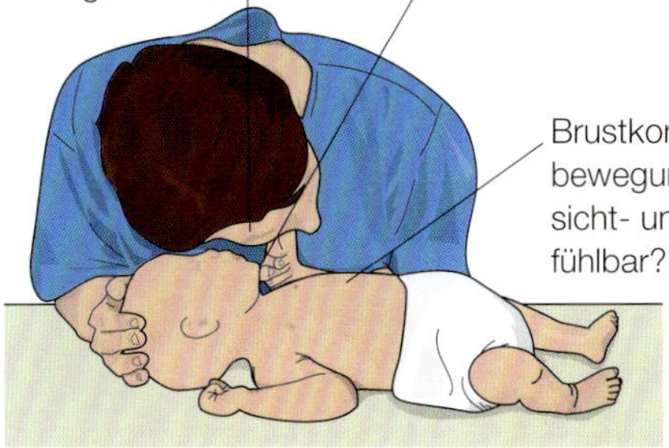

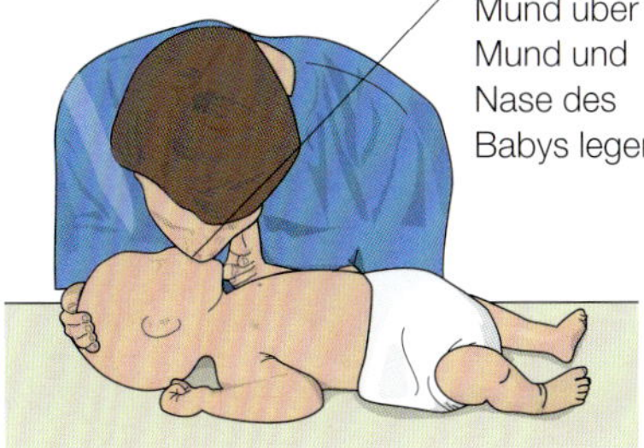

5 Erneute Atemkontrolle

Wiederbelebung Zusammenfassung

Bewusstloses Baby

HILFE RUFEN

Atemwege frei machen

Atmung kontrollieren (maximal 10 Sekunden)

Keine Atmung

5 künstliche Beatmungen geben

Erneute Atemkontrolle

Wiederbelebung Zusammenfassung

Bewusstloses Baby

↓

HILFE RUFEN

↓

Atemwege frei machen

↓

Atmung kontrollieren

↓

Keine Atmung

↓

5 künstliche Beatmungen geben

↓

Erneute Atemkontrolle

↓

Atmung vorhanden:

↓

Stabile Seitenlage

↓

NOTRUF VERANLASSEN

Künstliche Beatmung: Baby

Zur Anwendung bei einem bewusstlosen Säugling, der nicht atmet. Führen Sie fünf effektive Beatmungen durch, ehe Sie mit der Herzdruckmassage beginnen.

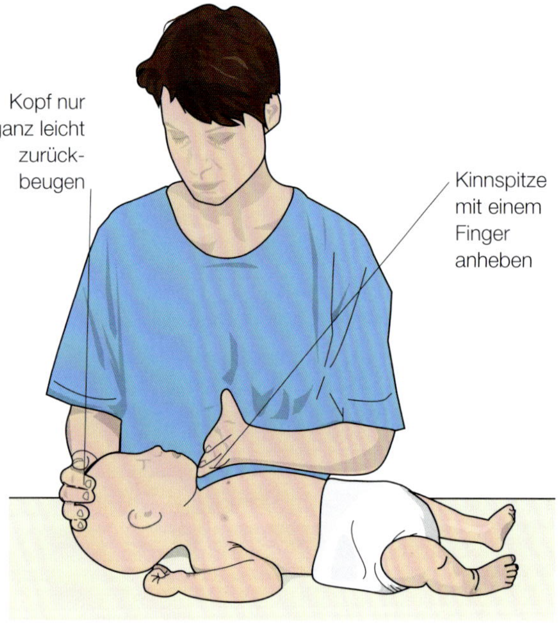

1 Legen Sie das Baby mit dem Rücken auf eine harte Unterlage. Entfernen Sie Fremdkörper aus dem Mund. Heben Sie die Kinnspitze des Babys mit einem Finger an und beugen Sie seinen Kopf leicht zurück.

! WICHTIG

Der Kopf des Säuglings darf nur minimal überstreckt werden.

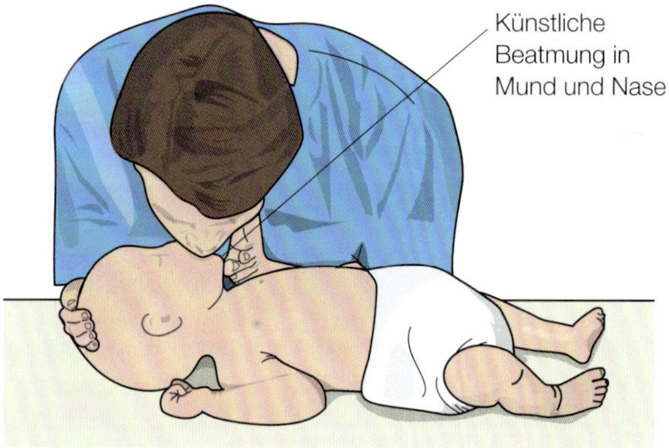

2 Umschließen Sie Mund und Nase des Babys fest mit Ihren Lippen. Blasen Sie einen Mund voll Luft in seine Lunge, bis sich der Brustkorb hebt.

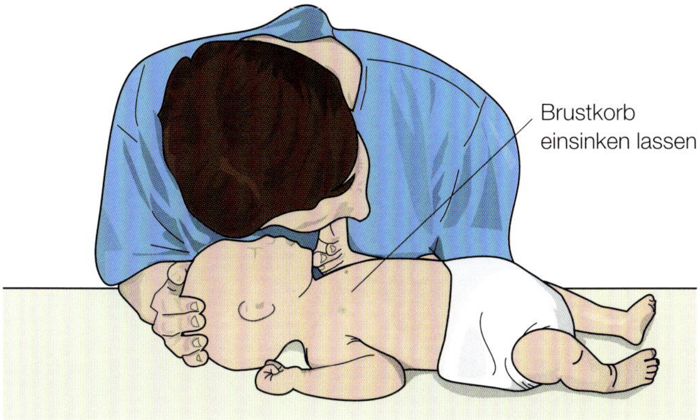

3 Ziehen Sie Ihre Lippen zurück und lassen Sie den Brustkorb wieder einsinken.

! WICHTIG

Hebt sich der Brustkorb nicht, kontrollieren Sie den Mundraum erneut. Schieben Sie nur dann einen Finger in den Rachen, wenn Sie einen Fremdkörper sehen.

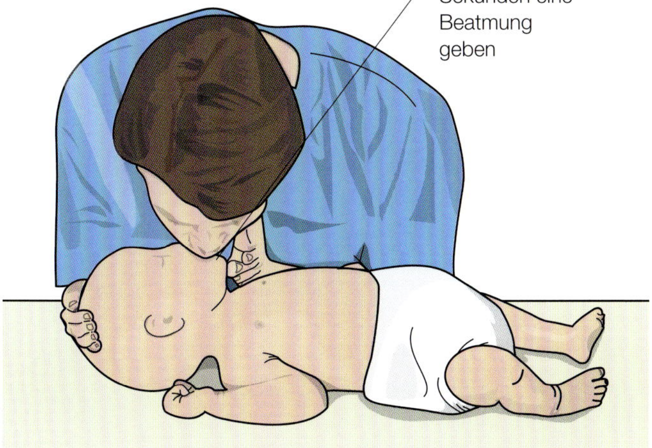

4 Führen Sie fünf effektive Beatmungen durch.

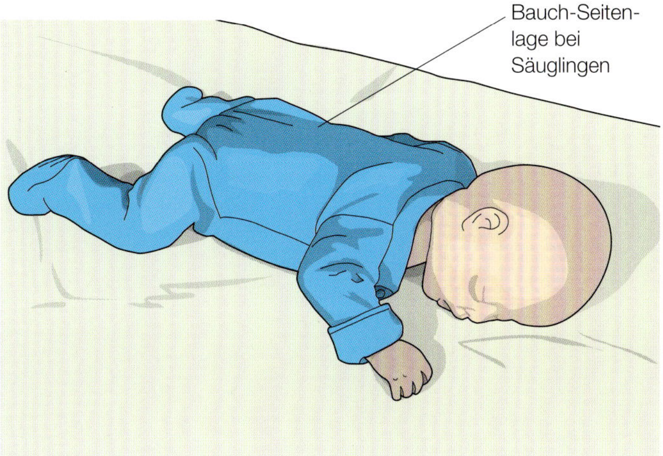

5 Unterbrechen und kontrollieren Sie erneut die Atmung. Ist keine Atmung feststellbar, beginnen Sie mit der Herz-Lungen-Wiederbelebung (s. S. 20–21). Bei vorhandener Atmung bringen Sie das Baby in die Bauch-Seitenlage.

6 Alarmieren Sie spätestens jetzt den Rettungsdienst über den Notruf 112. Kontrollieren Sie regelmäßig Atmung und Bewusstsein, bis Hilfe eintrifft.

HLW beim Baby

Die Herz-Lungen-Wiederbelebung (HLW) wird bei einem bewusstlosen Säugling (bis zum Ende des ersten Lebensjahres) angewendet, der nicht atmet und keine Lebenszeichen zeigt.

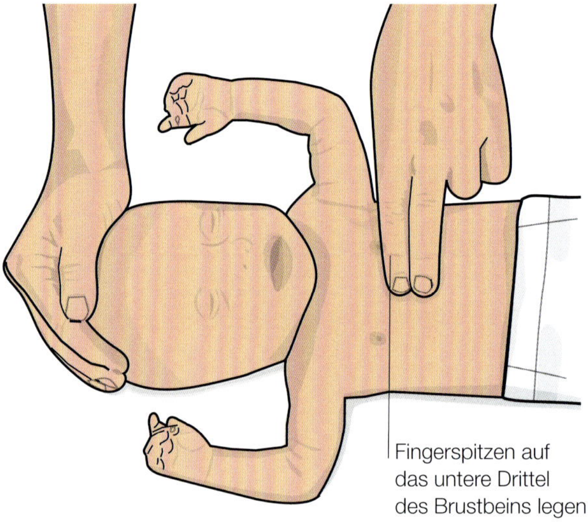

1 Nach fünf Beatmungen (s. S. 18/19) legen Sie das Baby mit dem Rücken auf eine harte Unterlage. Kontrollieren Sie noch einmal die Atmung, sprechen und fassen Sie das Baby an. Ist noch immer keine Atmung feststellbar, legen Sie zwei Finger auf das untere Drittel des Brustbeins.

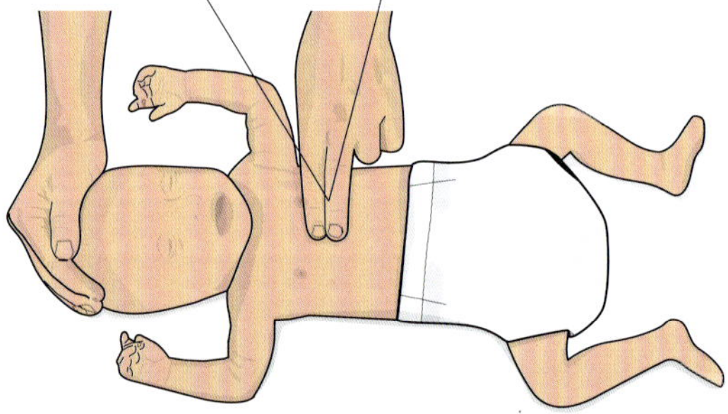

2 Drücken Sie das Brustbein 30-mal etwa 4 cm (ein Drittel) tief in Richtung Wirbelsäule (Frequenz: 100-mal pro Minute).

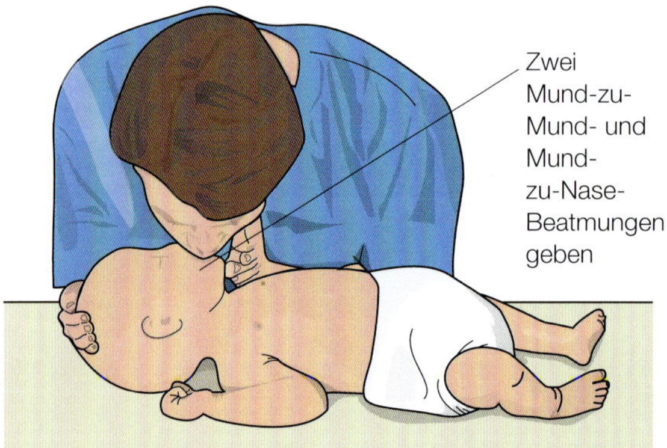

3 Geben Sie zwei Atemspenden über Mund und Nase (künstliche Beatmung, s. S. 18).

Wiederbelebung Zusammenfassung

Bewusstloses Baby

↓

HILFE RUFEN

↓

Atemwege frei machen

↓

Atmung kontrollieren

↓

Keine Atmung

↓

5 künstliche Beatmungen geben

↓

Keine Atmung

↓

HLW: 30 Herzmassagen, 2 Beatmungen – 1 Minute lang

↓

NORTUF VERANLASSEN

↓

HLW fortsetzen, bis Hilfe eintrifft

4 Wiederholen Sie den Zyklus aus 30 Herzmassagen und zwei Beatmungen eine Minute lang.

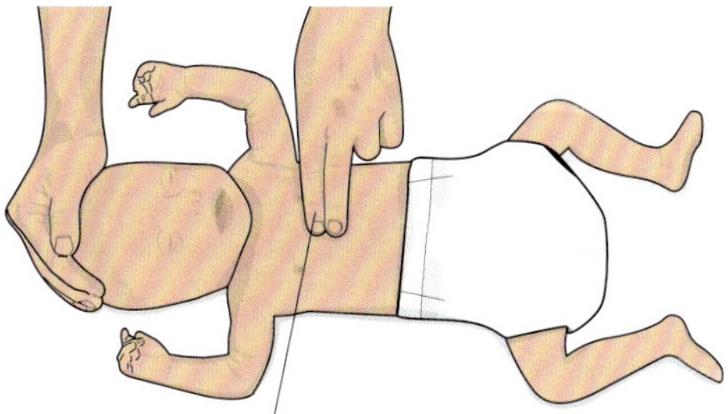

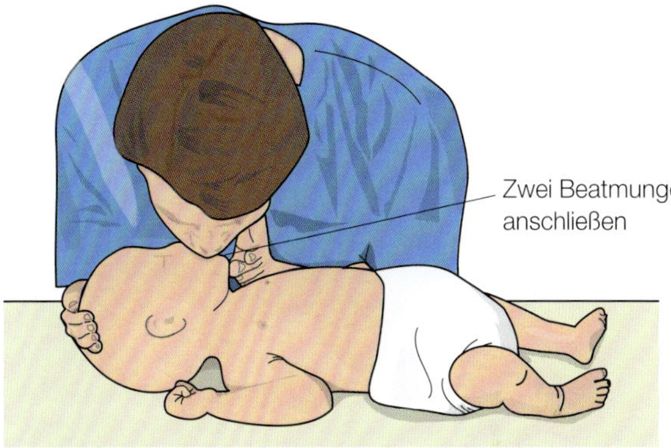

Den HLW-Zyklus wiederholen, bis Hilfe eintrifft oder das Baby atmet.

5 Rufen Sie spätestens jetzt den Rettungsdienst über Notruf 112, sofern dies noch nicht geschehen ist. Sind Sie allein und atmet der Säugling, nehmen Sie ihn mit sich, während Sie Hilfe holen.

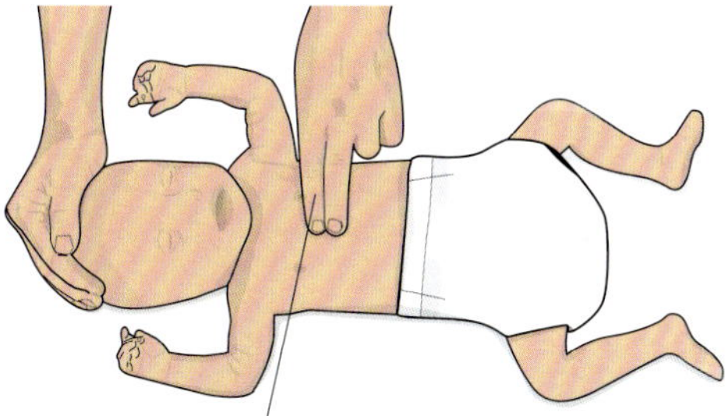

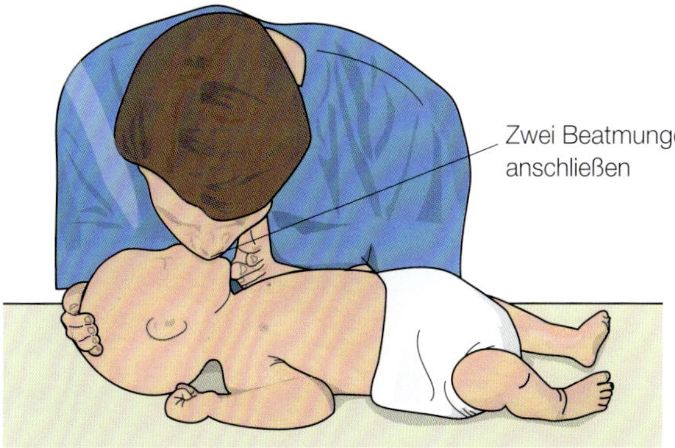

6 Führen Sie die HLW fort – 30 Herzdruckmassagen gefolgt von zwei Beatmungen –, bis der Notarzt eintrifft, das Baby spontan atmet oder sich bewegt. Bei vorhandener Atmung bringen Sie das Baby in die Bauch-Seitenlage (s. S. 19).

Wiederbelebung Zusammenfassung

Bewusstloses Kind

↓

HILFE RUFEN

↓

Atemwege frei machen

↓

Atmung kontrollieren

↓

Keine Atmung

↓

5 künstliche Beatmungen geben

↓

Erneute Atemkontrolle

Das bewusstlose Kind

Überprüfen Sie die Reaktionen des Kindes. Wenn Sie allein sind und das Kind nicht atmet, beginnen Sie mit der Wiederbelebung.

1 Reagiert das Kind?

- Rufen Sie es beim Namen.
- Schütteln Sie es sanft.

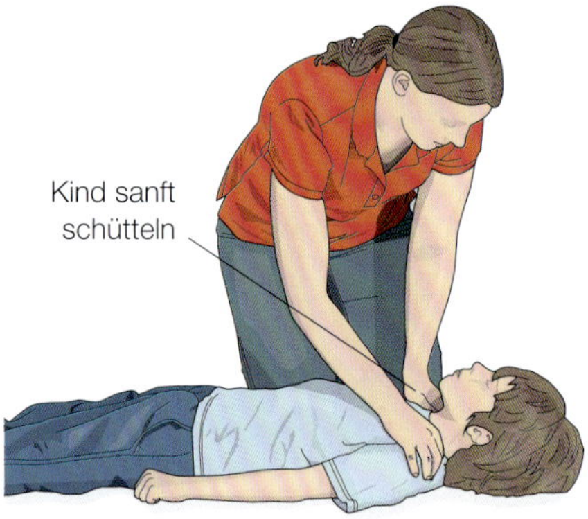

2 Reagiert das Kind nicht

HILFE RUFEN

3 Atemwege frei machen

- Entfernen Sie sichtbare Fremdkörper aus dem Mund.
- Legen Sie eine Handkante unter das Kinn des Kindes und heben Sie seinen Kiefer etwas an.
- Legen Sie die andere Hand auf die Stirn des Kindes und beugen Sie seinen Kopf nackenwärts.

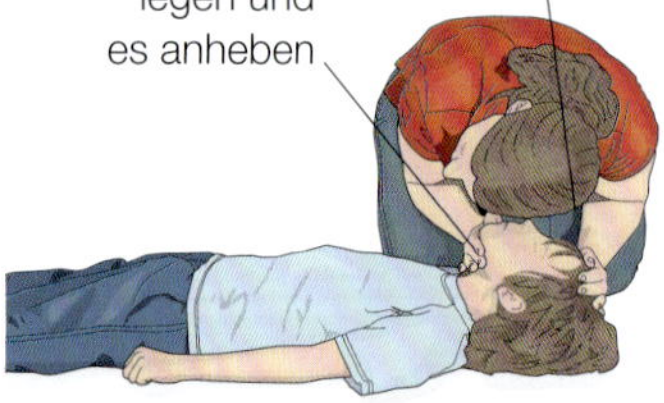

4 Die Atmung kontrollieren

- Sind Atemgeräusche vorhanden?
- Spüren Sie ausgeatmete Luft an Ihrer Wange?
- Hebt sich der Brustkorb?
- Entscheiden Sie nach spätestens zehn Sekunden, ob ein Atemstillstand vorliegt.
- Atmet das Kind nicht, machen Sie die Atemwege frei und beatmen Sie fünfmal (s. S. 24).

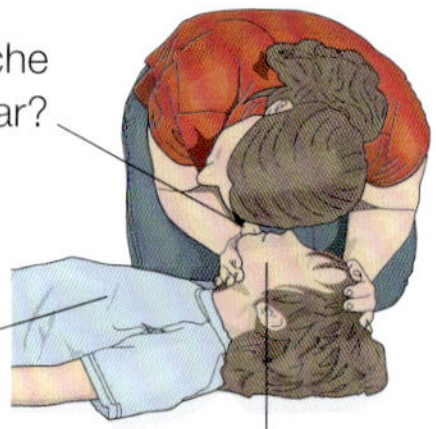

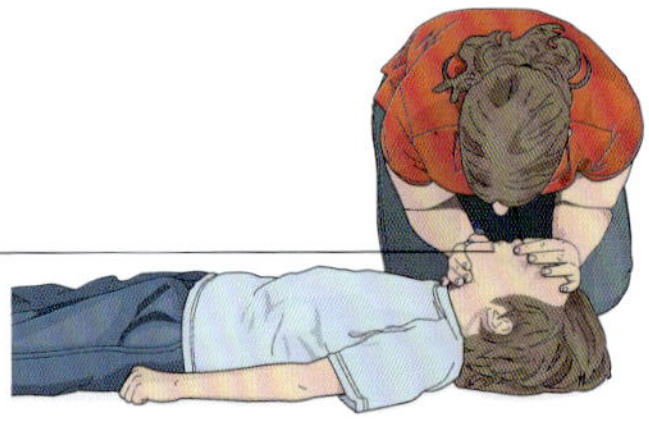

Defibrillation von Kindern

Mithilfe sogenannter »automatischer externer Defibrillatoren« (AED) kann bei einem Herzstillstand das Herz oftmals wieder zum Schlagen gebracht werden. Bei Säuglingen und Kindern (bis 8 Jahren) ist darauf zu achten, dass diese Geräte für die jeweilige Altersgruppe geeignet sind bzw. geeignetes Zubehör (Elektroden) verwendet wird. Bei Jugendlichen können bereits Erwachsenen-Geräte zum Einsatz kommen.

1 Schalten Sie den Defibrillator ein und überprüfen Sie, dass die Elektrodenstecker angeschlossen sind. Entkleiden Sie den Oberkörper des Kindes.

2 Entfernen Sie das Schutzpapier von den Elektroden und kleben Sie diese wie auf dem Bild gezeigt auf den Oberkörper des Kindes, eine unter das rechte Schlüsselbein, die andere auf die Höhe der Herzspitze. Bei kleinen Kindern kleben Sie eine Elektrode auf die Mitte des Rückens und die zweite Elektrode auf die Brustmitte. Achten Sie darauf, dass beide Elektroden waagerecht angebracht sind.

3 Zunächst erfasst der Defibrillator den Herzrhythmus, wobei niemand das Kind berühren darf. Befolgen Sie die Anweisungen zur Defibrillation, die Ihnen das Gerät angibt. Es gibt Ihnen vor, wann eine Defibrillation ausgelöst werden muss und wann Herzdruckmassagen und Atemspenden erforderlich sind.

4 Fahren Sie mit der Defibrillation und der Herz-Lungen-Wiederbelebung fort, bis der Rettungsdienst eintrifft.

5 Lagern Sie das Kind in stabiler Seitenlage, sobald es wieder atmet.

! WICHTIG

- Niemand darf das Kind während der Defibrillation berühren. Es besteht die Gefahr eines Stromschlags!
- Schalten Sie den Defibrillator nicht aus und entfernen Sie die Klebeelektroden nicht, auch wenn es scheint, als habe sich das Kind erholt.

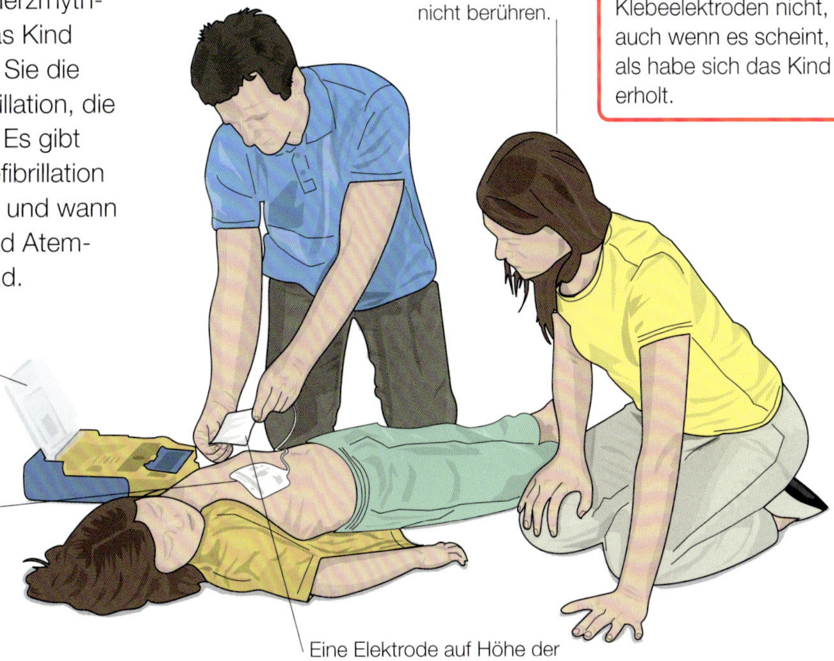

Wiederbelebung Zusammenfassung

Bewusstloses Kind

↓

HILFE RUFEN

↓

Atemwege frei machen

↓

Atmung kontrollieren

↓

Keine Atmung

↓

5 künstliche Beatmungen geben

↓

Erneute Atemkontrolle

↓

Atmung vorhanden:

↓

Stabile Seitenlage

↓

NOTRUF VERANLASSEN

Künstliche Beatmung: Kind

Ein bewusstloses Kind, das nicht atmet, müssen Sie Mund zu Nase beatmen (s. S. 22–23).

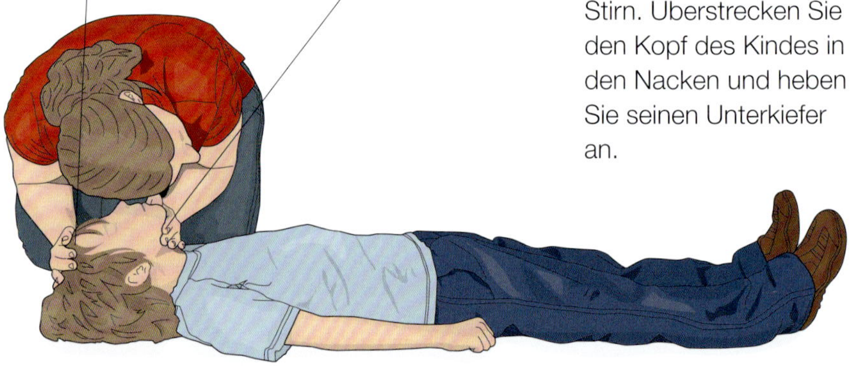

1 Legen Sie Ihre Handkante unter das Kinn des Kindes. Platzieren Sie die andere Hand auf der Stirn. Überstrecken Sie den Kopf des Kindes in den Nacken und heben Sie seinen Unterkiefer an.

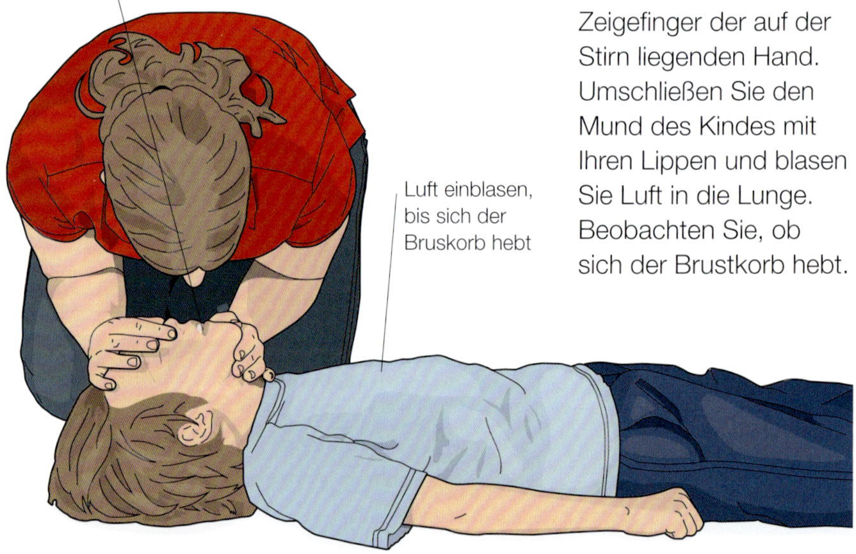

2 Verschließen Sie die Nase des Kindes mit Daumen und Zeigefinger der auf der Stirn liegenden Hand. Umschließen Sie den Mund des Kindes mit Ihren Lippen und blasen Sie Luft in die Lunge. Beobachten Sie, ob sich der Brustkorb hebt.

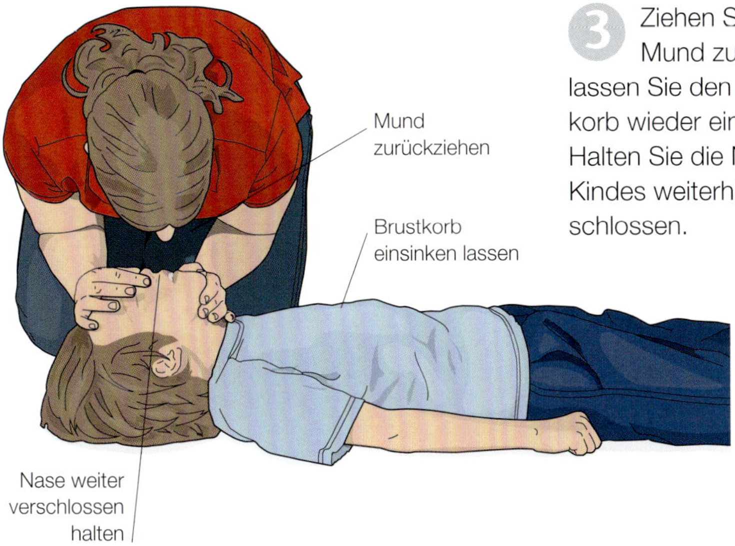

3 Ziehen Sie Ihren Mund zurück und lassen Sie den Brustkorb wieder einsinken. Halten Sie die Nase des Kindes weiterhin verschlossen.

> **! WICHTIG**
> Hebt sich der Brustkorb nicht, kontrollieren Sie den Mundraum erneut. Schieben Sie Ihre Finger nur dann in den Rachen, wenn Sie einen Fremdkörper sehen.

4 Führen Sie fünf effektive Beatmungen durch.

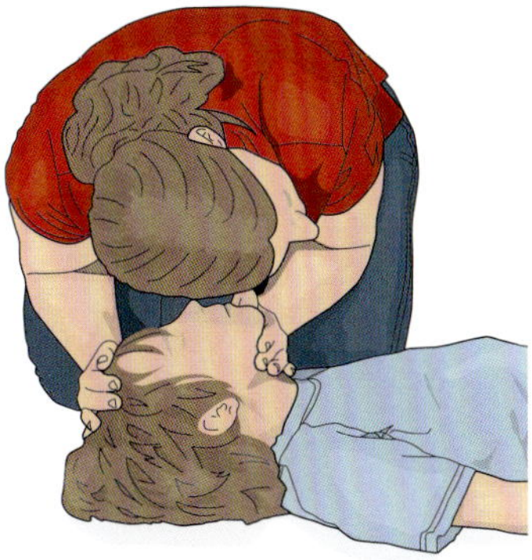

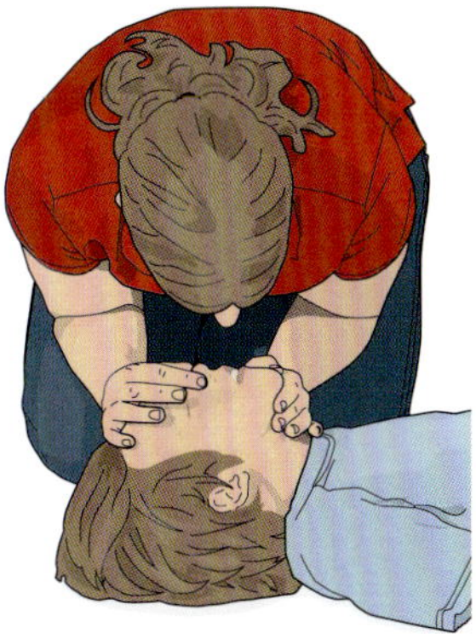

5 Stoppen Sie und kontrollieren Sie, ob jetzt eine Atmung vorhanden ist. Wenn nicht, beginnen Sie mit der Herz-Lungen-Wiederbelebung (HLW s. S. 26–27). Bei vorhandener Atmung bringen Sie das Kind in die stabile Seitenlage.

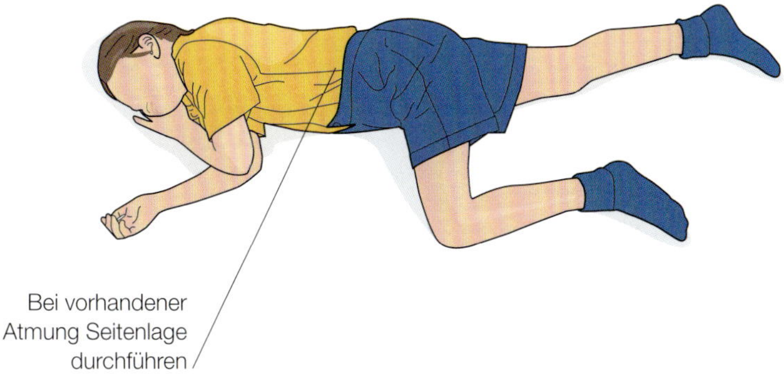

6 Alarmieren Sie spätestens jetzt den Rettungsdienst über den Notruf 112. Kontrollieren Sie regelmäßig Atmung und Bewusstsein, bis Hilfe eintrifft.

Wiederbelebung Zusammenfassung

Bewusstloses Kind

HILFE RUFEN

Atemwege frei machen

Atmung kontrollieren

Keine Atmung

5 künstliche Beatmungen geben

Keine Atmung

HLW: 30 Herzmassagen, 2 Beatmungen – 1 Minute lang

NOTRUF VERANLASSEN

HLW fortsetzen, bis Hilfe eintrifft

HLW beim Kind

Die Herz-Lungen-Wiederbelebung (HLW) wird bei einem bewusstlosen Kind mit Atemstillstand und fehlenden Lebenszeichen angewendet.

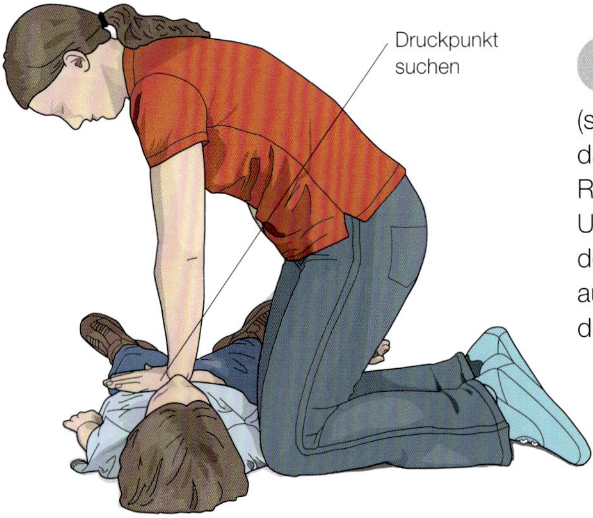

1 Nach fünf Beatmungen (s. S. 24/25) legen Sie das Kind mit dem Rücken auf eine harte Unterlage. Legen Sie den Ballen einer Hand auf das untere Drittel des Brustbeins.

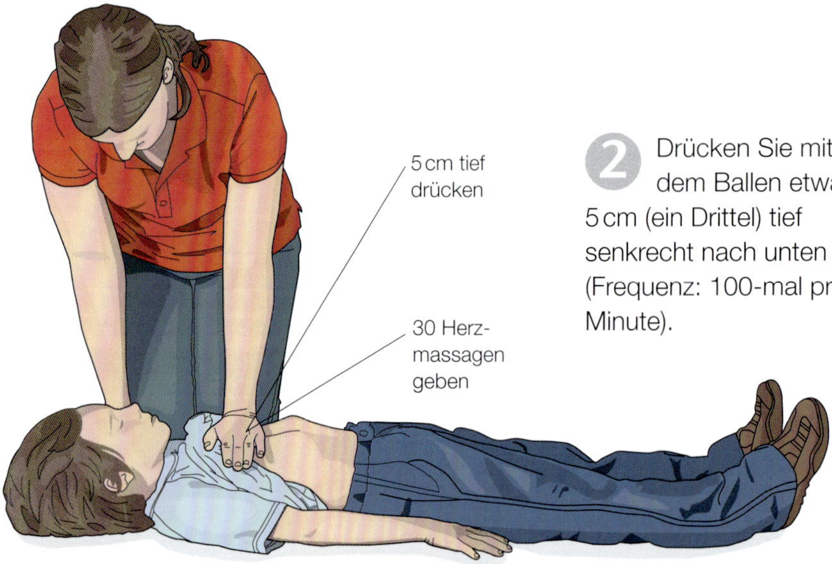

2 Drücken Sie mit dem Ballen etwa 5 cm (ein Drittel) tief senkrecht nach unten (Frequenz: 100-mal pro Minute).

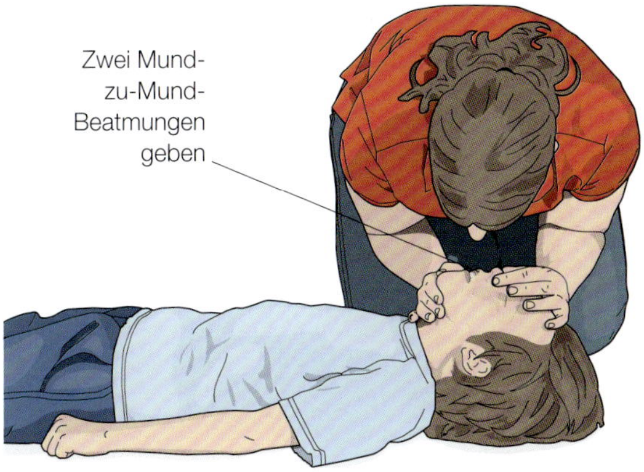

3 Geben Sie zwei künstliche Beatmungen (s. S. 24).

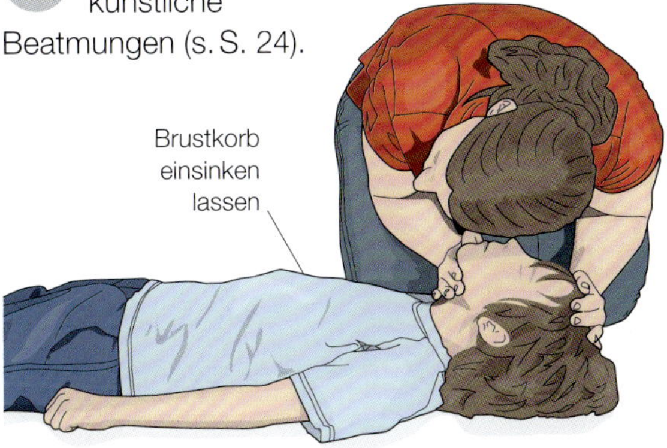

Schritte 2 und 3 eine Minute lang wiederholen.

4 Wiederholen Sie den Zyklus aus 30 Herzdruckmassagen und zwei Beatmungen eine Minute lang.

5 Rufen Sie spätestens jetzt den Rettungsdienst über Notruf 112, sofern dies bisher noch nicht geschehen ist.

6 Führen Sie die HLW fort – 30 Herzdruckmassagen gefolgt von zwei Beatmungen –, bis der Notarzt eintrifft. Bei vorhandener Atmung bringen Sie das Kind in die stabile Seitenlage (s. S. 25).

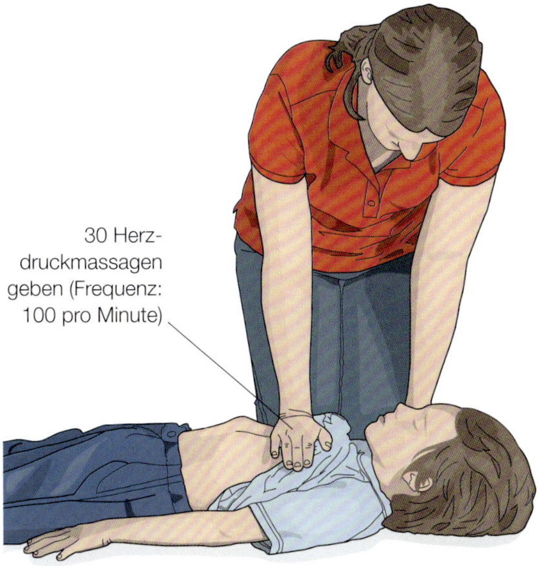

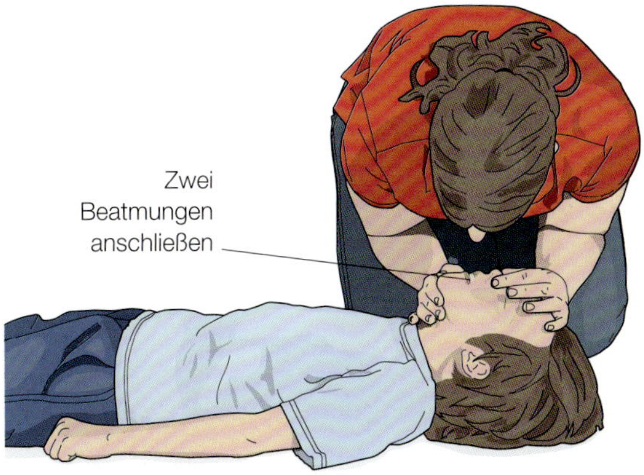

HLW-Zyklus wiederholen, bis Hilfe eintrifft.

Stabile Seitenlage

Bringen Sie das Kind in diese Position, wenn es bewusstlos ist, aber atmet, um zu verhindern, dass es an seiner eigenen Zunge oder Erbrochenem erstickt.

! WICHTIG

- Bei Verdacht auf Rücken- und Nackenverletzungen, s. S. 70.
- Gehen Sie bei Verdacht auf Knochenbrüche sehr behutsam vor. Lagern Sie das Kind so, dass die verletzte Seite nach oben zeigt.
- Trägt das Kind eine Brille, nehmen Sie sie vorsichtig ab.

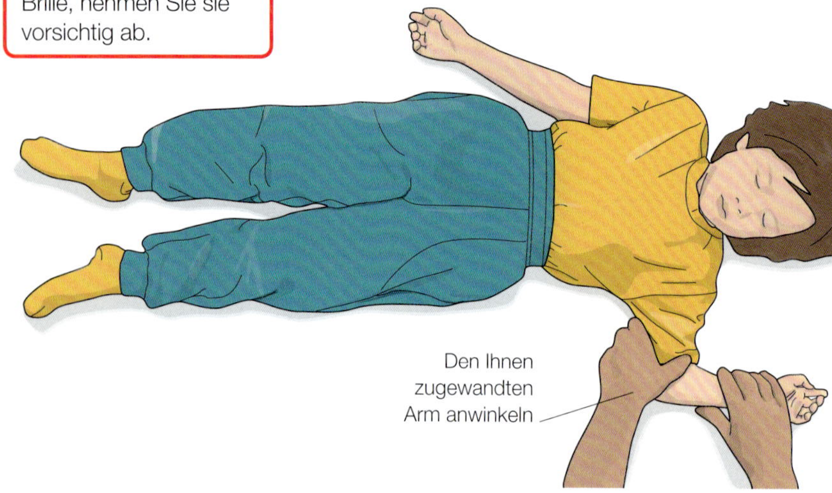

1 Legen Sie den Ihnen zugewandten Arm des Kindes angewinkelt nach oben.

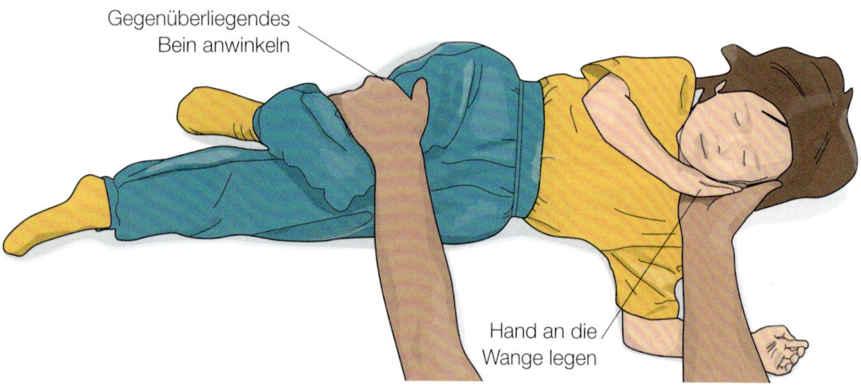

2 Legen Sie die gegenüberliegende Hand mit der Handoberfläche an die Ihnen zugewandte Wange des Kindes und halten Sie die Hand dort fest. Greifen Sie mit Ihrer anderen Hand an den gegenüberliegenden Oberschenkel (nicht im Gelenk), winkeln Sie das Bein des Kindes an und ziehen Sie es damit zu sich herüber.

3 Legen Sie nun das oben liegende Bein des Kindes so, dass der Oberschenkel im rechten Winkel zur Hüfte liegt. Überstrecken Sie den Kopf und öffnen Sie leicht den Mund des Kindes.

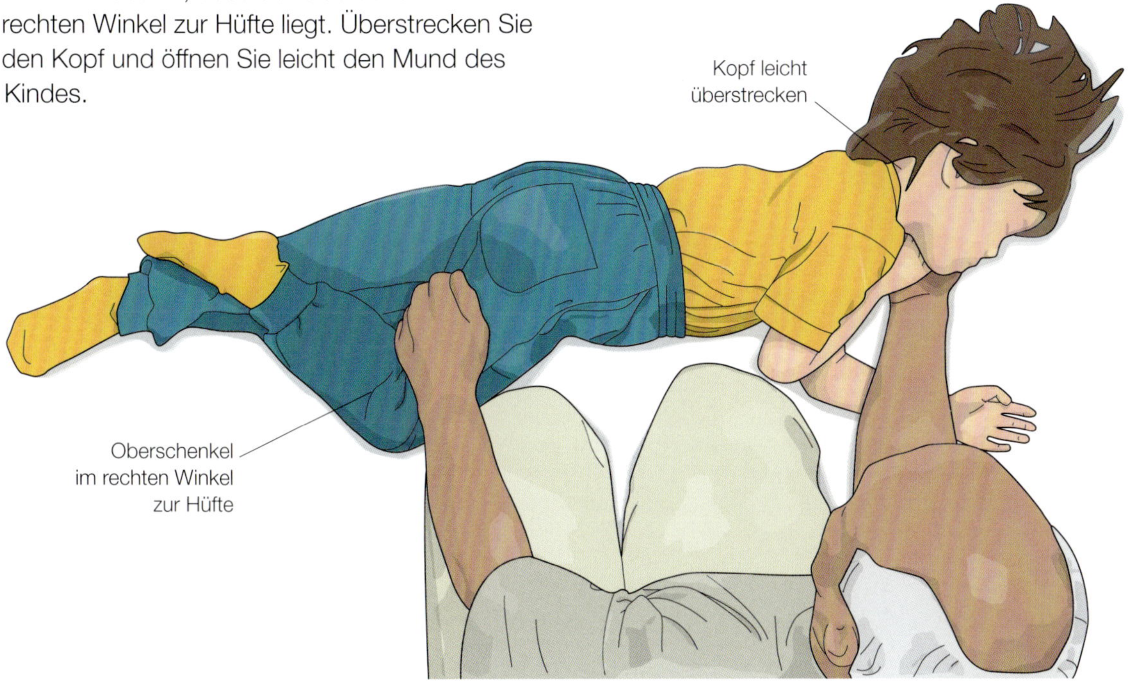

4 Wenn nötig, korrigieren Sie die unter der Wange liegende Hand so, dass der Kopf überstreckt bleibt. Damit werden die Atemwege frei gehalten.

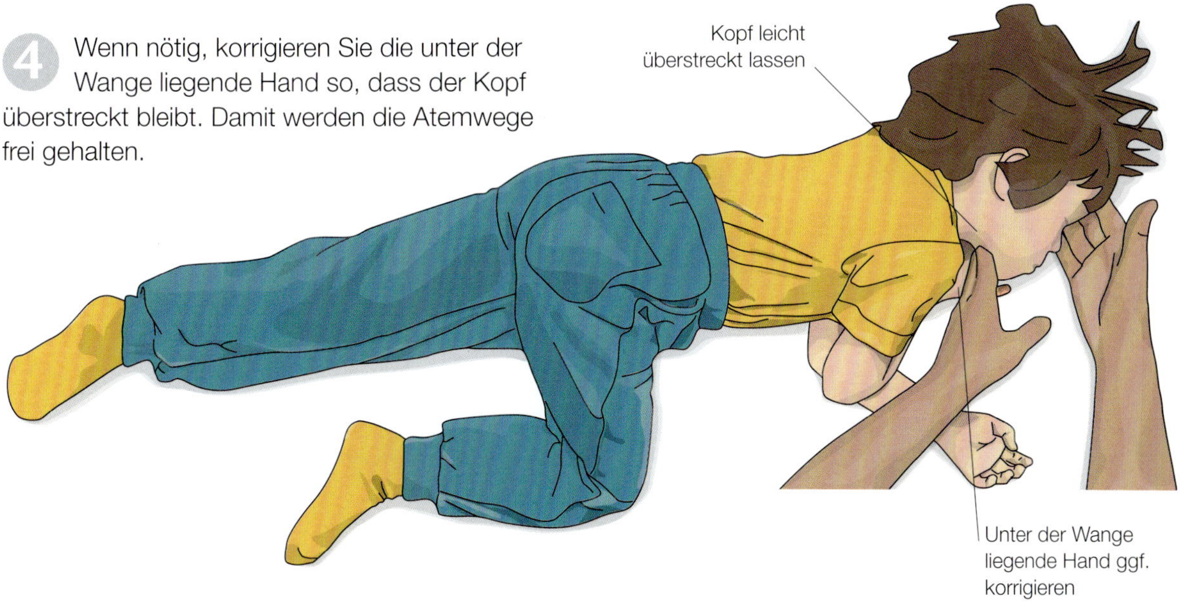

5 Rufen Sie über Notruf 112 den Rettungsdienst und kontrollieren Sie regelmäßig Bewusstsein und Atmung, bis Hilfe eintrifft.

! WICHTIG

- **Bewegen Sie das Kind nicht unnötig.**
- Geben Sie Ihrem Kind nichts zu essen oder zu trinken. Ist es durstig, benetzen Sie seine Lippen mit Wasser.
- Lassen Sie ein Kind, das unter Schock steht, nicht unbeobachtet. Wenn möglich, bleiben Sie bei ihm und lassen Sie einen Dritten telefonieren.

Schock

Die häufigsten Schockursachen beim Kind sind starke Blutungen oder schwere Verbrennungen und Verbrühungen. Diese Verletzungen müssen unverzüglich behandelt werden. Frühe Warnzeichen sind blassgraue Haut, kalter Schweiß, flache, schnelle Atmung. Etwas später entwickeln sich Unruhe, Gähnen und Seufzen, Durst, Bewusstlosigkeit, zum Teil hohes Fieber.

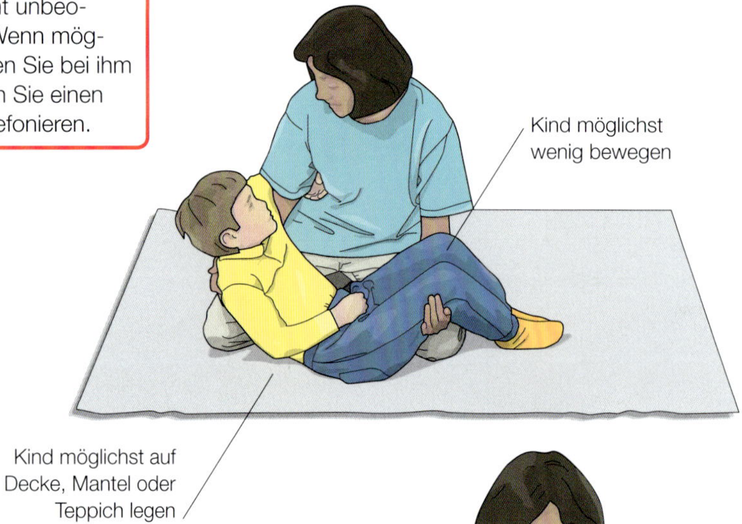

1 Legen Sie das Kind flach auf den Rücken. Lagern Sie seinen Kopf unter Brusthöhe, um die Blutversorgung zum Gehirn zu verbessern. Drehen Sie seinen Kopf auf die Seite und beruhigen Sie es. Behandeln Sie etwaige Verletzungen.

NOTARZT RUFEN

2 Heben Sie die Beine des Kindes vorsichtig an und lagern Sie sie auf einem Stapel Kissen, einem Stuhl oder einem abgepolsterten Bücherstapel.

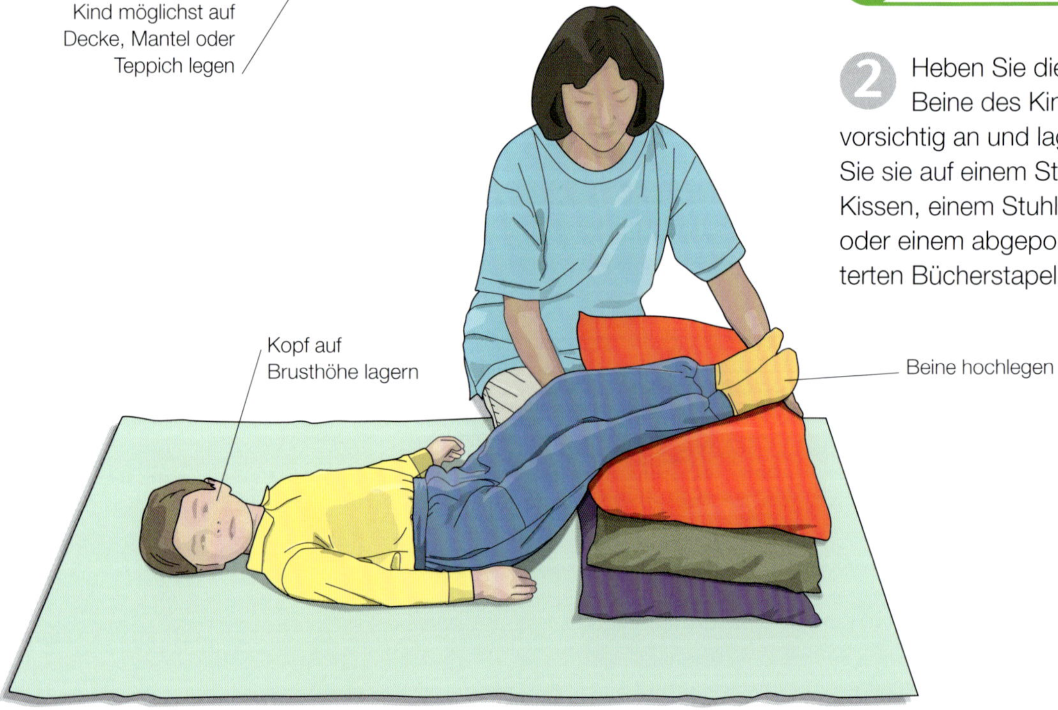

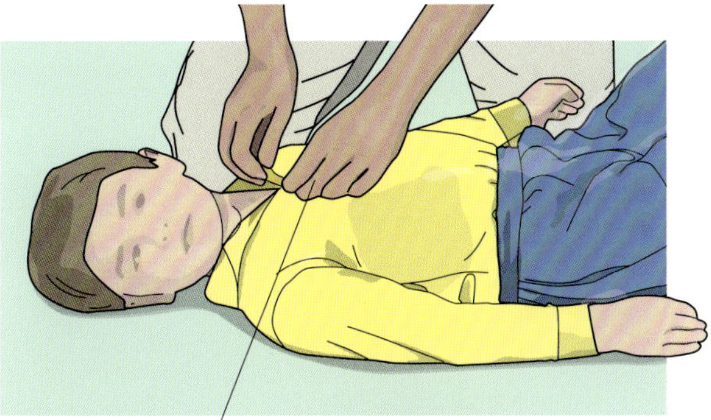

3 Zur Erleichterung der Atmung lockern Sie eng anliegende Kleidung an Hals, Brust oder Taille.

! WICHTIG

Wird das Kind bewusstlos, kontrollieren Sie seine Vitalfunktionen. Bereiten Sie sich auf die Wiederbelebung vor. Atmet das Kind, bringen Sie es in die stabile Seitenlage.

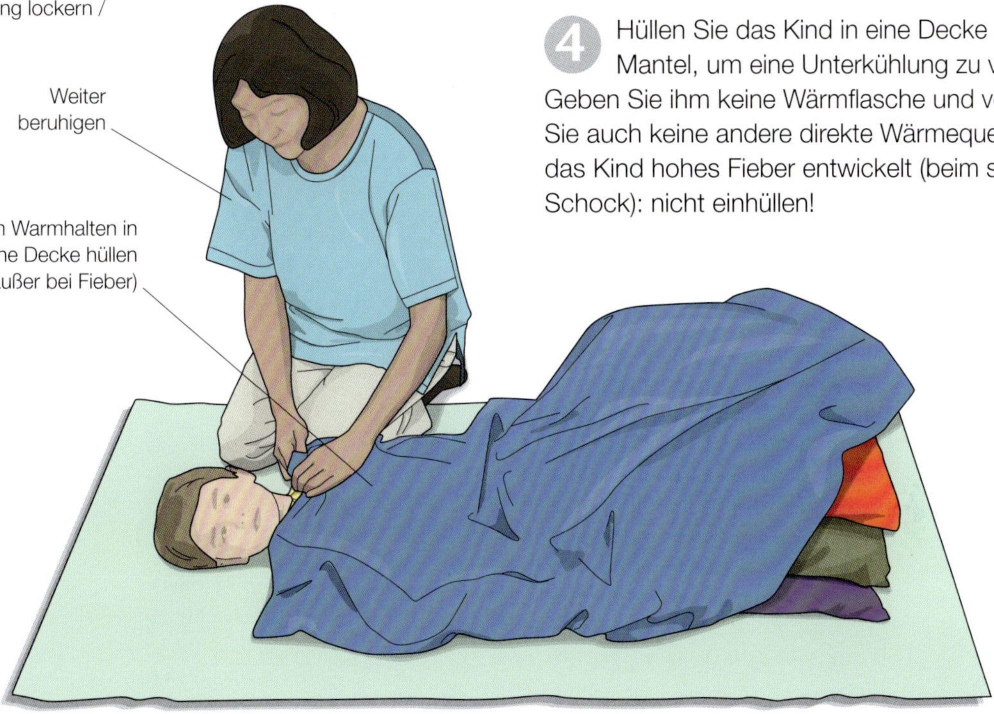

4 Hüllen Sie das Kind in eine Decke oder einen Mantel, um eine Unterkühlung zu vermeiden. Geben Sie ihm keine Wärmflasche und verwenden Sie auch keine andere direkte Wärmequelle. Wenn das Kind hohes Fieber entwickelt (beim septischen Schock): nicht einhüllen!

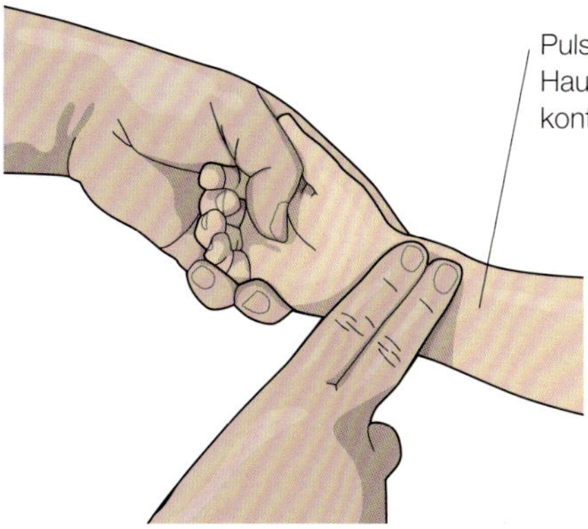

5 Beruhigen Sie das Kind weiter. Lassen Sie es erzählen oder Fragen beantworten. So können Sie seinen Zustand leichter kontrollieren. Informieren Sie den Notarzt über etwaige Veränderungen im Befinden des Kindes.

» *siehe auch:*

- Blutungen, *S. 44*
- Verbrennungen und Verbrühungen, *S. 58*
- Das bewusstlose Baby, *S. 17–21*
- Das bewusstlose Kind, *S. 22–29*

Fieberkrämpfe

Kinder unter vier Jahren können bei Fieber oder erhöhter Temperatur Fieberkrämpfe bekommen. Symptome sind Hitzewallungen und Schweißausbrüche mit sehr heißer Stirn, nach oben wegkippende, starre oder schielende Augen, blau anlaufendes Gesicht, wenn das Kind den Atem anhält, starr durchgedrückter Rücken, zu Fäusten geballte Hände.

! WICHTIG

Wenn das Kind ohne Bewusstsein ist, machen Sie die Luftwege frei und überprüfen Sie die Atmung. Wenn es atmet, bringen Sie es in die stabile Seitenlage; wenn es nicht atmet, Atemspenden und Herzdruckmassagen geben. NOTARZT RUFEN.

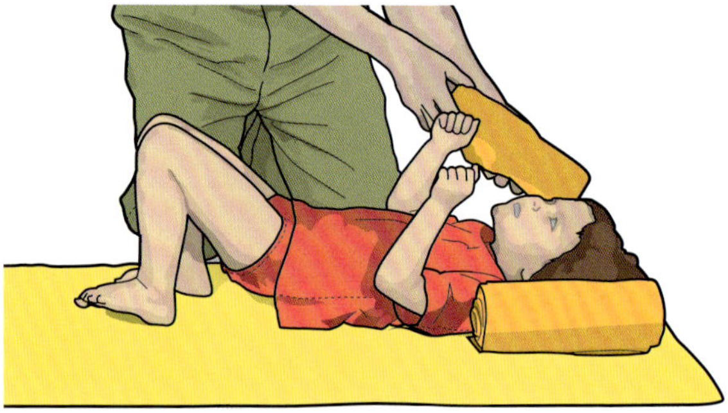

1 Sorgen Sie mit Handtüchern oder Kissen für eine weiche Polsterung, damit sich das Kind auch bei heftigen Bewegungen nicht verletzen kann.

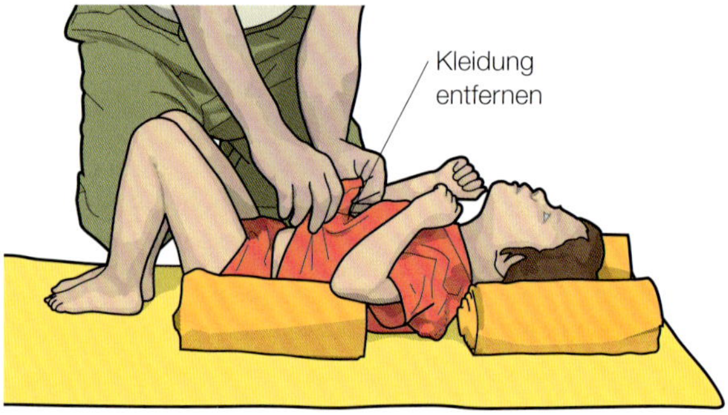

2 Ziehen Sie das Kind bis auf die Windel aus und sorgen Sie für genügend Frischluft im Zimmer. Reiben Sie es vom Kopf bis zu den Füßen mit lauwarmem Wasser ab – wenn die Extremitäten kalt sind, kühlen Sie nur den Rumpf. Lassen Sie das Kind aber nicht auskühlen.

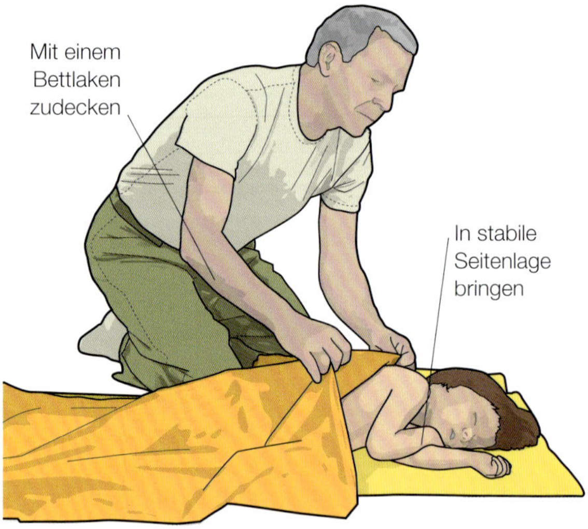

3 Wenn die Fieberkrämpfe durch das Abkühlen abklingen, drehen Sie das Kind auf die Seite, am besten in die stabile Seitenlage (s. S. 28–29), und halten Sie seinen Kopf weiter zurückgebeugt. Hüllen Sie das Kind in eine leichte Decke oder ein Bettlaken und beruhigen Sie es.

siehe auch:

- Fieber, *S. 96*
- Das bewusstlose Baby, *S. 17–21*
- Das bewusstlose Kind, *S. 22–29*

ARZT ANRUFEN

Epileptische Anfälle

Die Anfälle werden durch eine Störung der elektrischen Aktivitäten des Gehirns ausgelöst und können leichter oder schwerer sein. Ein Grand-mal-Anfall durchläuft folgende Stadien: plötzlich auftretende, manchmal durch einen Schrei eingeleitete Bewusstlosigkeit, durchgedrückter Rücken, aussetzende Atmung, zuckende Bewegungen, Schaum oder Bläschen um den Mund, Verlust der Blasen- oder Darmkontrolle, Wiedererlangen des Bewusstseins innerhalb weniger Minuten, Benommenheit, möglicherweise daran anschließend tiefer Schlaf.

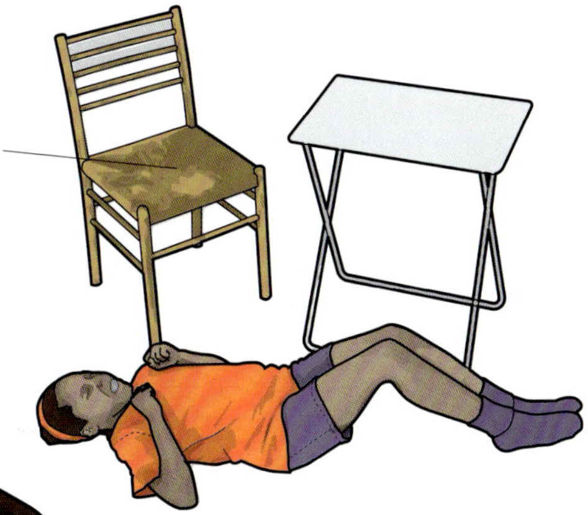

Umgebung des Kindes freiräumen

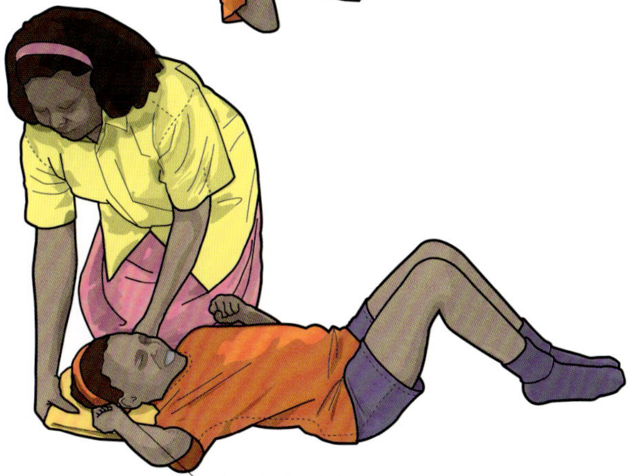

Kopf abpolstern

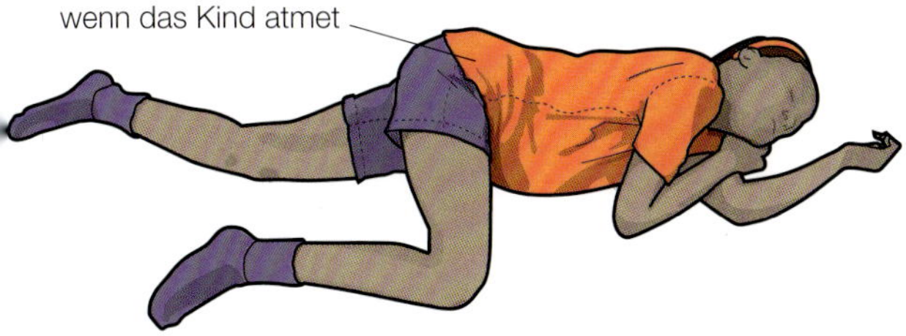

Stabile Seitenlage, wenn das Kind atmet

1. Wenn das Kind im Begriff ist hinzufallen, greifen Sie nach ihm und helfen ihm auf den Boden. Räumen Sie die Umgebung des Kindes frei.

2. Schützen Sie seinen Kopf mit Polstern.

3. Wenn die Krämpfe vorüber sind, ist das Kind möglicherweise bewusstlos. Entfernen Sie die Schutzpolster. Kontrollieren Sie die Lebenszeichen.

4. Atmet das Kind, bringen Sie es in die stabile Seitenlage. Bleiben Sie bei ihm, bis es sich erholt hat. Es fühlt sich vielleicht benommen, verhält sich seltsam oder es fällt in einen tiefen Schlaf.

NOTARZT RUFEN

! WICHTIG

- Betroffene Kinder tragen möglicherweise einen Ausweis oder ein Armband mit einem entsprechenden Vermerk.
- Versuchen Sie nicht, das Kind auf den Boden zu drücken oder es zu bewegen.
- Stecken Sie ihm nichts in den Mund und geben Sie ihm nichts zu essen oder zu trinken.
- Wenn das Kind erstmals einen Anfall hat, der Anfall länger als 5 Minuten dauert oder das Kind länger als 10 Minuten ohne Bewusstsein ist: NOTARZT RUFEN.

Petit mal

Vor einem Grand-mal-Anfall kann ein Petit mal auftreten. Gekennzeichnet ist dieser durch sekundenlange Absencen, Gesichtszuckungen und Automatismen wie Schmatzen. Reden Sie in einem solchen Fall beruhigend auf das Kind ein und verständigen Sie Ihren Arzt.

siehe auch:

- Das bewusstlose Baby, *S. 17–21*
- Das bewusstlose Kind, *S. 22–29*

Der diabetische Notfall

Wenn ein Kind, das an Diabetes leidet, niedrigen Blutzucker hat, kann es zu Schwäche- oder Hungergefühl, Verwirrtheit oder aggressivem Verhalten, Schweißausbrüchen, sehr blassem Gesicht und flacher Atmung kommen.

WICHTIG

- Einem Kind, das ohne Bewusstsein ist, nichts zu trinken oder zu essen geben.
- Wenn es Ihrem Kind nach der Gabe von etwas Süßem nicht besser geht: NOTARZT RUFEN.
- Ein Kind, das an Diabetes leidet, benötigt wahrscheinlich Insulin. Lassen Sie die Insulindosis durch den Arzt überprüfen.

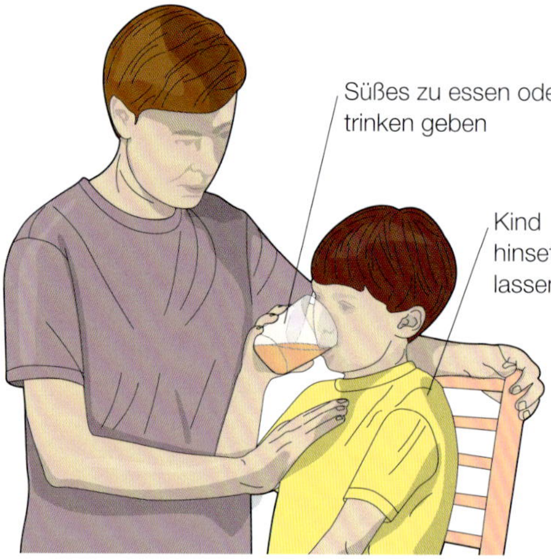

1 Lassen Sie das Kind sich hinsetzen, geben Sie ihm etwas Süßes zu essen oder zu trinken.

2 Wenn sich das Kind nach der Gabe von etwas Süßem rasch erholt, geben Sie ihm noch etwas mehr und lassen es sich ausruhen. Falls das nicht der Fall ist:

NOTARZT RUFEN

Das bewusstlose Kind

NOTARZT RUFEN

1 Kontrollieren Sie die Atmung des Kindes.

2 Wenn das Kind atmet, lagern Sie es in der stabilen Seitenlage.

3 Wenn das Kind nicht atmet, beginnen Sie mit der Beatmung (s. S. 24).

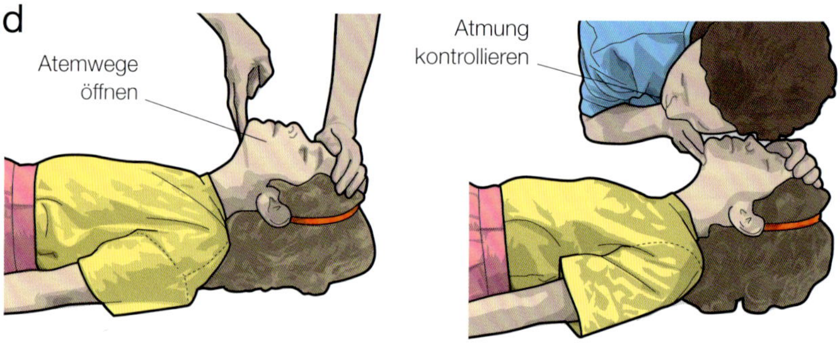

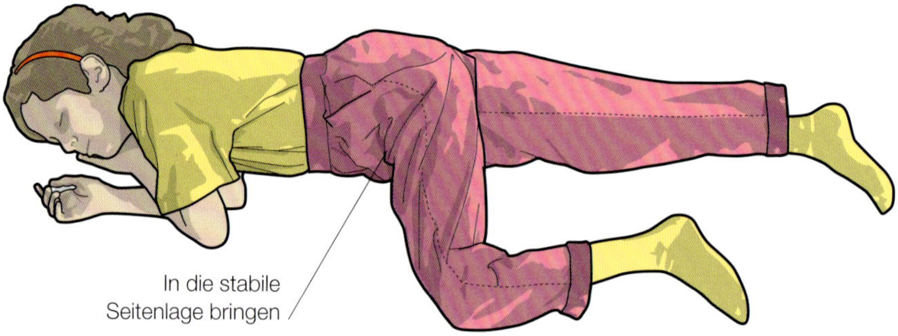

Schwächeanfall

Ihr Kind könnte einen Schwächeanfall erlitten haben, wenn es folgende Symptome zeigt: Schwäche- und Schwindelgefühl, sehr blasses Gesicht oder kurzzeitiger Bewusstseinsverlust.

1 Legen Sie das Kind flach auf den Rücken und legen Sie seine Beine hoch, indem Sie sie auf einem Stapel Kissen oder Decken lagern. Lockern Sie eng anliegende Kleidung an Hals, Brust und Taille. Setzen Sie das Kind nicht auf einen Stuhl, es könnte herunterfallen und sich verletzen.

2 Sorgen Sie für Frischluftzufuhr – öffnen Sie z. B. ein Fenster. Fächeln Sie dem Kind Luft ins Gesicht. Beruhigen Sie das Kind und helfen Sie ihm allmählich in eine sitzende Position.

ARZT ANRUFEN

BEI BEWUSSTLOSIGKEIT NOTARZT RUFEN

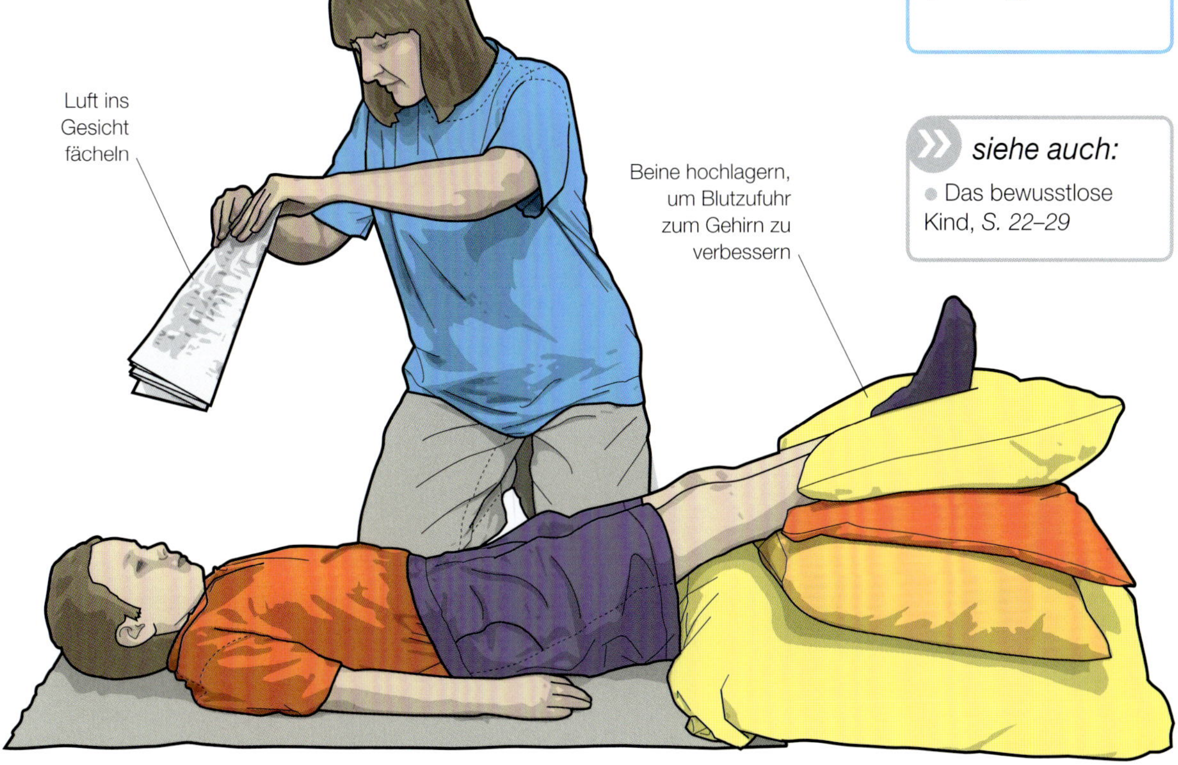
Luft ins Gesicht fächeln
Beine hochlagern, um Blutzufuhr zum Gehirn zu verbessern

WICHTIG

Wenn das Kind ohne Bewusstsein ist, Atemwege frei machen und Atmung überprüfen. Wenn es atmet: stabile Seitenlage; wenn es nicht atmet: Wiederbelebung. NOTARZT RUFEN.

Seitenlage

Bringen Sie das Kind in die stabile Seitenlage, wenn es nur langsam das Bewusstsein wiedererlangt. ARZT RUFEN.

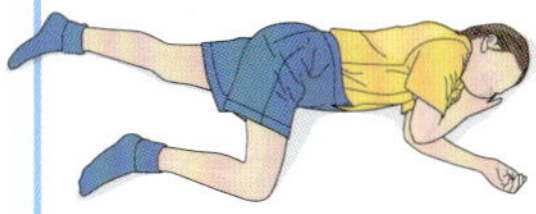

siehe auch:

- Das bewusstlose Kind, *S. 22–29*

Eingeatmeter Fremdkörper beim Baby

Wenn die Blockade leicht ist, kann das Baby noch husten und schreien. Ist sie dagegen gravierend, ist es nicht mehr in der Lage zu schreien, husten oder atmen. Geben Sie ihm Schläge auf den Rücken bzw., wenn nötig, Brustkompressionen.

Zusammenfassung

Mundraum kontrollieren

↓

5 kräftige Schläge auf den Rücken geben

↓

Atemkontrolle: wenn keine Atmung vorhanden: ggf. 5 Brustkompressionen

↓

Ablauf wiederholen

WICHTIG

Schütteln Sie das Baby nicht und halten Sie es nicht mit dem Bauch nach oben.

WICHTIG

- Diese Maßnahme sollte nur angewendet werden, wenn die Maßnahmen unter Schritt 2 keine Wirkung gezeigt haben.
- Wenn der Druck auf den Brustkorb keine Änderung bewirkt, versuchen Sie künstliche Beatmung.

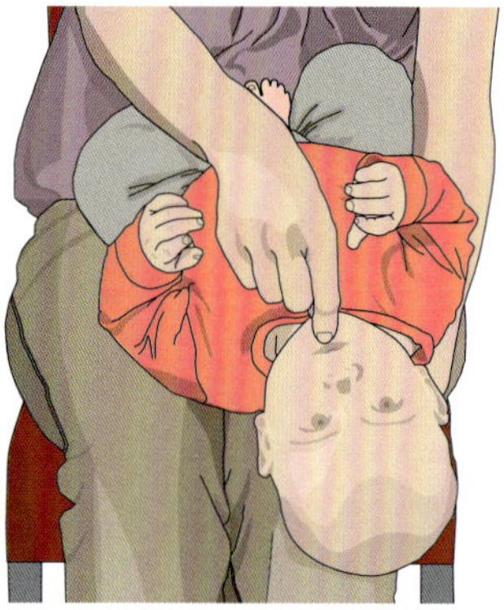

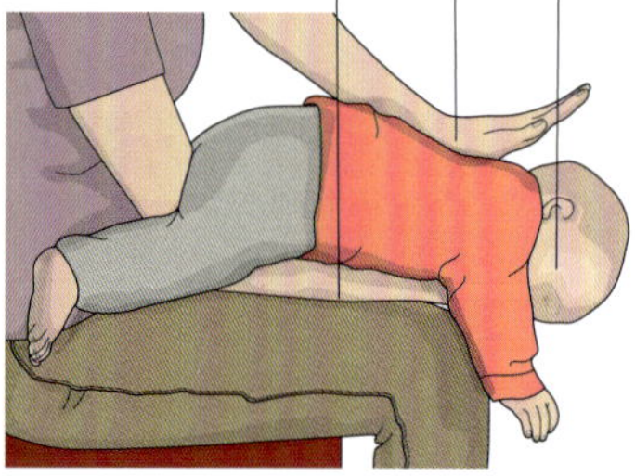

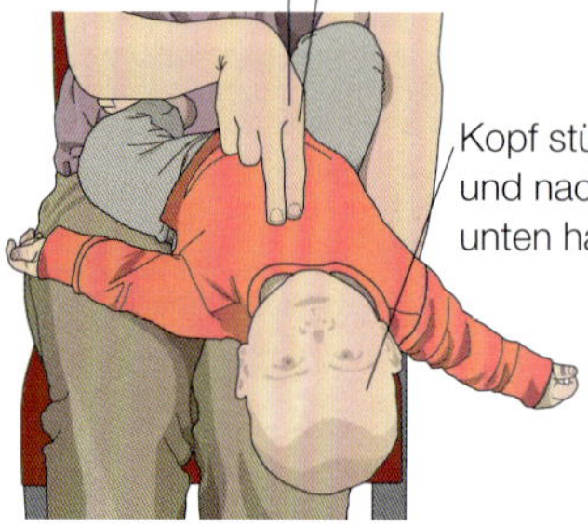

1 Hat das Baby einen Fremdkörper eingeatmet, drehen Sie seinen Kopf zur Seite und prüfen die Atemwege. Legen Sie das Baby auf Ihren Unterarm, dann drehen Sie seinen Kopf zur Seite und kontrollieren den Mundraum. Legen Sie einen Finger auf die Zunge des Babys, um besser sehen zu können. Schieben Sie nur dann einen Finger in den Rachen, wenn Sie einen Fremdkörper erkennen. Kann das Baby noch ausreichend atmen, nehmen Sie es auf den Arm und rufen den Notarzt. Kontrollieren Sie bis zu seinem Eintreffen den Zustand des Babys und unternehmen Sie nichts, solange sich dieser nicht verschlechtert. Ist die Atmung stark behindert und läuft das Baby blau an, rufen Sie den Notarzt und fahren Sie mit den Schritten 2 und 3 fort.

NOTARZT RUFEN

2 Legen Sie das Baby mit dem Kopf nach unten bäuchlings auf Ihren Unterarm. Stützen Sie Kopf und Schultern mit Ihrer Hand und schlagen Sie fünfmal kräftig (!) zwischen die Schulterblätter. Durch diese Maßnahme löst sich der Fremdkörper in der Regel, sodass er ausgehustet oder entfernt werden kann.

3 Wenn die Schläge auf den Rücken nicht helfen, der Notarzt noch nicht da ist und das Kind nicht mehr atmet, drehen Sie das Baby um. Legen Sie zwei Finger auf die untere Hälfte des Brustbeins und drücken Sie fünfmal kräftig, um den Druck im Brustkorb zu erhöhen. Klappt auch das nicht, versuchen Sie künstliche Beatmung.

Das Baby wird bewusstlos

Wenn das Baby bewusstlos wird, beginnen Sie mit der Wiederbelebung. Bei vorhandener Atmung bringen Sie das Baby in die Bauch-Seitenlage (s. S. 19).

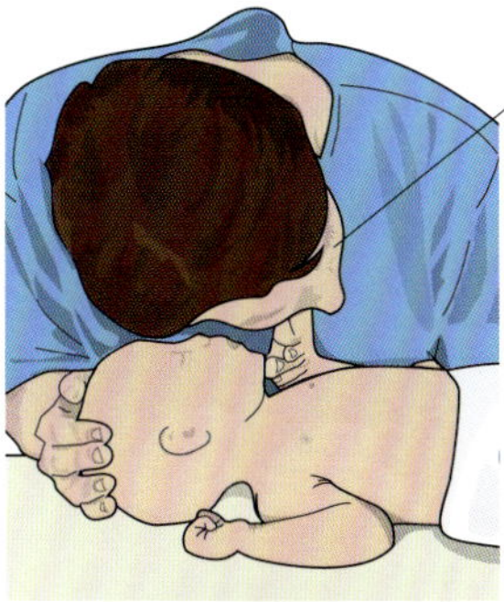

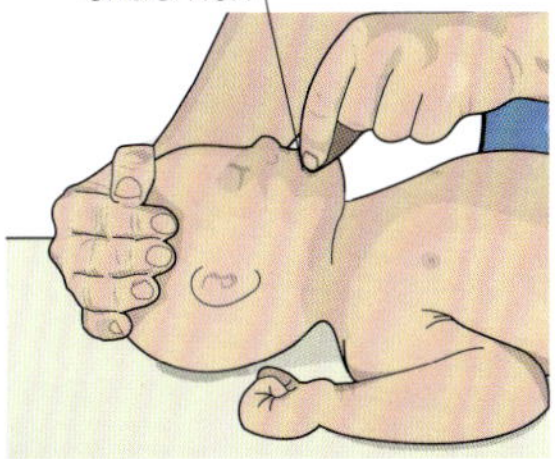

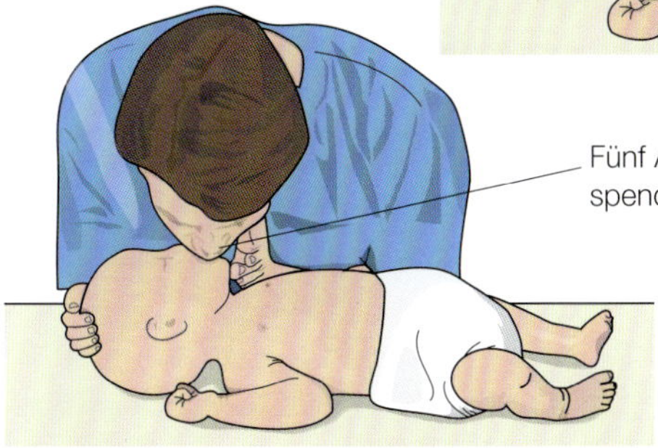

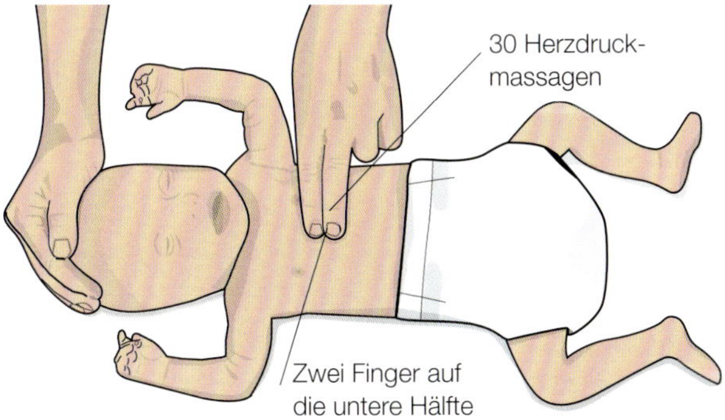

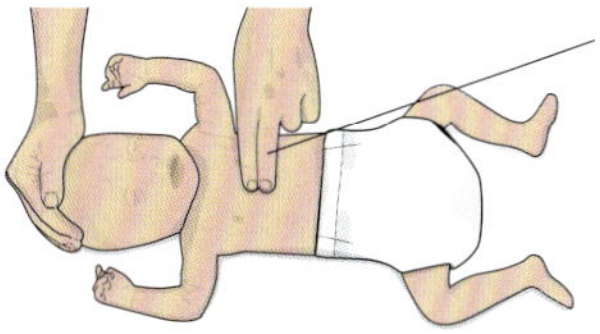

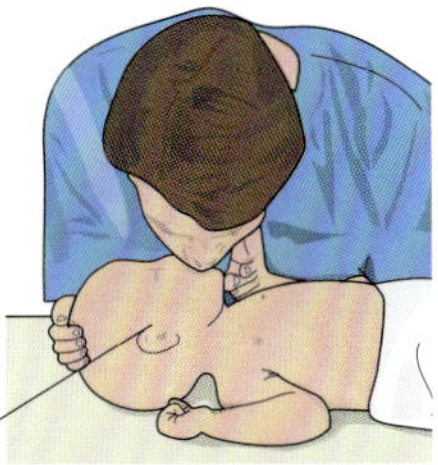

1. Kontrollieren Sie die Atmung durch Sehen, Hören und Fühlen.

2. Bei fehlender Atmung entfernen Sie ggf. vorhandene sichtbare Fremdkörper aus Mund und Nase.

3. Geben Sie fünf Atemspenden über Mund und Nase.

4. Führen Sie 30 Herzdruckmassagen durch. Drücken Sie das Brustbein 30-mal etwa 4 cm (ein Drittel) tief in Richtung Wirbelsäule (Frequenz: 100-mal pro Minute). Geben Sie anschließend zwei Atemspenden über Mund und Nase. Wiederholen Sie den Zyklus aus 30 Herzmassagen und zwei Beatmungen eine Minute lang.

NOTARZT RUFEN

5. Führen Sie den HLW-Zyklus fort, bis der Notarzt eintrifft, das Baby spontan atmet oder sich bewegt. Bei vorhandener Atmung bringen Sie das Baby in die Bauch-Seitenlage (s. S. 19).

siehe auch:
- Das bewusstlose Baby, *S. 17–21*

Eingeatmeter Fremdkörper beim Kind

Fragen Sie Ihr Kind, ob es etwas eingeatmet hat. Wenn die Blockade leicht ist, kann es noch sprechen, husten und atmen. Wenn sie gravierend ist, kann es das nicht.

Zusammenfassung

Das Kind zum Aushusten ermuntern

↓

Mundraum kontrollieren

↓

5 Schläge auf den Rücken geben

↓

Ggf. 5 Stöße auf den Bauch geben

↓

Zyklus wiederholen

Wird das Kind zwischendurch bewusstlos, kann es sein, dass sich die Blockierung im Hals löst und die Atmung wieder einsetzt. Wenn die Atmung auch weiterhin ausbleibt, beginnen Sie mit der Wiederbelebung (s. S. 22), bis Hilfe eintrifft.

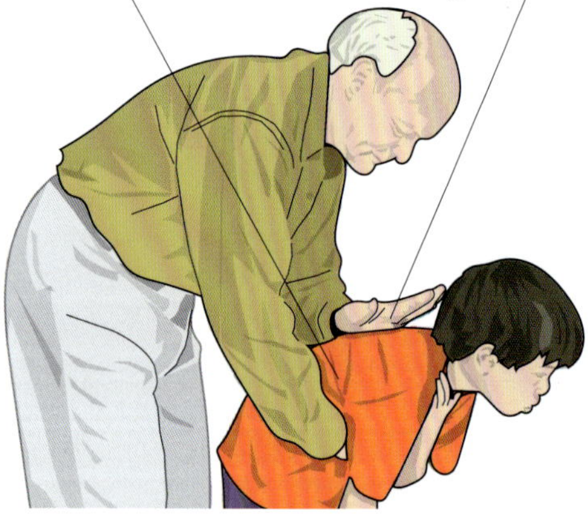

1. Das Kind soll versuchen, den Fremdkörper auszuhusten. Verlieren Sie damit aber nicht unnötig Zeit. Versichern Sie sich, dass wirklich etwas verschluckt wurde (die Symptome von Bronchialasthma können ähnlich sein).

2. Kontrollieren Sie den Mundraum. Entfernen Sie sichtbare Fremdkörper.

3. Beugen Sie das Kind vornüber. Geben Sie ihm fünf kräftige Schläge zwischen die Schulterblätter.

4. Wenn sich der Zustand nicht bessert und das Kind zu ersticken droht: Stellen Sie sich hinter das Kind, beugen Sie seinen Oberkörper nach vorne und umfassen Sie ihn mit beiden Armen von hinten. Legen Sie die Faust einer Hand in den Oberbauchbereich unterhalb des Brustbeins. Umfassen Sie mit der anderen Hand die Faust und drücken Sie bis zu fünfmal ruckartig kräftig nach hinten und oben.

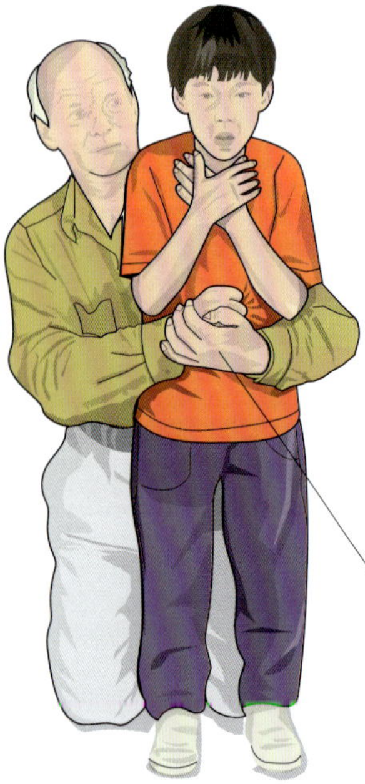

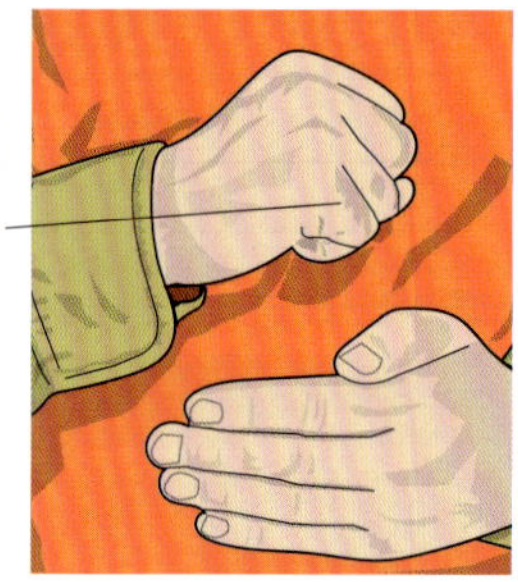

5 Wenn sich der Zustand nicht bessert und das Kind zu ersticken droht: Wiederholen Sie im Wechsel die dargestellten Maßnahmen.

6 Wenn das Kind bewusstlos wird: Legen Sie es auf den Boden und veranlassen Sie – falls noch nicht erfolgt – den Notruf. Wenn Sie alleine sind, führen Sie diesen jetzt selbst durch. Beginnen Sie mit Wiederbelebungsmaßnahmen.

NOTARZT RUFEN

Das Kind wird bewusstlos

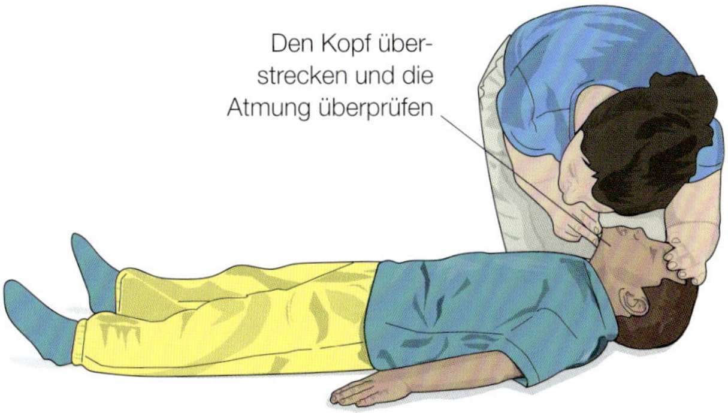

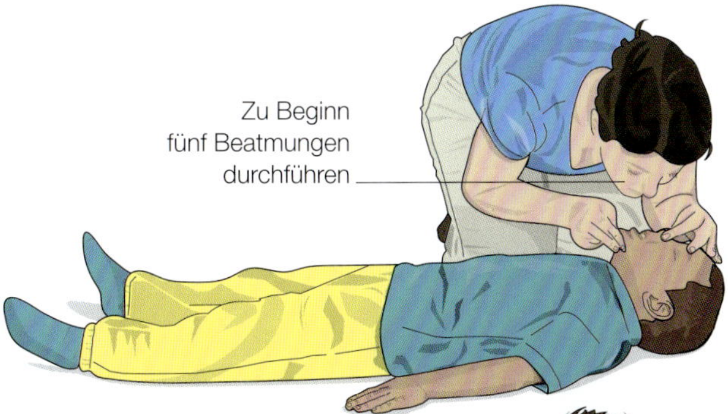

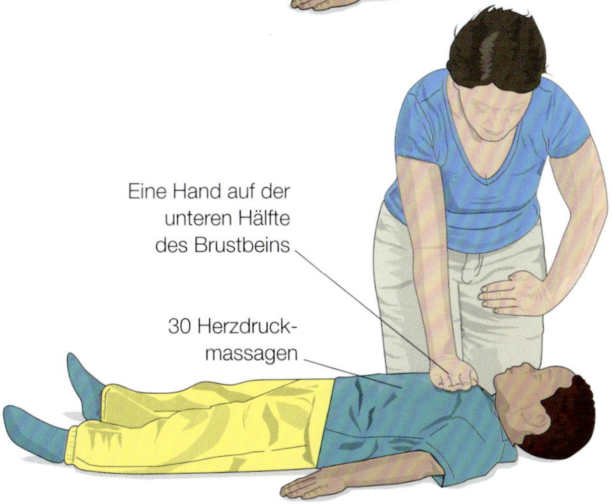

1 Überstrecken Sie den Kopf. Prüfen Sie die Atmung mit Sehen, Hören und Fühlen. Stellen Sie keine Atmung fest, entfernen Sie sichtbare Fremdkörper aus dem Mund.

2 Geben Sie zu Beginn fünf Atemspenden.

3 Führen Sie anschließend 30 Herzdruckmassagen durch (hierdurch kann sich der Fremdkörper schon lösen). Dann beatmen Sie zweimal und geben wieder 30 Herzdruckmassagen. Führen Sie diese Maßnahmen im Wechsel eine Minute lang durch.

NOTARZT RUFEN

4 Führen Sie 30 Herzdruckmassagen im Wechsel mit zwei Beatmungen so lange durch, bis Hilfe eintrifft, das Kind wieder Lebenszeichen zeigt oder Sie zum Fortsetzen der Maßnahme zu erschöpft sind.

Stabile Seitenlage

Zeigt das Kind Lebenszeichen wie Husten, Öffnen der Augen, Sprechen oder gezielte Bewegungen und atmet es normal, bringen Sie es in die Seitenlage (s. S. 28) und führen Sie einen Notruf durch, sofern dies noch nicht geschehen ist. Kontrollieren Sie weiterhin die Vitalzeichen, bis die Hilfe eintrifft.

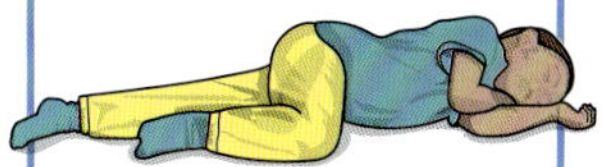

siehe auch:
- Das bewusstlose Kind, *S. 22–29*

WICHTIG

- Ein Baby oder kleines Kind nicht schütteln.
- Wenn es ohne Bewusstsein ist, Atemwege frei machen und Atmung überprüfen. Wenn es atmet, in die stabile Seitenlage bringen. NOTARZT RUFEN.

Schreikrampf

Ein Schrei- oder Affektkrampf entsteht durch Wut und Frustration. Er tritt gewöhnlich nur bei Kindern unter vier Jahren auf. Das Kind schreit und atmet ein, ohne wieder auszuatmen. Das Kind kann im Gesicht blau anlaufen und ganz steif werden. Es kann vorübergehend das Bewusstsein verlieren.

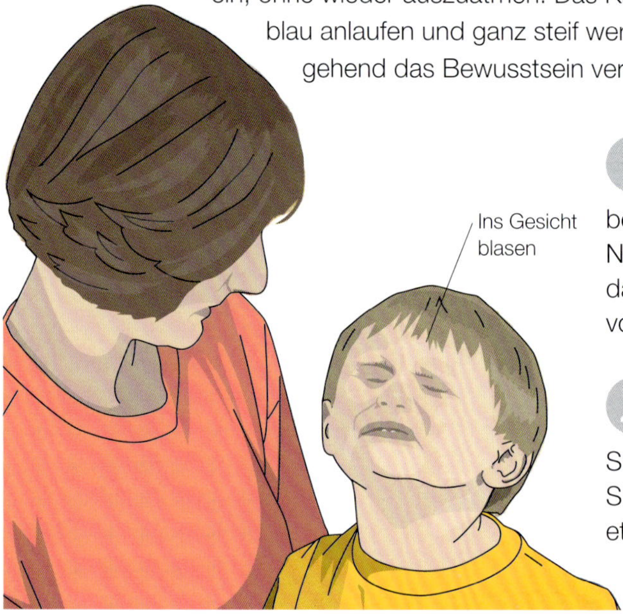

1. Schütteln Sie das Kind nicht und bewahren Sie Ruhe. Normalerweise fängt das Kind dann wieder von allein zu atmen an.
2. Hält das Kind den Atem an, blasen Sie ihm Luft ins Gesicht. Sie können es auch mit etwas Wasser bespritzen.

siehe auch:

- Das bewusstlose Kind, *S. 22–29*

WICHTIG

Dauert der Schluckauf mehrere Stunden, Arzt anrufen, da der Schluckauf unangenehm, erschöpfend und schmerzhaft sein kann.

Schluckauf

Ein Schluckauf tritt häufig auf. Er dauert meist nur wenige Minuten, wenngleich sich Kinder dadurch sehr beeinträchtigt fühlen.

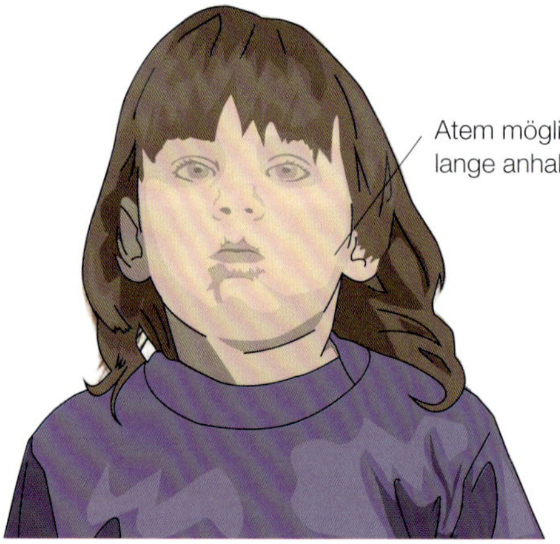

1. Lassen Sie das Kind still dasitzen und seinen Atem möglichst lange anhalten.
2. Wiederholen, bis der Schluckauf abklingt.

Ersticken und Strangulierung

Eine Strangulierung ist durch eine Einschnürung um den Hals bedingt, die die Atmung beeinträchtigt. Zum Ersticken kommt es, wenn Mund oder Nase blockiert sind, ein Gewicht auf Brust oder Bauch des Kindes eine normale Atmung verhindert oder wenn das Kind Rauch oder Abgase einatmet, weshalb kein Sauerstoff in die Lunge gelangt.

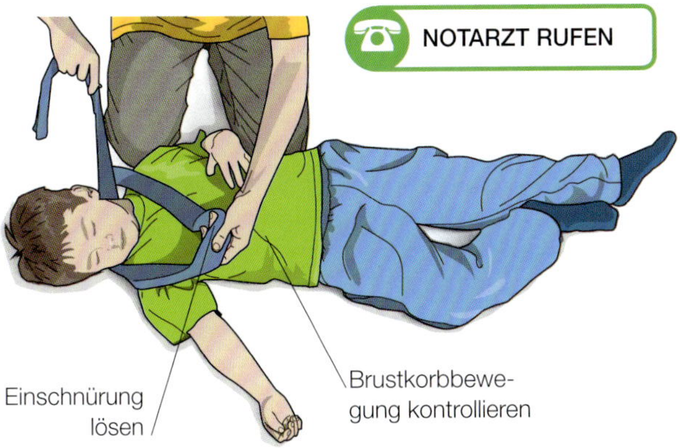

NOTARZT RUFEN

1 Lösen Sie die Einschnürung unverzüglich vom Hals des Kindes. Benutzen Sie dazu, wenn zur Hand, Schere oder Messer.

2 Kontrollieren Sie die Atmung. Ist sie normal: stabile Seitenlage (s. S. 28–29).

WICHTIG

- Wenn das Kind hängt, stützen Sie seinen Körper ab, während Sie die Einschnürung lösen.
- Wenn das Kind nicht atmet, Atemspende und Herzdruckmassagen geben.

siehe auch:

- Das bewusstlose Baby, *S. 17–21*
- Das bewusstlose Kind, *S. 22–29*

Rauchvergiftung

Das Einatmen von Dämpfen, Gas und Rauch macht eine sofortige ärztliche Versorgung notwendig.

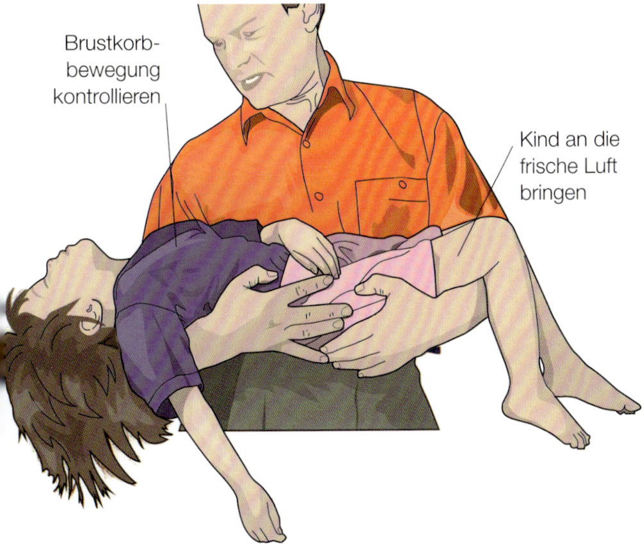

NOTARZT RUFEN

1 Bringen Sie das Kind aus dem Gefahrenbereich. Setzen Sie sich selbst dabei keiner Gefahr aus!

2 Machen Sie die Atemwege frei. Atmet das Kind, bringen Sie es in die stabile Seitenlage (s. S. 28–29) und warten, bis Hilfe eintrifft.

WICHTIG

- Begeben Sie sich nicht in den Gefahrenbereich von Dämpfen, Gas oder Rauch. FEUERWEHR UND NOTARZT RUFEN.
- Wenn das Kind nicht atmet, Atemspende und Herzdruckmassage geben.

siehe auch:

- Verbrennungen und Verbrühungen, *S. 58*
- Das bewusstlose Baby, *S. 17–21*
- Das bewusstlose Kind, *S. 22–29*

WICHTIG

- Achten Sie darauf, dass Ihr Kind die dampferzeugende Wärmequelle nicht berührt (Verbrühungsgefahr z. B. bei heißem Wasser).
- Handelt es sich um einen schweren Anfall oder dauert er länger an:
NOTARZT RUFEN.
Bleiben Sie ruhig: Wenn Sie die Nerven verlieren, können Sie das Kind ängstigen und damit den Anfall noch verschlimmern.
- Handelt es sich um einen schweren Anfall und betrifft er ein älteres Kind, besteht die geringe Gefahr, dass eine Kehldeckelentzündung vorliegt. Das ist höchstwahrscheinlich dann der Fall, wenn das Kind hohe Temperatur hat und kerzengerade in offensichtlicher Atemnot dasitzt.

Pseudokrupp

Diese Störung tritt gewöhnlich nachts auf. Symptome sind ein 2–3 Tage vorher aufgetretener Infekt der oberen Luftwege, Atemnot, vor allem beim Einatmen, kurzer, bellender Husten, krächzendes oder pfeifendes Geräusch. Bei einem schweren Anfall setzt das Kind beim Versuch zu atmen die Muskeln um die Nase sowie die Hals- und Oberarmmuskulatur deutlich erkennbar ein. Es hat blau gefärbte Haut.

1. Helfen Sie dem Kind, sich im Bett aufzusetzen. Stützen Sie es im Rücken und am Kopf mit Kissen ab und reden Sie beruhigend auf es ein.

2. Sorgen Sie für feuchte Raumluft; lassen Sie heißes Wasser in die Badewanne laufen oder bringen Sie in einem geschlossenen Raum einen Topf Wasser zum Kochen. Versuchen Sie das Kind so weit zu beruhigen, dass es den Dampf ruhig einatmet.

ARZT ANRUFEN

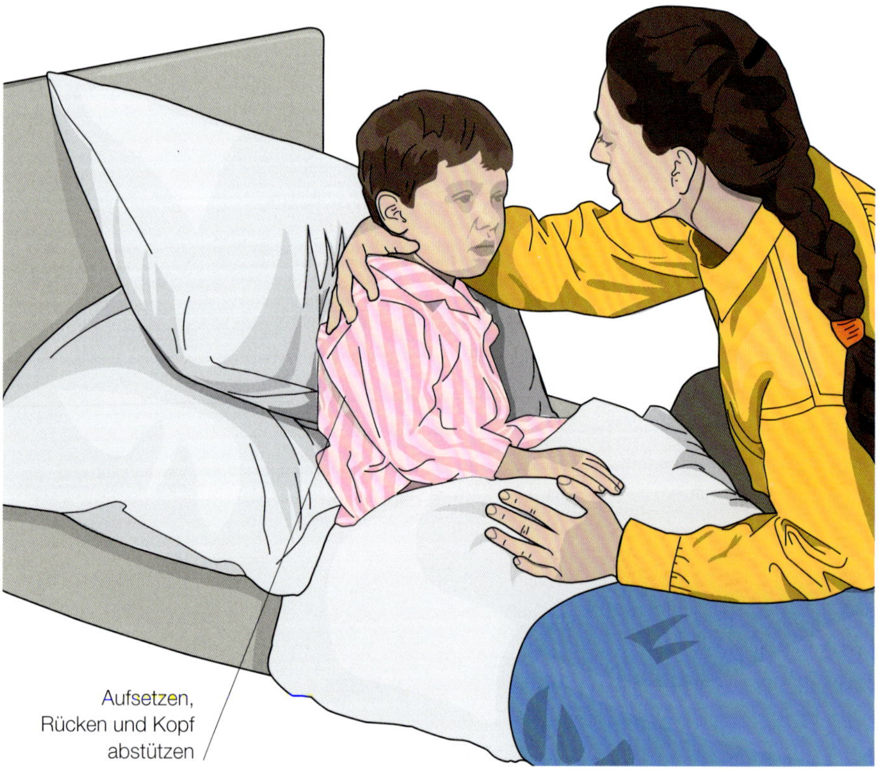

Asthma

Wenn Ihr Kind an Asthma leidet, machen Sie es möglichst früh mit der Medikamentenanwendung vertraut, sodass es weiß, was bei einem Anfall zu tun ist. Die Symptome sind Atemnot, oft mit Husten einhergehend, pfeifendes Geräusch beim Ausatmen, Angstzustände, Ermüdung durch angestrengtes Atmen sowie bläuliche Färbung von Gesicht und Lippen.

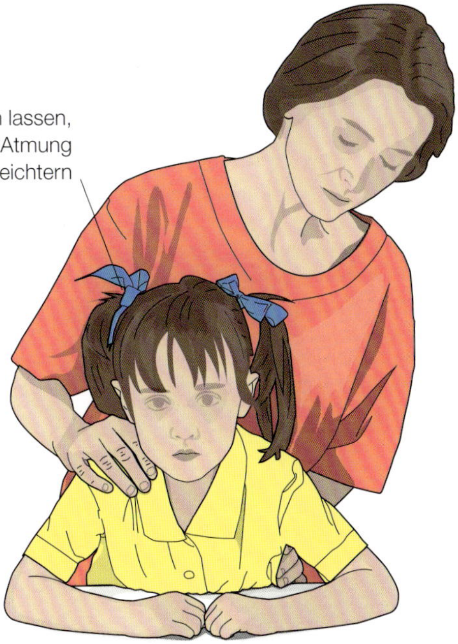

1. Sorgen Sie für einen gut gelüfteten Raum. Rauchen Sie nicht. Wenn dem Kind Medikamente verordnet wurden, helfen Sie ihm bei der Anwendung (siehe rechts).

2. Helfen Sie dem Kind sich zu entspannen. Es soll sich hinsetzen und die Arme auf einen Tisch legen. Sagen Sie ihm, dass es die Luft nicht auf einmal auspusten soll, sondern schubweise mit gespitzten Lippen.

ODER

3. Das Kind kann sich auch auf Ihren Schoß setzen. Nehmen Sie ihm durch beruhigendes Zureden die Angst.

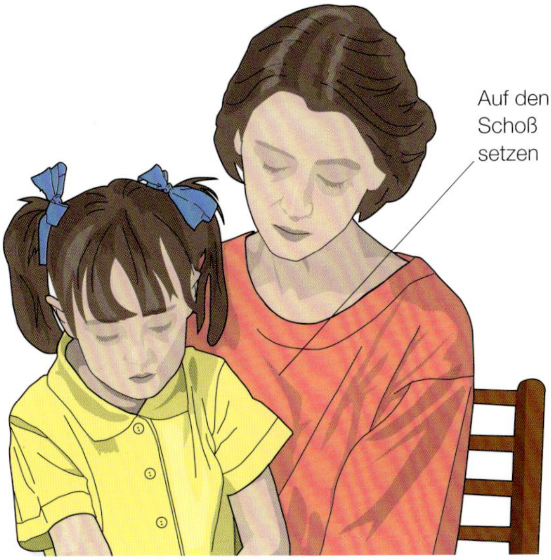

WICHTIG

- Beim ersten Anfall Arzt anrufen.
- Bei einem schweren Anfall, wenn das Kind nicht auf die Medikamente anspricht, nicht mehr sprechen kann oder sehr erschöpft ist: NOTARZT RUFEN.
- Wenn Ihrem Kind spezielle Asthmamedikamente verordnet wurden, setzen Sie diese bei einem Anfall möglichst früh ein.

Medikamenteneinnahme

Halten Sie sich bei der Anwendung genau an die ärztlichen Anweisungen. Klingt der Anfall dennoch nicht ab:
NOTARZT RUFEN.

Zur Asthmabehandlung werden verschiedene Medikamente verschrieben. Machen Sie das Kind rechtzeitig mit ihrer Anwendung vertraut.

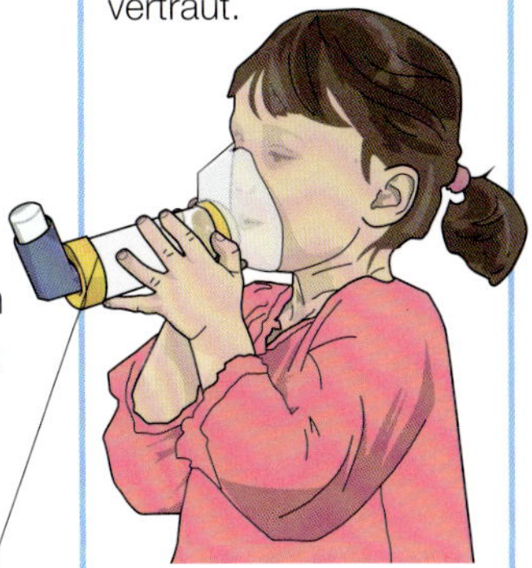

! WICHTIG

- Sitzt ein Fremdkörper in der Wunde, s. Fremdkörper in der Wunde, S. 46.
- Sickert Blut durch den Verband, legen Sie einen weiteren Druckpolsterverband an.
- Wenn die Blutung nicht gestoppt werden kann, befolgen Sie die Maßnahmen für Schock (s. S. 30). NOTARZT RUFEN.

Blutungen

Starke Blutungen können sehr besorgniserregend sein. Wenn sie nicht gestoppt werden, kann das Kind in einen lebensbedrohlichen Schockzustand verfallen. Große Wunden müssen genäht werden.

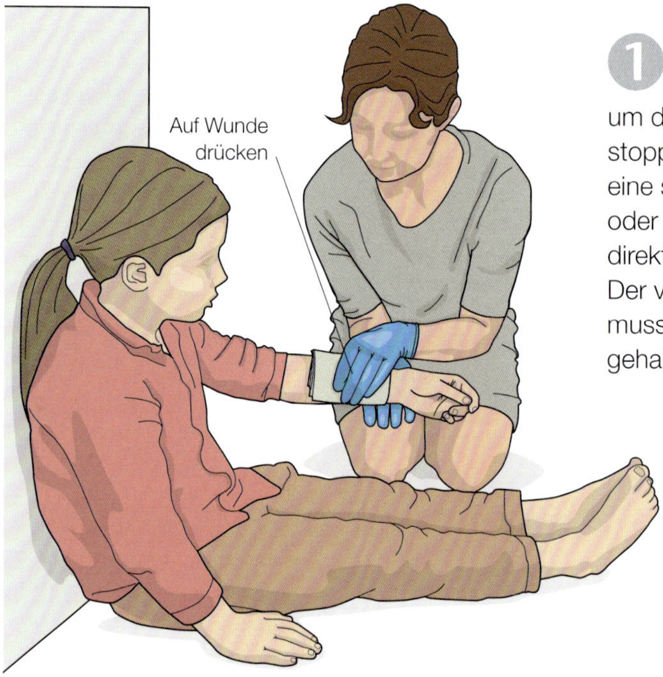

1 Drücken Sie fest auf die Wunde, um die Blutung zu stoppen. Pressen Sie eine saubere Kompresse oder ein Taschentuch direkt auf die Wunde. Der verletzte Körperteil muss über Herzniveau gehalten werden.

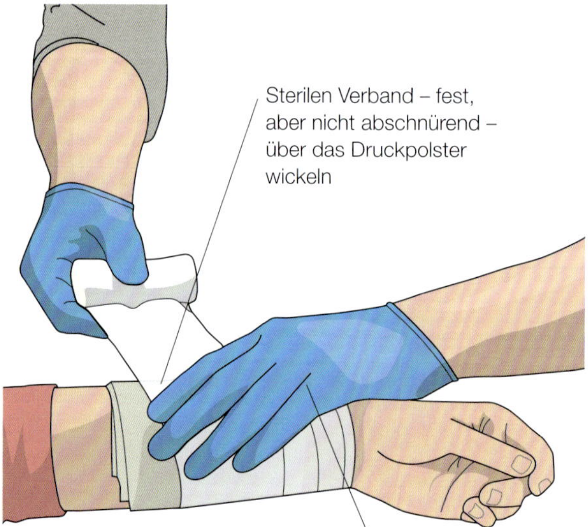

2 Legen Sie das Kind hin, den Kopf flach auf den Boden, und halten Sie den verletzten Körperteil über Herzniveau. Drücken Sie auf die Wunde, bis die Blutung aufhört. Legen Sie eine sterile Wundauflage auf. Umwickeln Sie diese mit einem Verband, halten Sie den verletzten Körperteil dabei aber weiterhin in die Höhe. Der Verband sollte zwar fest sitzen, aber das Blut nicht abschnüren.

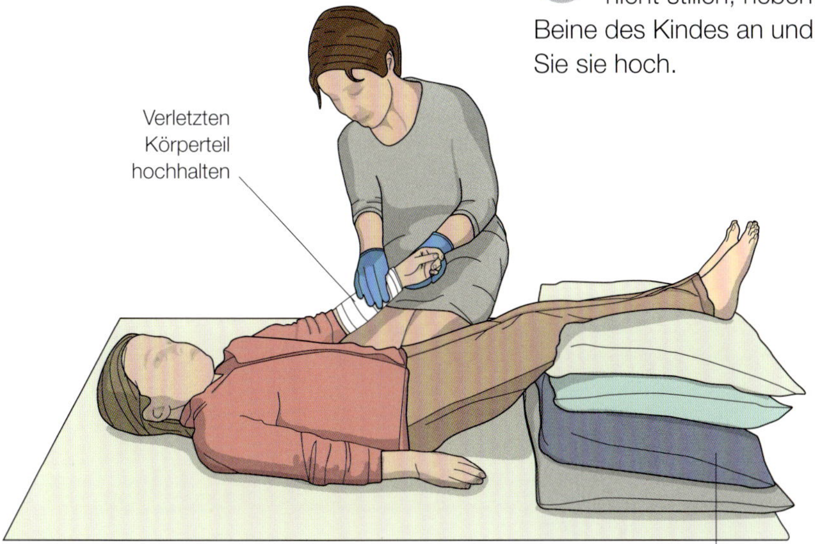

3 Lässt sich die Blutung nicht stillen, heben Sie die Beine des Kindes an und lagern Sie sie hoch.

Nach der Blutstillung

Sie können nach der Blutstillung einen Verband anlegen (s. S. 105), der durch eine Armschlinge gestützt wird (s. S. 106). KIND INS KRANKENHAUS FAHREN.

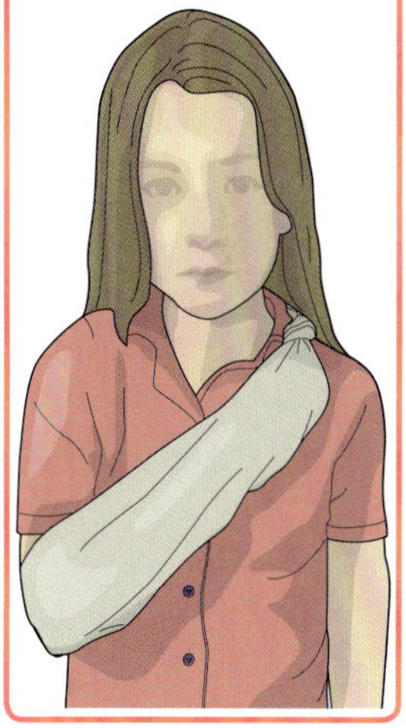

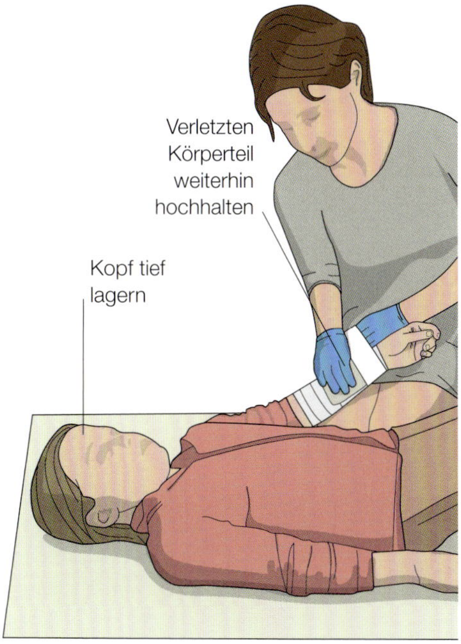

4 Lockern Sie eng anliegende Kleidung und decken Sie das Kind wenn nötig mit einer Decke zu. Ist es durstig, benetzen Sie seine Lippen mit Wasser.

NOTARZT RUFEN

5 Prüfen Sie regelmäßig die Ansprechbarkeit und die Atmung des Kindes, bis Hilfe eintrifft.

siehe auch:

- Fremdkörper in der Wunde, *S. 46*
- Schock, *S. 30*

Fremdkörper in der Wunde

Ein größeres Objekt, wie z. B. ein Glassplitter, kann eine Wunde verstopfen und am Bluten hindern. Polstern Sie den Fremdkörper mit Bandagen ab und holen Sie ärztliche Hilfe.

! WICHTIG

Versuchen Sie nicht, in einer Wunde steckende Fremdkörper zu entfernen, da die Verletzung und die Blutung dadurch noch schlimmer werden können.

Größere Fremdkörper

Polstern Sie größere Fremdkörper rundherum ab und fixieren Sie die Polster mit einem Verband ober- und unterhalb des Fremdkörpers.

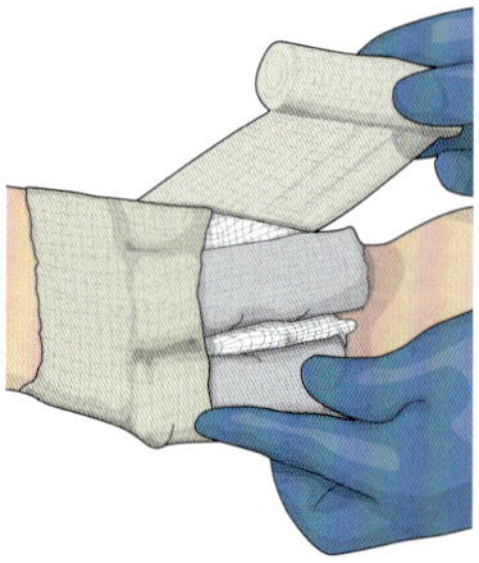

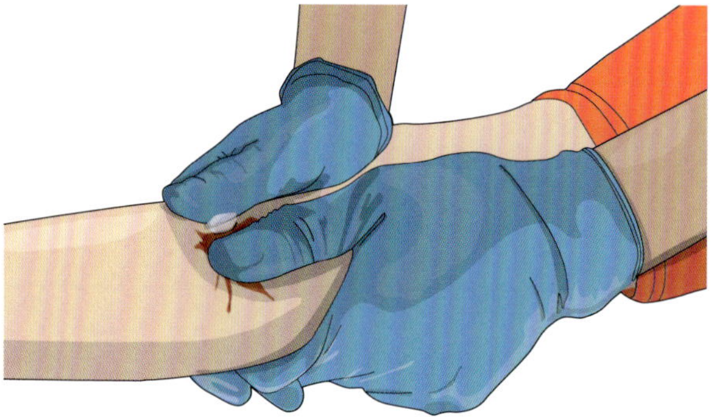

1 Helfen Sie dem Kind sich hinzulegen. Drücken Sie die Wunde von beiden Seiten zusammen und heben Sie den verletzten Körperteil über Herzniveau.

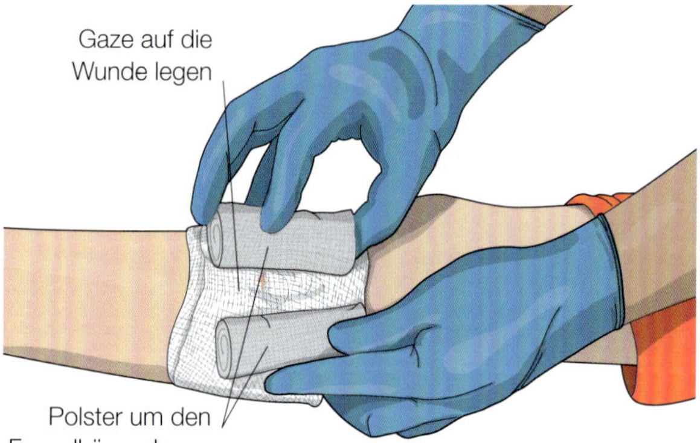

2 Legen Sie ein Stück Gaze auf die Wunde und den Fremdkörper, um die Infektionsgefahr zu senken.

3 Bilden Sie mit Verbandsrollen ein Polster, das genauso hoch ist wie der Fremdkörper.

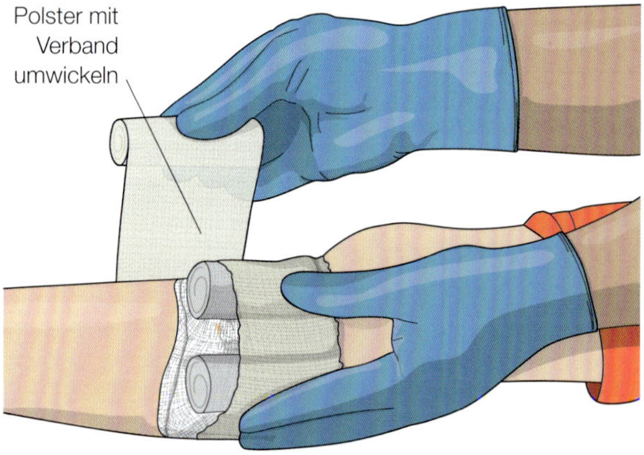

4 Umwickeln Sie das Polster mit einem Verband, ohne dabei den Fremdkörper in die Wunde zu drücken.

▶ KIND INS KRANKENHAUS FAHREN

siehe auch:
- Blutungen, *S. 44*

Schnitt- und Schürfwunden

Beruhigen Sie Ihr Kind und säubern Sie die Wunde. Kleben Sie ein Pflaster auf – das hält die Wunde sauber, und das Kind fühlt sich auch gleich viel besser.

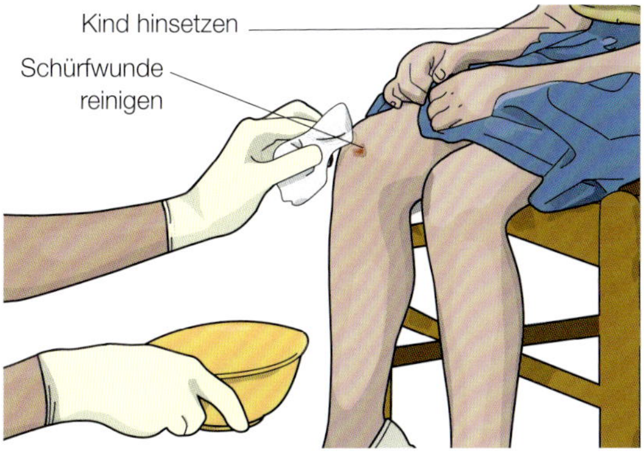

1 Setzen Sie Ihr Kind hin und reinigen Sie die Schürfwunde vorsichtig mit warmem Wasser und einem Mullkissen. Desinfizieren Sie die Wunde.

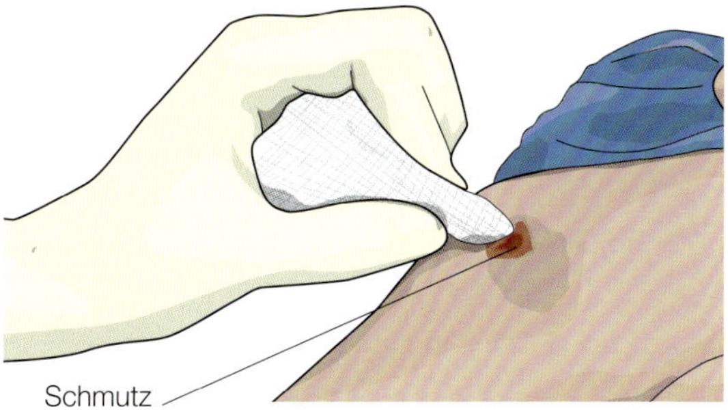

2 Versuchen Sie, Schmutzpartikel oder Steinchen vorsichtig zu entfernen. Dadurch kann es erneut zu einer kleinen Blutung kommen.

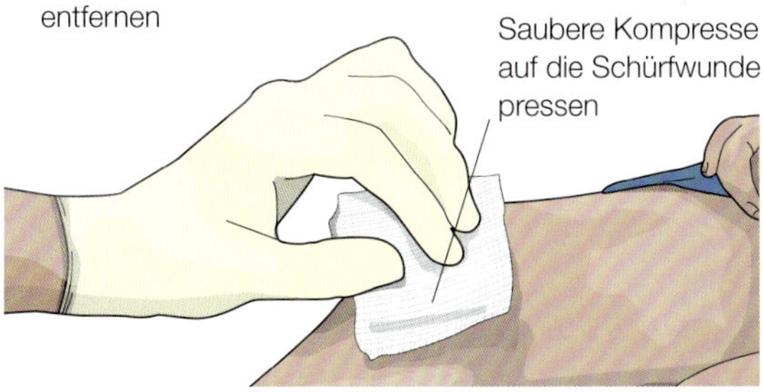

3 Pressen Sie eine saubere Kompresse auf die Wunde, um die Blutung zu stoppen.

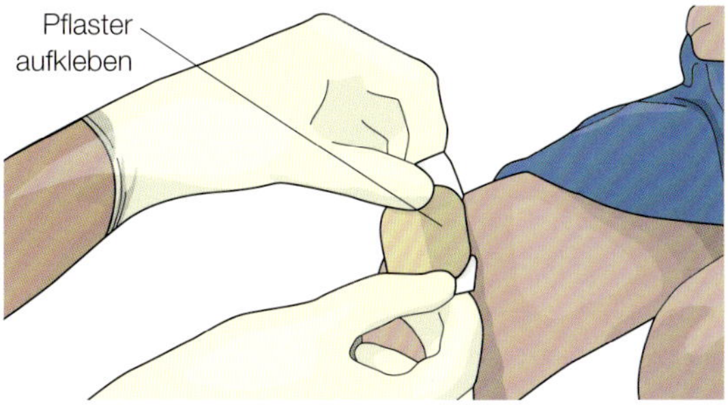

4 Kleben Sie ein Pflaster auf, dessen Wundauflage groß genug ist, um die Wunde und die angrenzenden Bereiche zu bedecken.

! WICHTIG

- Legen Sie auf Schnittwunden weder Watte noch andere flusige Materialien, die auf der Wunde haften bleiben und so den Heilungsprozess verzögern können.
- Lassen sich Schmutzpartikel nicht aus der Wunde entfernen: Kind ins Krankenhaus fahren. Eine Behandlung verhindert den sogenannten Tätowierungseffekt, der beim Abheilen einer Wunde, in der Schmutzpartikel vorhanden sind, entstehen kann.
- Stellen Sie sicher, dass das Kind gegen Tetanus geimpft ist.

siehe auch:

- Wundinfektion, *S. 48*

Wundinfektion

Symptome für eine Wundinfektion sind zunehmende Schmerzen, Anschwellen, Rötung und Hitzegefühl im Wundbereich, Eitern oder Nässen der Wunde, geschwollene und schmerzhafte Lymphdrüsen an Hals, Achselhöhle oder Leiste sowie hellrote Hautverfärbungen im Lymphdrüsenbereich. Bei bereits fortgeschrittener Infektion treten Fiebersymptome wie Schweißausbrüche, Durst, Schüttelfrost und Abgeschlagenheit auf.

1 Bedecken Sie die Wunde mit einer sauberen, fusselfreien Kompresse oder einer sterilen Wundauflage, und umwickeln Sie sie mit einem Verband.

2 Lagern Sie den infizierten Wundbereich hoch, z. B. mithilfe eines Verbands.

ARZT ANRUFEN

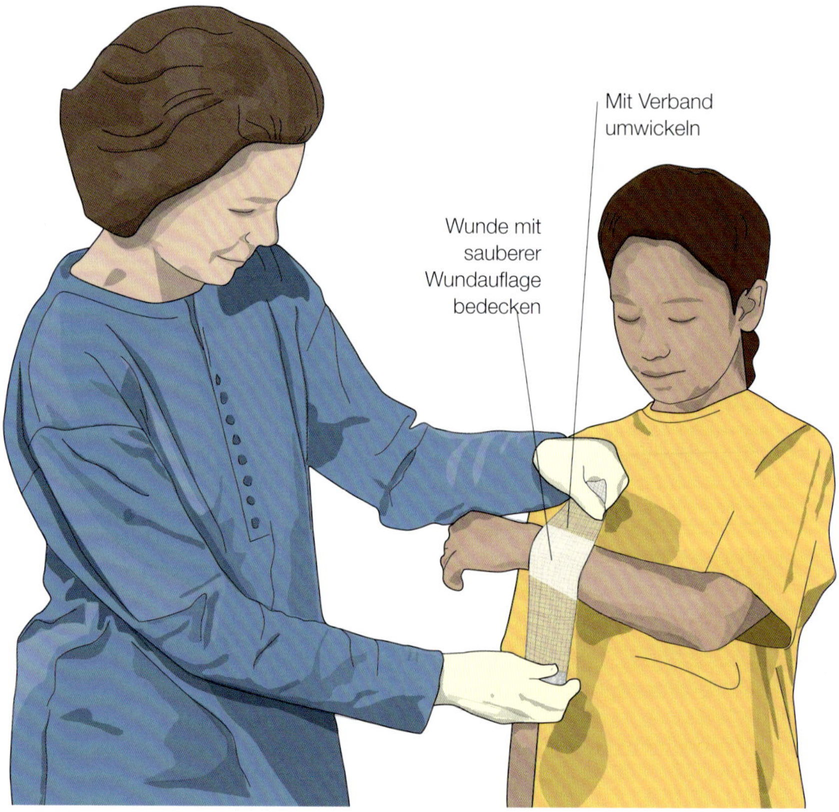

WICHTIG

Entfernen Sie keine Fremdkörper aus der Wunde, da Sie dadurch stärkere Blutungen auslösen würden.

Tetanus

Tetanus ist eine gefährliche Infektionskrankheit, die meist durch Wundkontakt mit verunreinigter Erde entsteht. Sind die Tetanusbazillen in der Wunde, setzen sie ein Toxin ins Nervensystem frei. Den besten Schutz gegen Tetanus bietet eine Schutzimpfung. Diese ist bei Säuglingen Bestandteil der Grundimmunisierung und sollte ohne Verletzungsfall alle zehn Jahre aufgefrischt werden. Nach einer Verletzung sollte geimpft werden, wenn die letzte Impfung länger als fünf Jahre zurückliegt.

siehe auch:
- Armschlingen, *S. 106*

Blasen

Blasen entstehen durch Reibung (z. B. durch einen schlecht sitzenden Schuh). Es sind spezielle Blasen-Pflaster erhältlich.

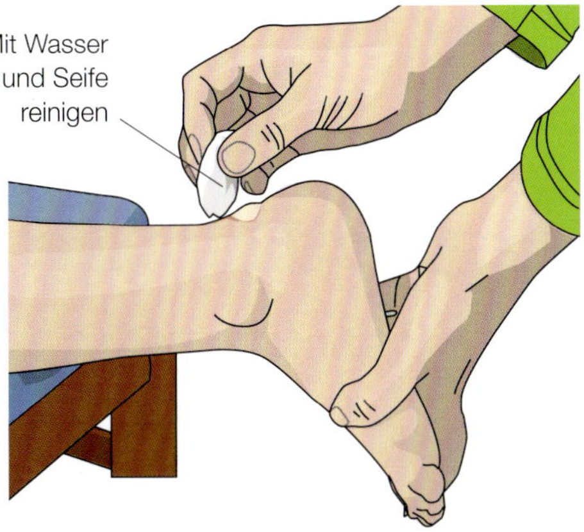

1 Reinigen Sie die Blase gründlich mit Wasser und Seife und spülen Sie sie mit klarem Wasser ab.

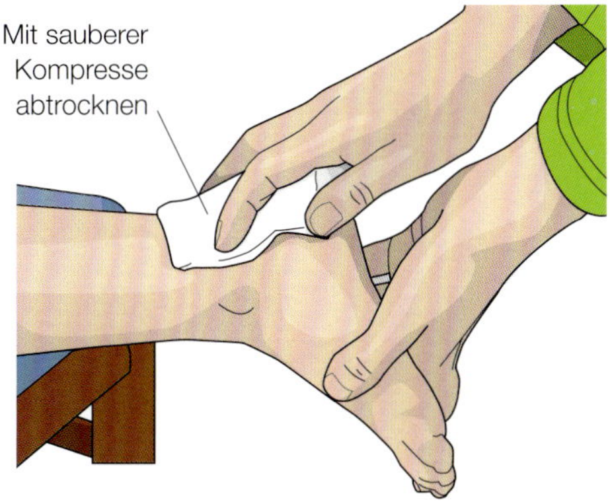

2 Trocknen Sie die Blase und die angrenzende Haut gründlich, aber vorsichtig mit einer sauberen Kompresse ab.

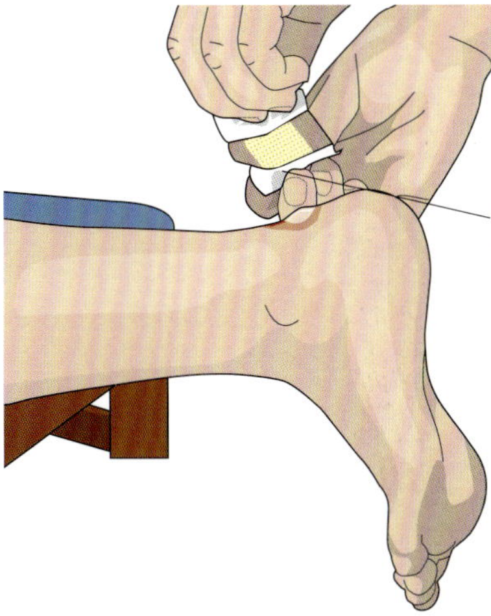

3 Kleben Sie ein Pflaster auf die Blase. Achten Sie darauf, dass es gut sitzt. Die Wundauflage des Pflasters muss groß genug sein, um die ganze Blase abzudecken.

! WICHTIG

- Auf sehr große Blasen legen Sie eine saubere, fusselfreie Wundauflage, die Sie mit einem Heftpflaster oder einem Verband fixieren.
- Öffnen Sie eine Blase nicht, da sie sich infizieren könnte.
- Wenden Sie die hier dargestellten Maßnahmen nicht bei Brandblasen an (Brandblasen s. S. 58–59).

siehe auch:

- Verbrennungen und Verbrühungen, *S. 58*

! WICHTIG

- Fremdkörper nicht entfernen.
- Wenn Sie das Kind nicht auf dem Rücken liegend transportieren können: NOTARZT RUFEN.

Augenverletzungen

Derartige Wunden sind gravierend, weil sie das Sehvermögen des Kindes gefährden. Sie können zu Vernarbungen oder Infektionen führen.

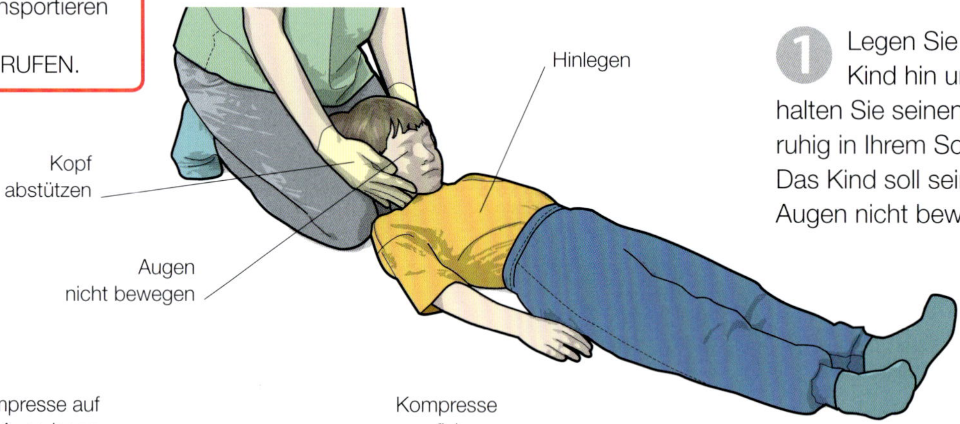

1 Legen Sie das Kind hin und halten Sie seinen Kopf ruhig in Ihrem Schoß. Das Kind soll seine Augen nicht bewegen.

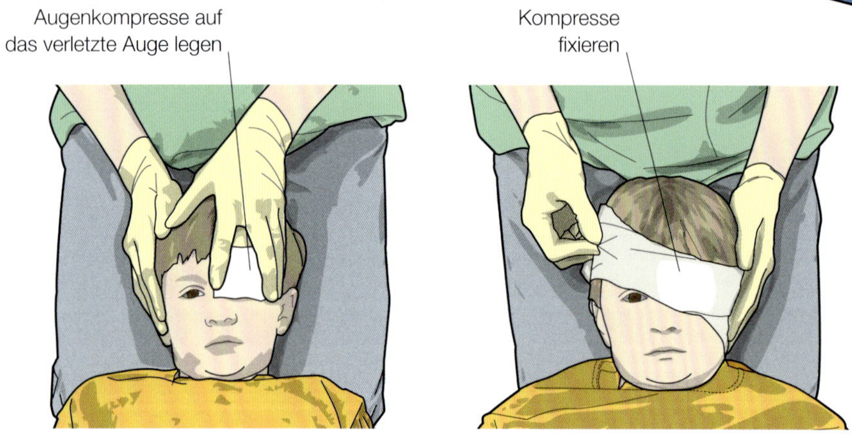

2 Beruhigen Sie das Kind. Legen Sie eine Augenkompresse oder eine sterile Wundauflage auf das verletzte Auge. Fixieren Sie die Kompresse.

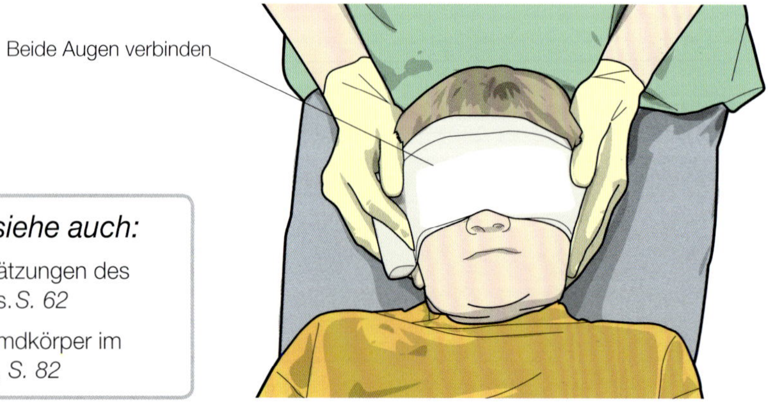

3 Verbinden Sie beide Augen, da sich bei Bewegung des gesunden Auges das verletzte unweigerlich mitbewegt.

KIND INS KRANKENHAUS FAHREN

siehe auch:

- Verätzungen des Auges. *S. 62*
- Fremdkörper im Auge, *S. 82*

Nasenbluten

Nasenbluten wird durch einen Schlag auf die Nase oder auch Nasenbohren verursacht. Normalerweise hört es schnell von selbst wieder auf.

WICHTIG

- Bei wässrigem Nasenausfluss infolge eines Schädelbruchs (s. S. 67) KIND INS KRANKENHAUS FAHREN.
- Dauert das Nasenbluten länger als 20 Minuten: KIND INS KRANKENHAUS FAHREN.

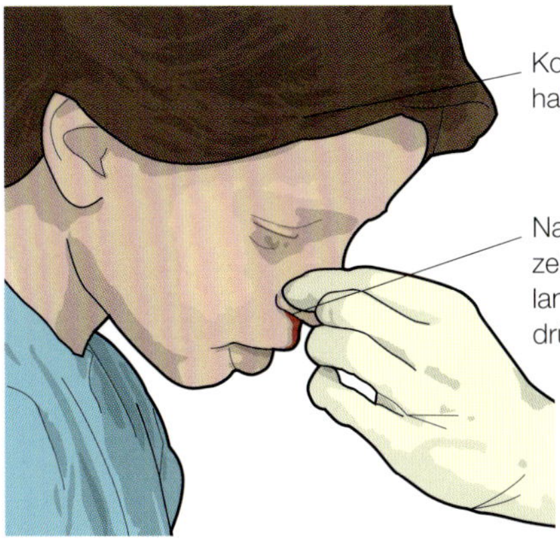

1 Das Kind soll sich mit vornübergebeugtem Kopf hinsetzen. Lassen Sie es durch den Mund atmen und drücken Sie zehn Minuten lang seine Nasenflügel zu.

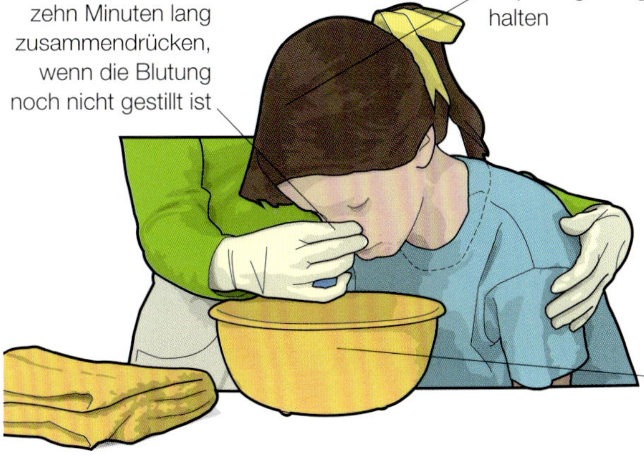

2 Lassen Sie das Kind allen Speichel ausspucken. Ist die Blutung noch nicht gestillt, drücken Sie die Nasenflügel nochmals zehn Minuten lang zusammen. Blutet die Nase immer noch, wiederholen Sie den Vorgang. Ein mit kaltem Wasser getränktes Tuch oder ein Eisbeutel im Nacken helfen ebenfalls, die Blutung zu stillen.

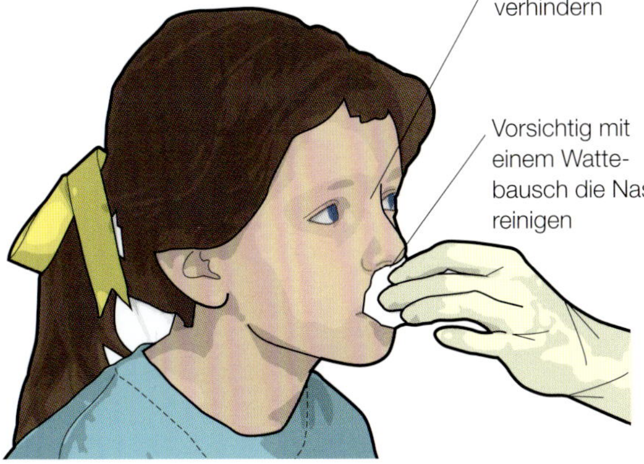

3 Ist die Blutung gestillt, reinigen Sie mit einem in lauwarmes Wasser getauchten Wattebausch die Mund- und Nasenregion. Lassen Sie das Kind noch eine Weile stillsitzen. Nasenbohren oder -putzen innerhalb der nächsten Stunden würden eine neuerliche Blutung auslösen. Halten Sie das Kind davon ab.

siehe auch:
- Schädelbruch, *S. 67*

Ohrverletzungen

Wunden an der Ohrmuschel können stark bluten. Wenn Blut aus dem Innenohr austritt, stellen Sie sicher, dass das Kind keinen Fremdkörper in das Ohr eingeführt hat. Wenn die Blutung auf eine Kopfverletzung zurückzuführen ist, rufen Sie den Notarzt.

! WICHTIG

- Ist die Blutung Folge eines Schädelbruchs (s. S. 67) und ist der Ausfluss wässrig: NOTARZT RUFEN.
- Ist ein ausgerissener Ohrring Ursache der Verletzung, muss die Wunde vielleicht genäht werden. KIND INS KRANKENHAUS FAHREN.

Blutungen aus dem Ohr

Helfen Sie dem Kind sich halb aufzusetzen. Der Kopf soll dabei zur verletzten Seite hin gebeugt werden, damit das Blut ablaufen kann. Legen Sie eine saugfähige Kompresse auf das Ohr und umwickeln Sie sie locker mit einem Verband. Tamponieren Sie das Ohr auf keinen Fall.

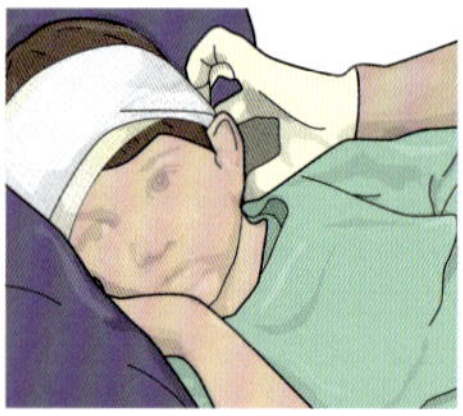

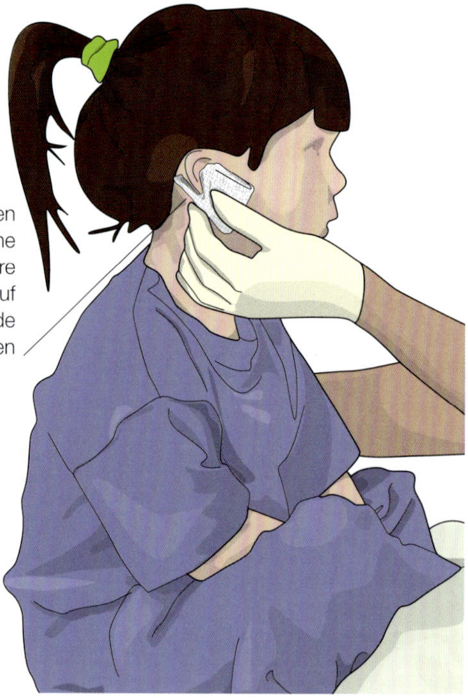

1 Drücken Sie die Wunde zehn Minuten lang vorsichtig mit einem Stück Gaze zusammen.

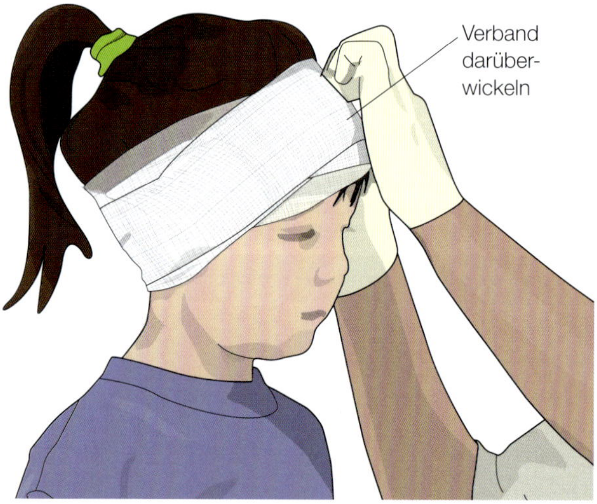

2 Bedecken Sie das Ohr mit einer sterilen Wundauflage und einem lockeren Verband.

ARZT ANRUFEN

siehe auch:

- Objekt im Ohr, *S. 83*
- Schädelbruch, *S .67*

Mundverletzungen

Derartige Wunden können die Folge sein, wenn ein Kind sich im Stürzen versehentlich selbst beißt oder wenn es einen Zahn verloren hat. Stellen Sie sicher, dass das Kind kein Blut einatmet, da dies zu Atemproblemen führen kann.

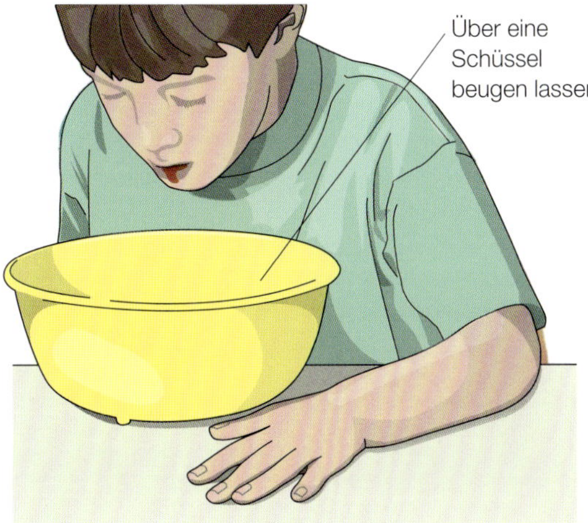

1 Das Kind soll sich hinsetzen und den Kopf über eine Schüssel beugen, in die das Blut ablaufen kann.

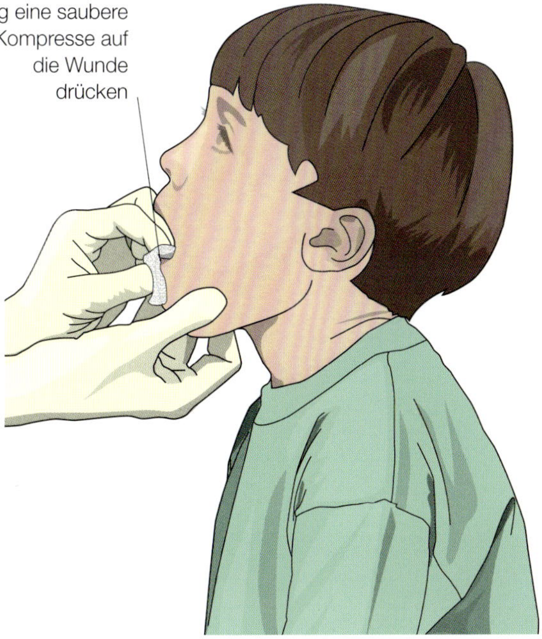

2 Pressen Sie die Wunde zehn Minuten lang mit einer sauberen Kompresse zwischen Daumen und Zeigefinger zusammen.

ARZT ANRUFEN

! WICHTIG

- Waschen Sie den Mund nicht aus, da dies die Blutgerinnung beeinträchtigen kann.
- Ein bleibender Zahn lässt sich wieder implantieren. Säubern Sie ihn nicht. Legen Sie den Zahn nach Möglichkeit in eine Zahnrettungsbox, andernfalls einfach in Milch. Kind zum Zahnarzt fahren.
- Milchzähne lassen sich nicht reimplantieren. Versuchen Sie dennoch, den Zahn zu finden, um sicherzustellen, dass er weder inhaliert noch verschluckt wurde. Lassen Sie den Kiefer vom Zahnarzt untersuchen.

Ausgeschlagener Zahn

Legen Sie eine Kompresse so auf den Zahnstumpf, dass das Kind daraufbeißen kann. Lassen Sie das Kind sich hinsetzen, den Kiefer mit der Hand stützen und fest auf die Kompresse beißen. Bei jüngeren Kindern müssen Sie die Kompresse festhalten.

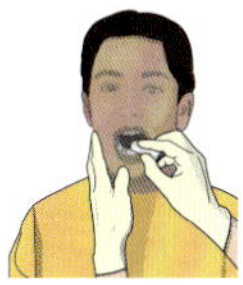

Amputierte Gliedmaße

Unabhängig davon, ob eine Gliedmaße ganz oder nur teilweise abgetrennt wurde, kann sie häufig wieder angenäht werden. Da Ihr Kind eine Narkose brauchen wird, geben Sie ihm nichts zu essen oder zu trinken – das würde die Operation verzögern.

! WICHTIG

- Verwenden Sie keine Abschnürbinde.
- Manchmal lässt sich der amputierte Körperteil mithilfe der Mikrochirurgie replantieren – je schneller Kind und Amputat im Krankenhaus eintreffen, desto besser.
- Waschen Sie das Amputat nie ab und bringen Sie es nicht in direkten Kontakt mit Eis.
- Bringen Sie keine Watte auf blutige Oberflächen.

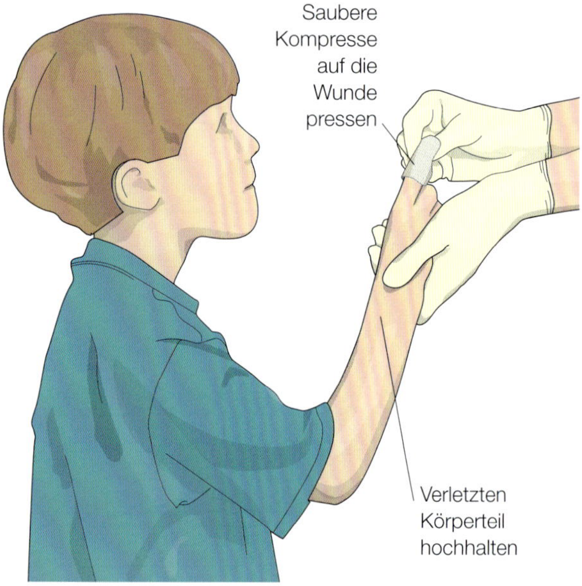

1 Halten Sie den Blutverlust in Grenzen, indem Sie fest mit einer sterilen Wundauflage oder einer sauberen Kompresse auf die Verletzung drücken. Halten Sie das verletzte Körperteil über Herzniveau.

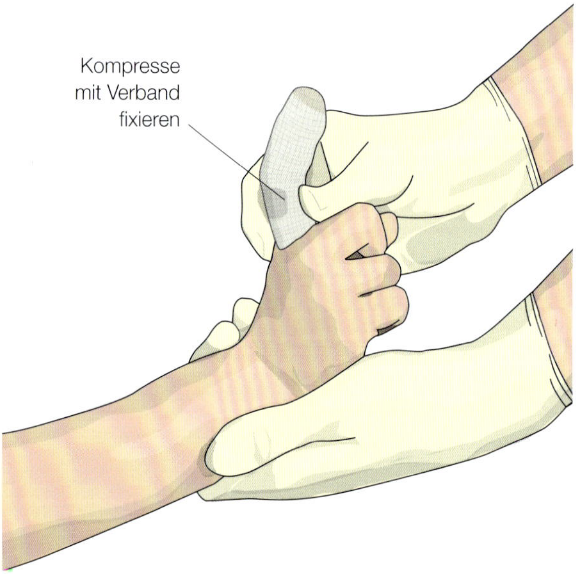

2 Fixieren Sie die Kompresse mit einem Tape- oder normalen Verband. Bei Verletzungen am Finger können Sie auch mit einer Fingermullbinde arbeiten.

NOTARZT RUFEN

3 Angeben, dass es sich um eine Amputation handelt. Sie müssen das Kind möglicherweise wegen Schock und Blutungen versorgen.

Aufbewahrung des Amputats

Wickeln Sie das Amputat in trockenes, steriles Verbandtuch ein – nicht säubern, nicht abwaschen. Packen Sie das Ganze in einen wasserdichten Plastikbeutel. Geben Sie diesen Plastikbeutel in einen zweiten größeren Plastikbeutel, der mit Wasser und Eiswürfeln aus dem Kühlschrank gefüllt ist. Kleben Sie einen Aufkleber mit dem Namen des Kindes und dem Zeitpunkt der Verletzung auf den Beutel und geben Sie ihn dem Notarzt mit.

siehe auch:

- Blutungen, *S. 44*
- Schock, *S. 30*

Innere Blutungen

Verdacht hierauf besteht, wenn Schocksymptome ohne sichtbaren Blutverlust auftreten. Nach einer schweren Verletzung können Blutungen aus verschiedenen Körperöffnungen auftreten. Merken Sie sich, wie die Blutungen aussehen, und nehmen Sie nach Möglichkeit eine Probe mit ins Krankenhaus.

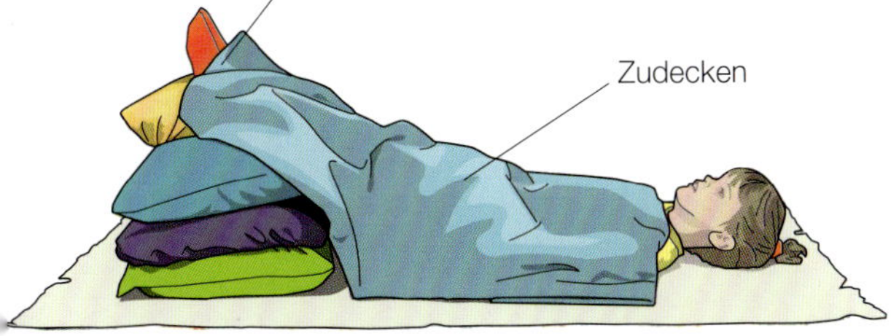

NOTARZT RUFEN

1 Legen Sie das Kind hin und lagern Sie seine Beine hoch.

2 Kontrollieren Sie die Vitalfunktionen.

! WICHTIG

Wenn das Kind bewusstlos ist, Atemwege frei machen und Atmung überprüfen. Wenn es atmet, in die stabile Seitenlage bringen; wenn nicht, Atemspende und Herzdruckmassage geben.

siehe auch:

- Schock, *S. 30*
- Das bewusstlose Baby, *S. 17–21*
- Das bewusstlose Kind, *S. 22–29*

Quetschverletzungen

Eine solche Verletzung kann schwerwiegend sein: Sie kann innere Blutungen, Knochenbrüche und offene Wunden verursachen.

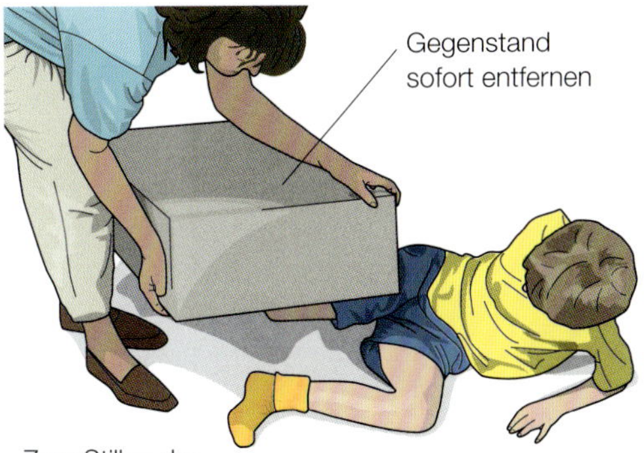

NOTARZT RUFEN

1 Entfernen Sie den schweren Gegenstand.

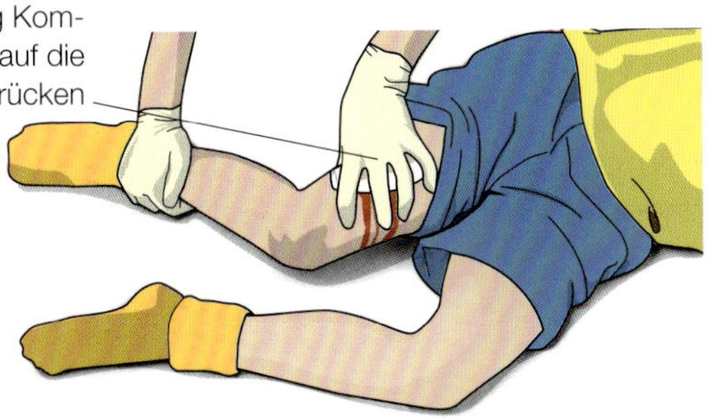

2 Kontrollieren Sie Blutungen, indem Sie eine saubere Kompresse auf die Wunde drücken.

! WICHTIG

- Wenn Ihr Kind länger als 15 Minuten eingeklemmt war, entfernen Sie den Gegenstand nicht, da dies einen Schock, weitere innere Blutungen oder akutes Nierenversagen verursachen könnte.
- Bei Verdacht auf Knochenbrüche stützen Sie die Verletzung mit Polstern ab. Bewegen Sie das Kind nicht, bis Hilfe eintrifft. Achten Sie auf Schocksymptome.

siehe auch:

- Blutungen, *S. 44*
- Schock, *S. 30*

WICHTIG

- Achten Sie auf Schocksymptome (s. S. 30).
- Verliert das Kind das Bewusstsein, kontrollieren Sie die Vitalfunktionen (s. Das bewusstlose Baby, S. 17; Das bewusstlose Kind, S. 22). Bereiten Sie sich auf die Wiederbelebung vor. Wenn das Kind atmet, legen Sie es auf der verletzten Seite in die stabile Seitenlage (s. S. 28–29).

Brustkorbverletzungen

Eine Brustkorbverletzung kann schwere innere Schäden verursachen. Die Lunge ist besonders empfindlich und Atemprobleme, Schock und Lungenkollaps können Folge einer solchen Verletzung sein. Es ist wichtig, die Wunde luftdicht zu verschließen, um ein Eindringen von Luft in den Brustkorb zu verhindern.

1 Bedecken Sie die Wunde mit einer trockenen, sauberen Kompresse und bringen Sie das Kind in halb aufrechte Position. Stützen Sie es entsprechend ab.

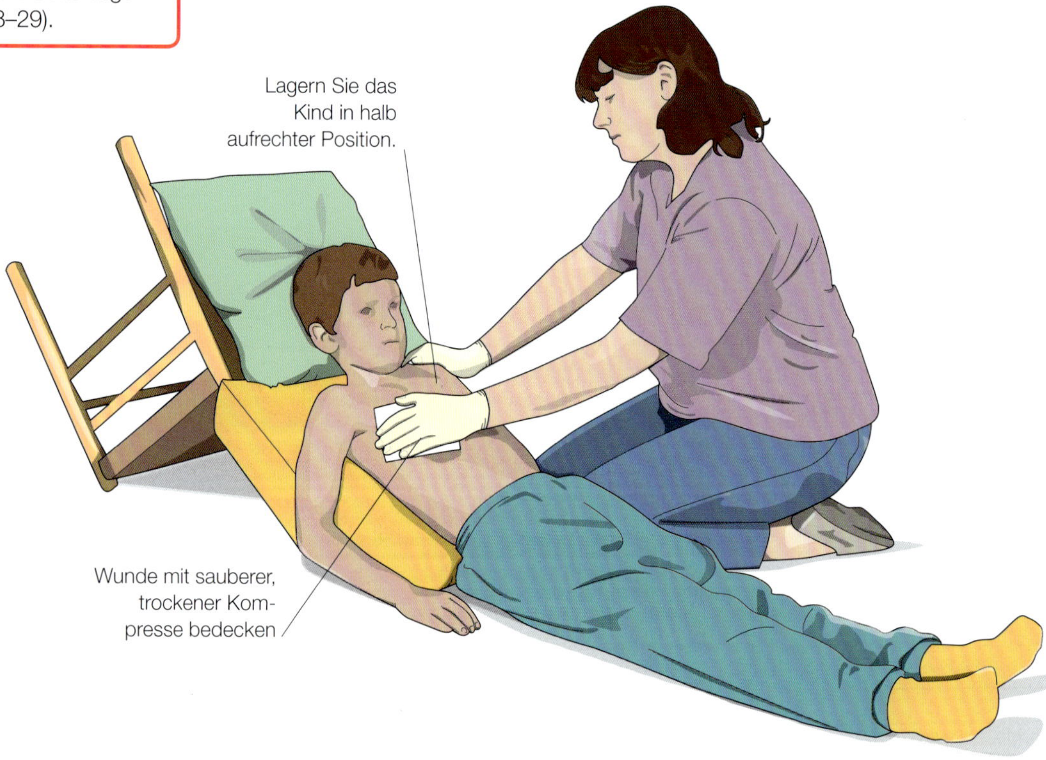

siehe auch:

- Blutungen, *S. 44*
- Schock, *S. 30*
- Das bewusstlose Kind, *S. 22–29*

2 Wenn das Kind unter Atemnot leidet, liegt möglicherweise ein sogenannter Pneumothorax vor. Bedecken Sie die Wunde mit einer sterilen Wundauflage oder einer sauberen Kompresse, fixieren Sie diese mit Heftpflastern und versiegeln Sie alles luftdicht mit Klarsichtfolie, die Sie mit Pflasterstreifen festkleben.

3 Lagern Sie das Kind dann, durch Kissen abgestützt, zur verletzten Seite hin.

NOTARZT RUFEN

Bauchverletzungen

Bei Kindern mit Bauchverletzungen ist die Gefahr einer Schockreaktion groß. Es kann zu inneren und äußeren Blutungen kommen.

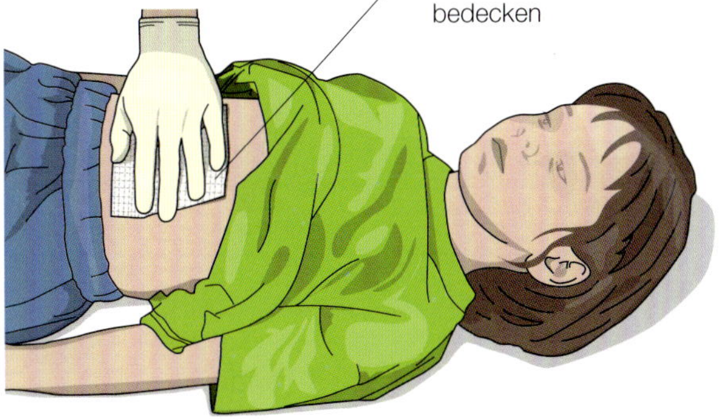

1 Legen Sie das Kind flach auf den Boden und eine Decke oder ein Kissen unter seine Knie, um den Bauch zu entlasten. Lockern Sie eng anliegende Kleidung.

2 Reden Sie beruhigend auf das Kind ein, während Sie eine große sterile Wundauflage auflegen. Pressen Sie auf die Wunde, wenn das Kind zu husten oder zu erbrechen beginnt.

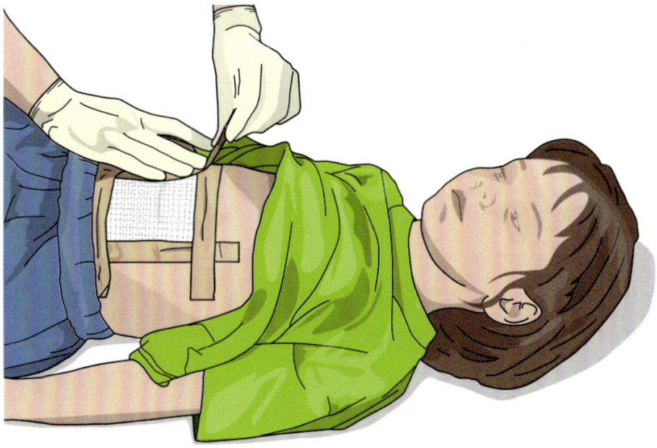

3 Befestigen Sie die Wundauflage locker mit Klebestreifen.

NOTARZT RUFEN

4 Beruhigen Sie das Kind weiter und achten Sie auf Veränderungen seines Zustands.

! WICHTIG

- Wenn ein Teil des Darms zu sehen ist, bedecken Sie ihn keimfrei mit einem Verbandtuch.
- Achten Sie darauf, ob Ihr Kind Schocksymptome zeigt.
- Verliert das Kind das Bewusstsein, kontrollieren Sie die Vitalfunktionen (s. Das bewusstlose Baby, S. 17; Das bewusstlose Kind, S. 22). Bereiten Sie sich auf die Wiederbelebung vor.

siehe auch:

- Blutungen, *S. 44*
- Schock, *S. 30*
- Das bewusstlose Kind, *S. 22–29*

WICHTIG

- Am Körper anhaftende oder eingebrannte Kleidungsstücke oder sonstige Materialien niemals entfernen, da dies die Haut noch stärker schädigen kann.
- Achten Sie darauf, dass das Kind nicht auskühlt.
- Brandwunden nicht berühren, Brandblasen nicht öffnen.

Verbrennungen und Verbrühungen

Bei Verbrennungen bei Kindern müssen Sie immer ärztlichen Rat einholen. Eine großflächige Verbrennung muss im Krankenhaus behandelt werden.

1 Kühlen Sie kleinflächige verbrannte Körperstellen, die nicht größer als eine Handfläche sind, bis zur Schmerzfreiheit mit (Leitungs-)Wasser. Dabei soll die Kühlung auf die verbrannte Körperstelle begrenzt werden. Verbrennungen am Körperstamm werden nicht gekühlt. Im Gesicht kann mit feuchten Tüchern gekühlt werden, wobei die Atemwege frei bleiben müssen.

Verbrennungen im Mund- und Rachenraum

Verbrennungen in dieser Region sind besonders gefährlich, weil die durch sie verursachte Schwellung und Entzündung der Atemwege eine ernsthafte Erstickungsgefahr darstellen. Reagieren Sie sofort. Lockern Sie gegebenenfalls Kleidungsstücke um den Hals herum. Geben Sie dem Kind kaltes Wasser zum Nippen. NOTARZT RUFEN.

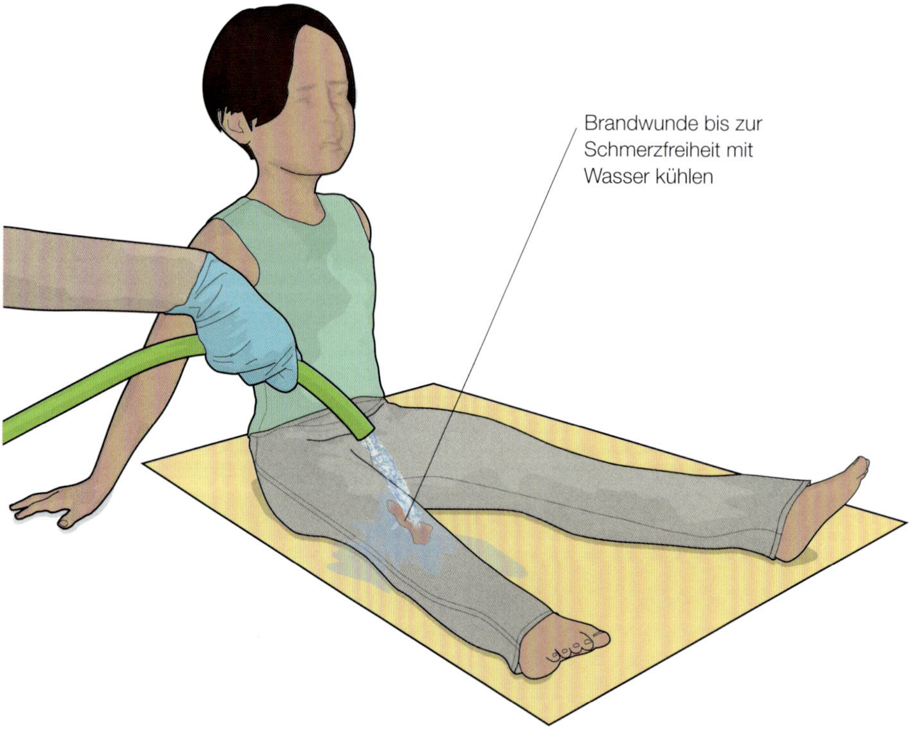

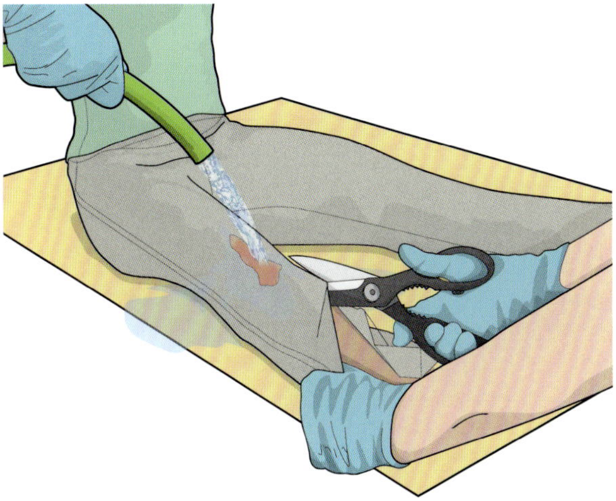

2 Entfernen Sie vorsichtig die Bekleidung im Bereich der Verletzung.

3 Bedecken Sie die Brandwunde mit sauberem, möglichst sterilem Verbandmaterial, um sie vor Infektionen zu schützen. Notfalls verwenden Sie ein sauberes Laken oder einen Kissenbezug.

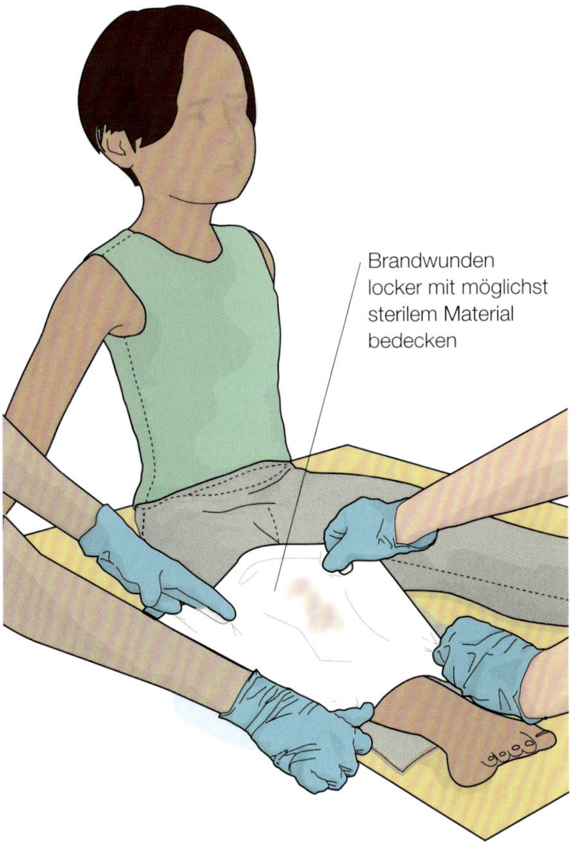

4 Schützen Sie das Kind vor Wärmeverlust mit einer Decke.

5 Wenn Schockgefahr besteht, bringen Sie das Kind in die Schocklage. Legen Sie das Kind auf den Rücken. Heben Sie seine Beine vorsichtig und legen Sie sie auf einen Stuhl oder auf einen Stapel von Kissen.

KIND INS KRANKENHAUS FAHREN

! WICHTIG

- Tragen Sie keine Lotionen, kein Fett und keine Salben auf.
- Ist die Brandwunde großflächig: NOTARZT RUFEN.
- Geben Sie dem Kind weder zu essen noch zu trinken und achten Sie auf Schocksymptome.
- Wird das Kind bewusstlos, Atemwege frei machen und Atmung überprüfen. Wenn es atmet, in die stabile Seitenlage bringen; wenn es nicht atmet, Atemspende und Herzdruckmassage geben. NOTARZT RUFEN.

siehe auch:

- Feuer, *S. 11*
- Schock, *S. 30*
- Das bewusstlose Baby, *S. 17–21*
- Das bewusstlose Kind, *S. 22–29*

WICHTIG

- Nähern Sie sich dem Kind erst, wenn Sie sicher sind, dass der Stromkreis unterbrochen ist.
- Bei Verbrennungen bei Kindern ist ärztlicher Rat einzuholen.
- Wenn das Kind bewusstlos wird, Atemwege frei machen und Atmung überprüfen. Wenn es atmet, in die stabile Seitenlage bringen; wenn es nicht atmet, Atemspende und Herzdruckmassage geben. NOTARZT RUFEN.

Verbrennungen durch Strom

Elektrischer Strom kann Verbrennungen verursachen. Diese können sowohl an der Eintritts- wie auch an der Austrittsstelle auftreten.

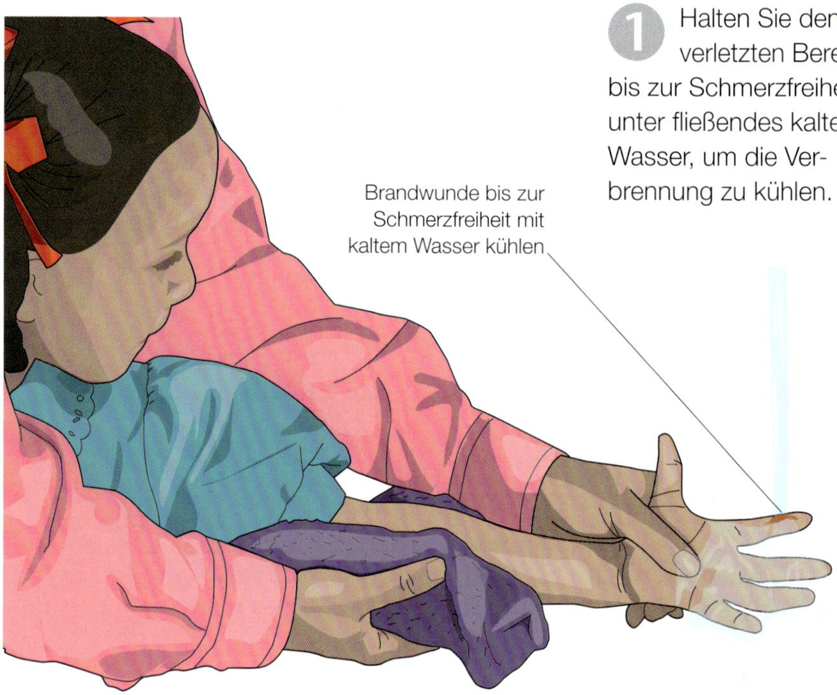

1 Halten Sie den verletzten Bereich bis zur Schmerzfreiheit unter fließendes kaltes Wasser, um die Verbrennung zu kühlen.

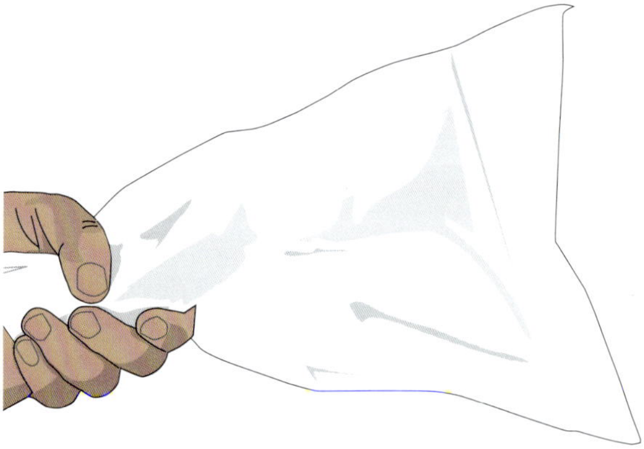

2 Schützen Sie dann die Brandwunde mit möglichst sterilem, sauberem, fusselfreiem Material; halten Sie den Verband fest oder befestigen Sie ihn mit Heftpflastern.

KIND INS KRANKENHAUS FAHREN

siehe auch:

- Stromverletzungen, *S. 12*
- Das bewusstlose Baby, *S. 17–21*
- Das bewusstlose Kind, *S. 22–29*

Verätzungen der Haut

Verätzungen können durch Haushaltsreiniger wie Toiletten- und Spülmaschinenreiniger verursacht werden. Symptome sind: heftiger, brennender Schmerz, Rötung oder Verfärbung der Haut, gefolgt von Blasenbildung und Abschälen der Haut.

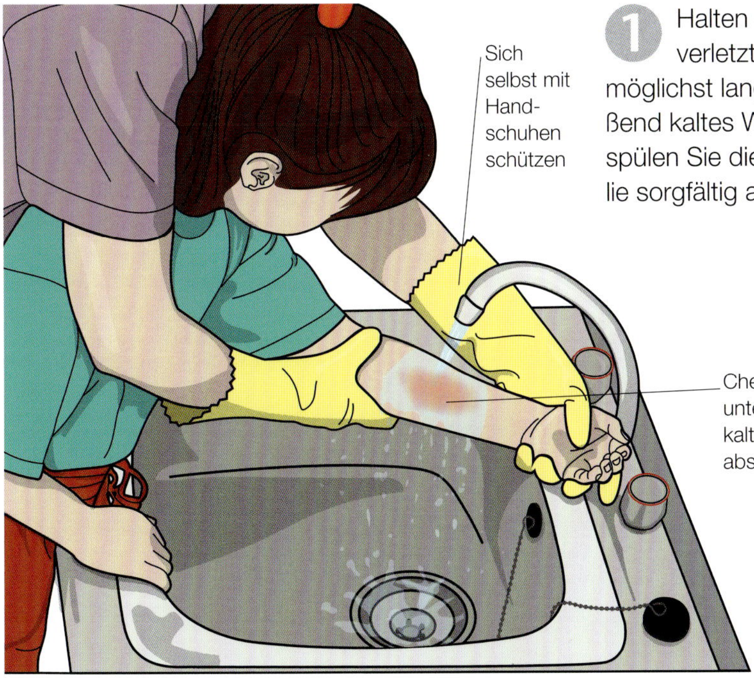

1 Halten Sie den verletzten Bereich möglichst lang unter fließend kaltes Wasser und spülen Sie die Chemikalie sorgfältig ab.

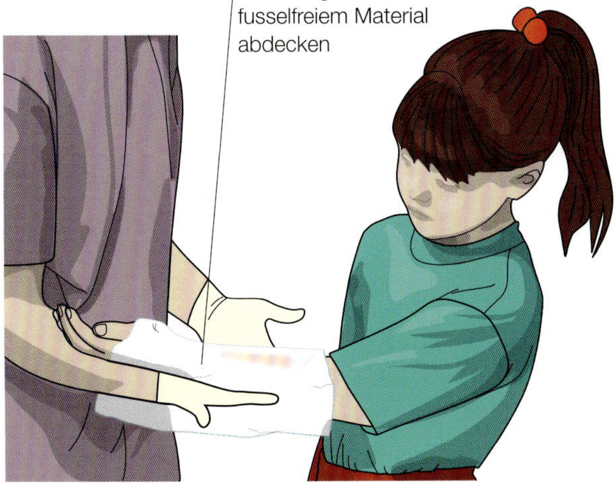

2 Legen Sie ein sauberes, fusselfreies Material, z. B. einen Kissenbezug, locker über die Verätzung. Sie können den Bezug auch anfeuchten, um die Wunde zu kühlen und die Haut zu beruhigen.

KIND INS KRANKENHAUS FAHREN

WICHTIG

- Merken Sie sich den Namen der fraglichen Substanz.
- Tragen Sie Gummihandschuhe und nehmen Sie sich vor Dämpfen in Acht.

Kleidungsstücke entfernen

Achten Sie darauf, dass beim Ausziehen die möglicherweise verschmutzte Kleidung nicht mit anderen Körperbereichen in Kontakt kommt. Schneiden Sie im Notfall lieber die Kleidung großzügig um den verletzten Bereich herum weg.

siehe auch:

- Verätzungen des Auges, *S. 62*
- Rauchvergiftung, *S. 41*
- Vergiftungen durch Chemikalien, *S. 63*

! WICHTIG

Das Kind soll das Auge selbst nicht berühren. Ziehen Sie die Augenlider ganz vorsichtig auseinander.

Ein Kännchen Wasser benutzen

Alternativ können Sie auch Wasser aus einem Kännchen über das verletzte Auge laufen lassen. Halten Sie den Kopf des Kindes so, dass keine Spritzer des verunreinigten Wassers in das gesunde Auge gelangen.

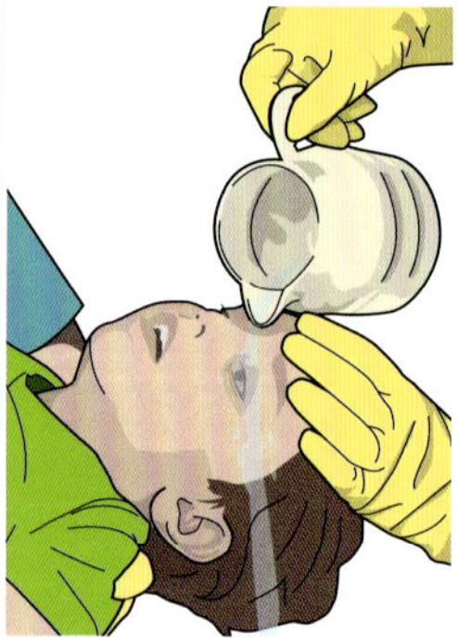

Verätzungen des Auges

Wenn Spritzer von Chemikalien ins Auge gelangen, kann es zur Vernarbung der Hornhaut oder sogar zur Erblindung kommen. Symptome sind heftige Augenschmerzen, Probleme, das Auge zu öffnen, Rötung und Schwellung in und um das Auge herum sowie starker Tränenfluss.

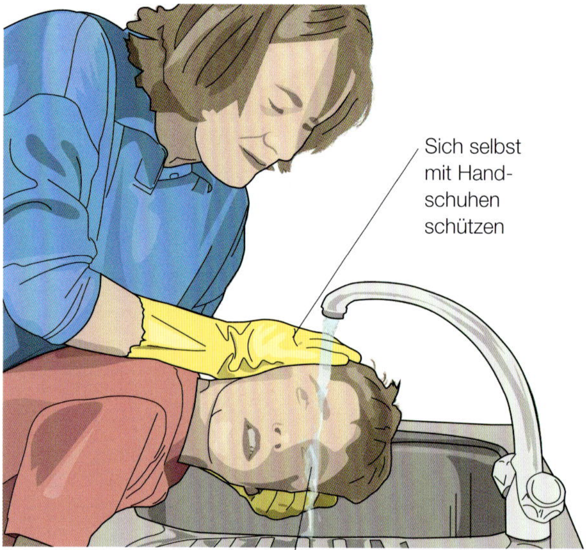

1 Halten Sie das Kind mit dem gesunden Auge nach oben über ein Waschbecken und lassen Sie ungefähr zehn Minuten lang langsam kaltes Wasser über das verletzte Auge laufen. Tragen Sie dabei Gummihandschuhe. Achten Sie darauf, dass das Augenlid von innen wie von außen gut gespült wird und dass das Wasser vom Gesicht abläuft.

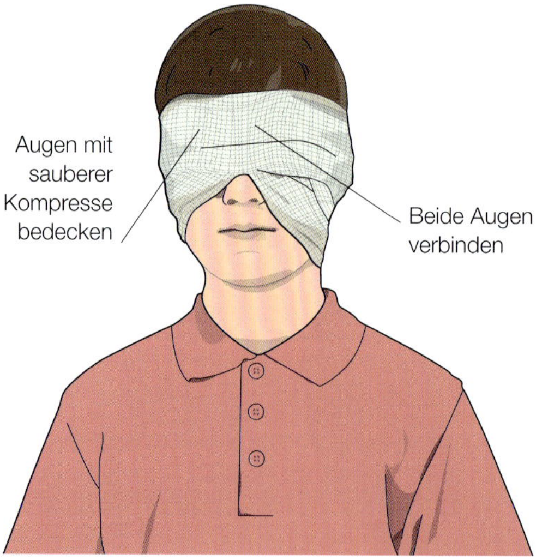

2 Ist das verletzte Auge gründlich ausgespült, bedecken Sie es mit einer sterilen Augenkompresse oder einer Wundauflage. Wickeln Sie einen Verband um beide Augen und befestigen Sie ihn mit einem Heftpflaster.

NOTARZT RUFEN

ODER

KIND INS KRANKENHAUS FAHREN

Vergiftungen durch Chemikalien

Wenn Sie vermuten, dass Ihr Kind etwas Giftiges geschluckt hat, rufen Sie den Arzt oder eine Giftnotrufzentrale (s. S. 107) an.

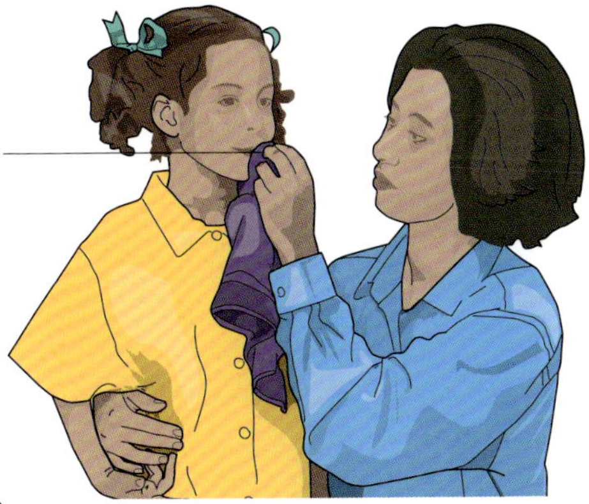

1 Wischen Sie etwaige Rückstände der Substanz vom Mund.

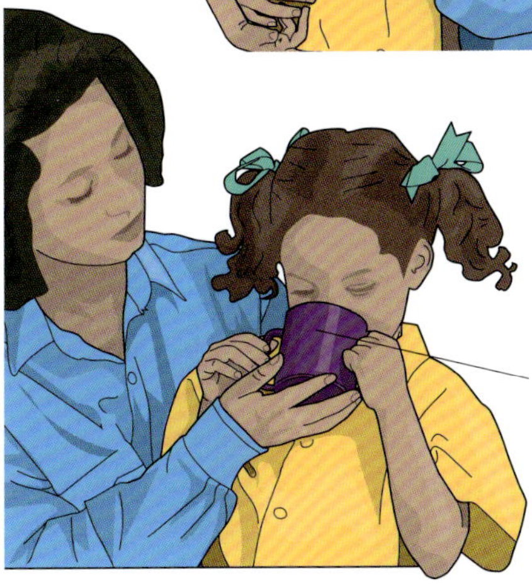

2 Die Lippen des Kindes können brennen oder bleich sein – geben Sie ihm zum Kühlen kontinuierlich kleine Schlückchen kaltes Wasser zu trinken.

NOTARZT RUFEN

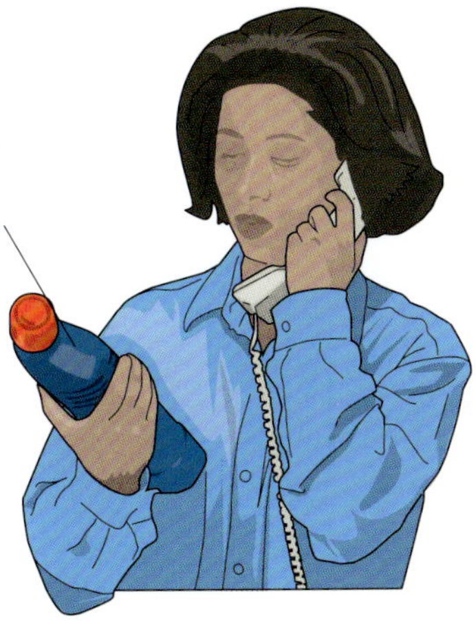

3 Stellen Sie fest, wann, wie viel und welche Substanz das Kind geschluckt hat, und geben Sie diese Information telefonisch an den Arzt weiter – das erleichtert die richtige Behandlung.

WICHTIG

- Bringen Sie das Kind nicht zum Erbrechen, da dies nur noch mehr Schaden anrichten kann.
- Wenn das Kind bewusstlos ist, Atemwege frei machen und Atmung überprüfen. Wenn es atmet, in stabile Seitenlage bringen; wenn es nicht atmet, Atemspende und Herzdruckmassage geben.

siehe auch:

- Verätzungen des Auges, *S. 62*
- Rauchvergiftung, *S. 41*
- Das bewusstlose Baby, *S. 17–21*
- Das bewusstlose Kind, *S. 22–29*

WICHTIG

- Bringen Sie Ihr Kind nicht zum Erbrechen. Wenn es sich übergeben hat: Notarzt eine Probe mitgeben.
- Alkohol kann bereits in nur geringen Mengen einem kleinen Kind Schaden zufügen.
- Wenn das Kind bewusstlos ist, Atemwege frei machen und Atmung überprüfen. Wenn es atmet, in stabile Seitenlage bringen; wenn es nicht atmet, Atemspende und Herzdruckmassage geben.

siehe auch:

- Das bewusstlose Baby, *S. 17–21*
- Das bewusstlose Kind, *S. 22–29*

Arzneimittel- oder Alkoholvergiftung

Wenn Ihr Kind Medikamente geschluckt hat, befindet sich die Verpackung eventuell noch ganz in der Nähe. Wenn es Alkohol getrunken hat, hat es vielleicht eine Fahne. Weitere Symptome sind ein fleckiges Gesicht, verschwommene Sprache, schwere Atmung sowie ein schneller Puls.

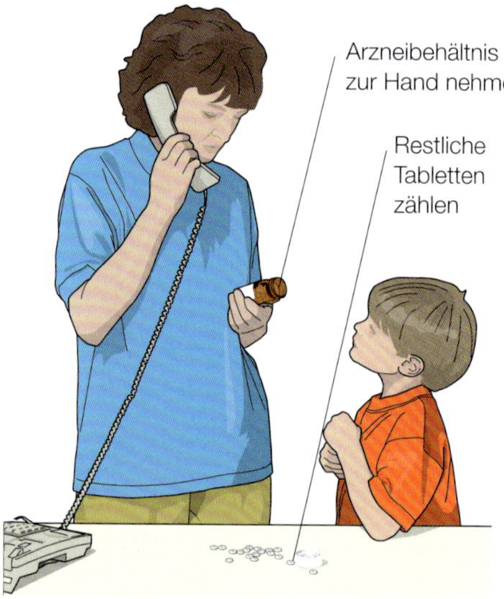

1. Finden Sie heraus, was und wie viel das Kind zu sich genommen hat. Überprüfen Sie das Etikett und geben Sie alles an die Leitstelle weiter.

NOTARZT RUFEN

2. Wenn es Alkohol getrunken hat, soll das Kind sich ausruhen. Geben Sie ihm einen Eimer, für den Fall, dass es sich übergeben muss. Lassen Sie nicht zu, dass das Kind einschläft.

WICHTIG

Bringen Sie Ihr Kind nicht zum Erbrechen. Wenn es sich übergeben hat: Notarzt eine Probe mitgeben.

Vergiftung durch Pflanzen

Viele Pflanzen sind in größeren Mengen giftig. Kleinere Mengen sind meist ungefährlich, können aber Magenverstimmungen verursachen.

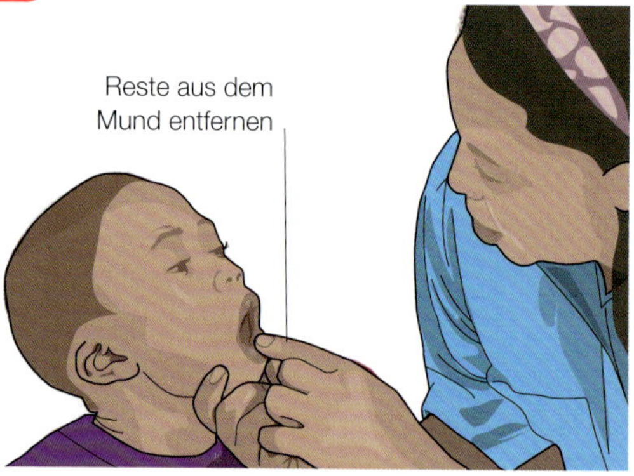

1. Versuchen Sie festzustellen, was das Kind gegessen hat, und zeigen Sie dem Arzt ein Probe davon.

ARZT ANRUFEN

2. Kontrollieren Sie den Mundraum des Kindes. Entfernen Sie mit gekrümmtem Finger etwaige Pflanzenreste.

Kopfplatzwunden

Derartige Wunden können stark bluten. Wenn die Wunde von einem Schlag auf den Kopf herrührt, achten Sie auf Veränderungen im Befinden des Kindes, vor allem auf seinen Bewusstseinszustand, während Sie auf den Notarzt warten.

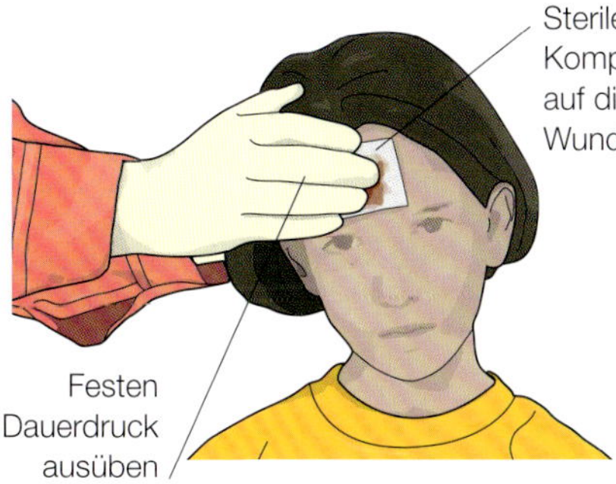

1 Bedecken Sie die Wunde mit einer sterilen Kompresse oder einer sterilen Wundauflage, die größer als die Wunde ist. Da Kopfhautverletzungen stark bluten können, müssen Sie, um die Blutung zu stillen, fest auf die Kompresse drücken. Legen Sie gegebenenfalls eine weitere Kompresse auf und üben Sie weiter Druck aus.

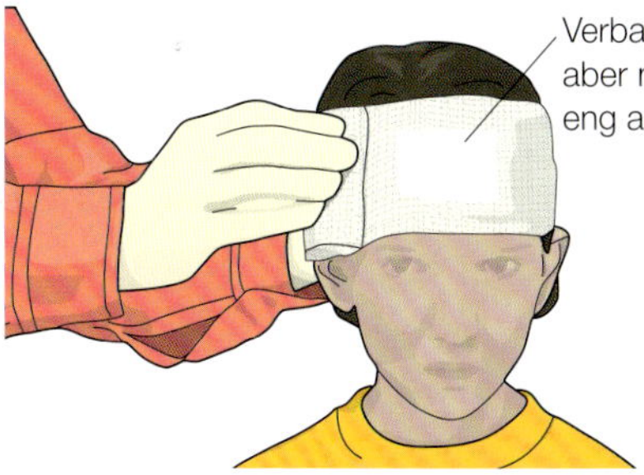

2 Fixieren Sie die Kompresse fest mit einem Verband. Blutet die Wunde weiter, drücken Sie mit Ihrer Hand auf den Verband.

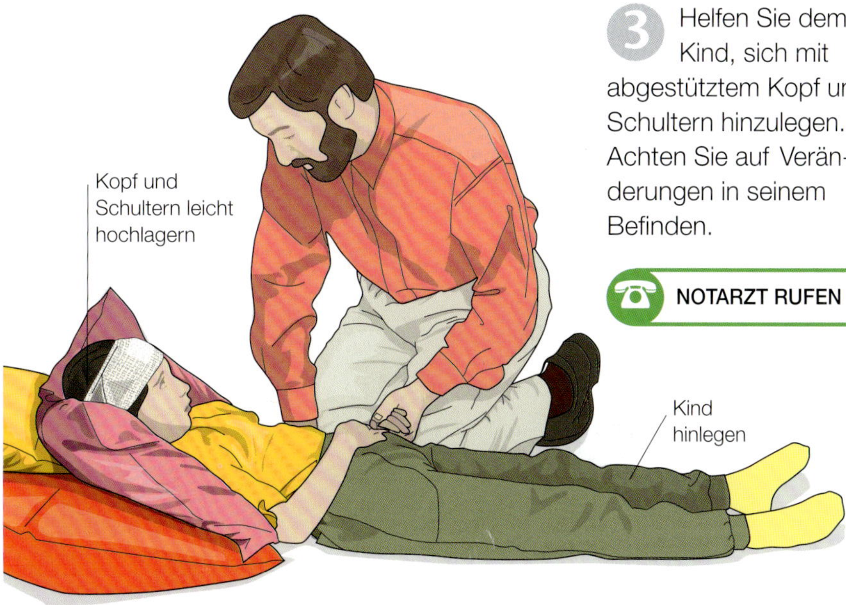

3 Helfen Sie dem Kind, sich mit abgestütztem Kopf und Schultern hinzulegen. Achten Sie auf Veränderungen in seinem Befinden.

NOTARZT RUFEN

! WICHTIG

- Wenn weiter Blut durch den Verband austritt, beide Kompressen ersetzen und neuen Verband anlegen.
- Wenn das Kind bewusstlos ist, Atemwege frei machen und Atmung überprüfen. Wenn es atmet, in stabile Seitenlage bringen; wenn es nicht atmet, Atemspende und Herzdruckmassage geben.

siehe auch:

- Blutungen, *S. 44*
- Kopfverletzungen, *S. 66–67*
- Das bewusstlose Baby, *S. 17–21*
- Das bewusstlose Kind, *S. 22–29*

WICHTIG
Achten Sie auf Verhaltensauffälligkeiten. Bei Erbrechen, Verhaltensänderungen, zunehmender Müdigkeit, anhaltenden Kopfschmerzen, größerer Schwellung oder Schwindelgefühlen: NOTARZT RUFEN.

Gehirnerschütterung

Eine Gehirnerschütterung entsteht durch Einwirkung von Gewalt auf den Kopf, z. B. durch einen Schlag oder Sturz. Das Opfer kommt nach kurzer Bewusstlosigkeit wieder völlig zu sich. Zu unterscheiden ist zwischen einem Stoß gegen den Kopf ohne Gehirnerschütterung, mit einer kurzen Phase der Bewusstlosigkeit (weniger als 20 Sekunden) und einer lang andauernden Bewusstlosigkeit. Symptome sind kurze Bewusstlosigkeit (nicht immer), Schwindel und Übelkeit, keine Erinnerung an unmittelbar Zurückliegendes sowie leichte Kopfschmerzen.

Kind bei Bewusstsein

Hat sich das Kind den Kopf gestoßen, lassen Sie es sich hinsetzen und behandeln Sie kleinere Prellungen oder Wunden mit einer kalten Kompresse.

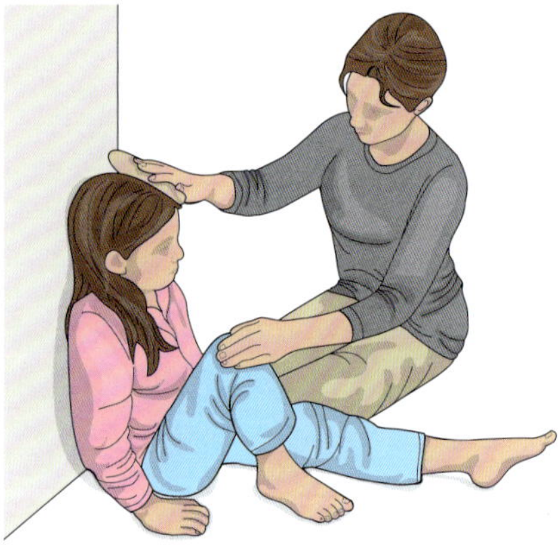

Bei einem Kind, das schnell wieder zu sich kommt

1. Das Kind hat, wenn auch nur kurz, das Bewusstsein verloren.

ARZT ANRUFEN

2. Lassen Sie das Kind ruhen und beobachten Sie es. Wenn es nicht wieder zu sich kommt oder sich anschließend auffällig benimmt:

NOTARZT RUFEN

Das bewusstlose Kind

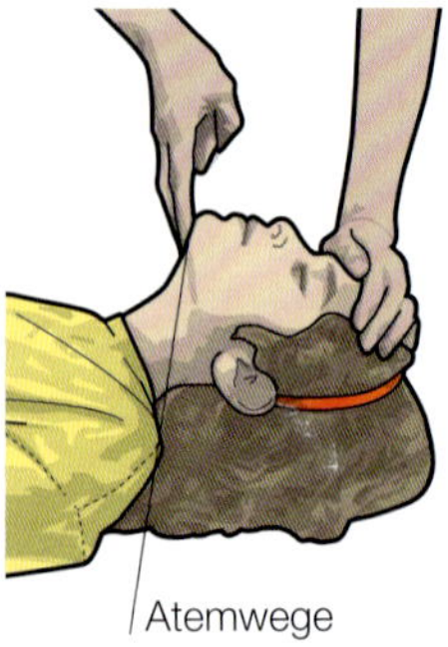

Atemwege frei machen

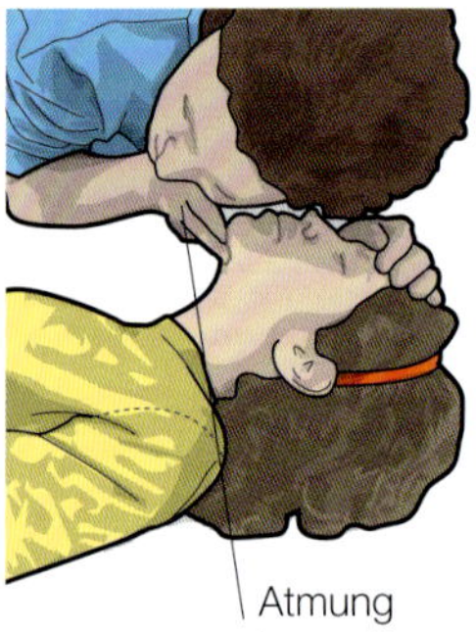

Atmung kontrollieren

NOTARZT RUFEN

Machen Sie die Atemwege des Kindes frei. Kontrollieren Sie die Vitalfunktionen (s. Das bewusstlose Baby, S. 17; Das bewusstlose Kind, S. 22). Atmet das Kind, bringen Sie es in die stabile Seitenlage (s. S. 28–29). Bleiben Sie bei ihm, bis der Notarzt eintrifft.

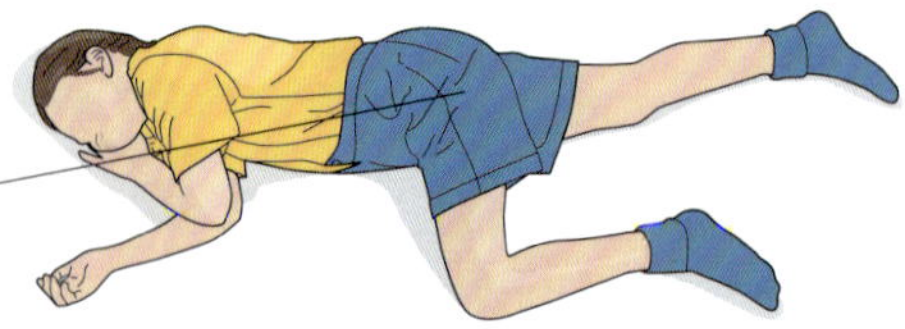

Stabile Seitenlage, wenn das Kind atmet

Schädelbruch

Schädelfrakturen sind potenziell äußerst gefährliche Verletzungen und verlangen ein sofortiges ärztliches Eingreifen, um die Gefahr einer Gehirnschädigung und Infektion möglichst gering zu halten. Symptome sind eine Wunde oder Prellung am Kopf, ein weicher Bereich auf der Kopfhaut (oft allerdings auch nur Schwellung und keine äußere Wunde), Bewusstseinsstörungen, das Kind gibt keine klaren Antworten, Austritt klarer Flüssigkeit aus Nase oder Ohr (nicht sehr häufig), blutunterlaufenes Auge sowie Verformungen im Gesicht oder am Kopf.

Das bewusstlose Kind

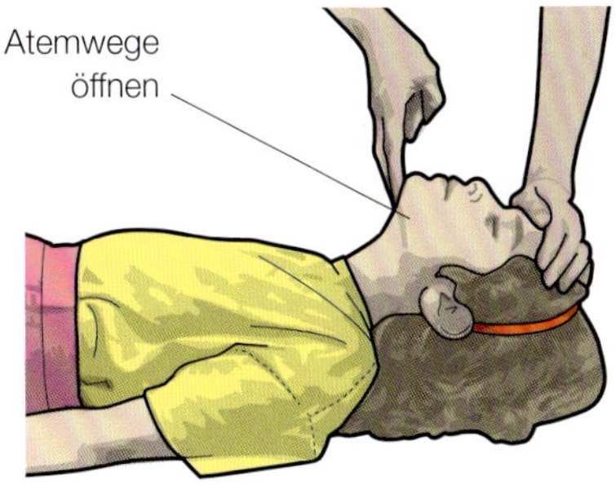

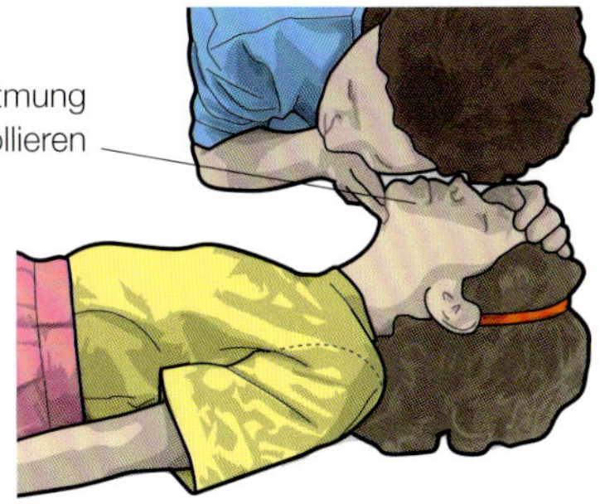

NOTARZT RUFEN

1 Öffnen Sie die Atemwege des Kindes. Kontrollieren Sie die Vitalfunktionen (s. Das bewusstlose Baby, S. 17; Das bewusstlose Kind, S. 22).

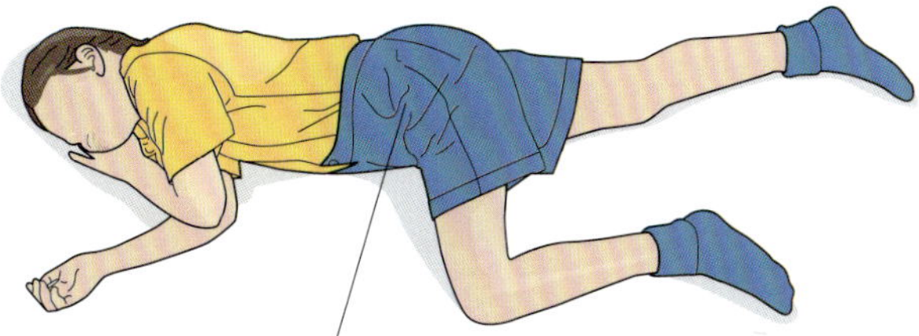

2 Atmet das Kind, bringen Sie es in die stabile Seitenlage (s. S. 28–29). Bleiben Sie bei ihm und achten Sie auf Veränderungen in seinem Befinden, bis der Notarzt eintrifft.

Spätreaktionen

Kopfverletzungen können noch Stunden oder Tage später starke Reaktionen hervorrufen. Die Blutansammlung im Schädel kann eine Gehirnkompression verursachen, bei der starker Druck auf das Gehirn ausgeübt wird.

Symptome sind Desorientiertheit und Verwirrung, Kopfschmerzen, gespannte Fontanellen, Bewusstseinstrübung, geräuschvolle Atmung, ein langsamer, starker Puls, unterschiedlich große Pupillen, Schwäche oder Lähmung, erhöhte Temperatur sowie erhöhte Temperatur einzelner Gliedmaßen.

Bereiten Sie sich auf die Wiederbelebung vor.
NOTARZT RUFEN.

siehe auch:

- Rücken- und Nackenverletzungen, *S. 69–71*
- Kopfhautverletzung, *S. 65*
- Das bewusstlose Baby, *S. 17–21*
- Das bewusstlose Kind, *S. 22–29*

WICHTIG

Schmerzt es zu sehr, die Nase zusammenzudrücken, lassen Sie das Kind einfach vornübergebeugt sitzen und das Blut mit einer weichen Kompresse oder einem Handtuch aufsaugen.

siehe auch:

- Nasenbluten, *S. 51*
- Das bewusstlose Baby, *S. 17–21*
- Das bewusstlose Kind, *S. 22–29*

Gebrochene Nase/Jochbein

Die aus dem Bruch resultierenden Schwellungen können das Atmen erschweren. Eventuell tritt Blut aus Mund oder Nase aus.

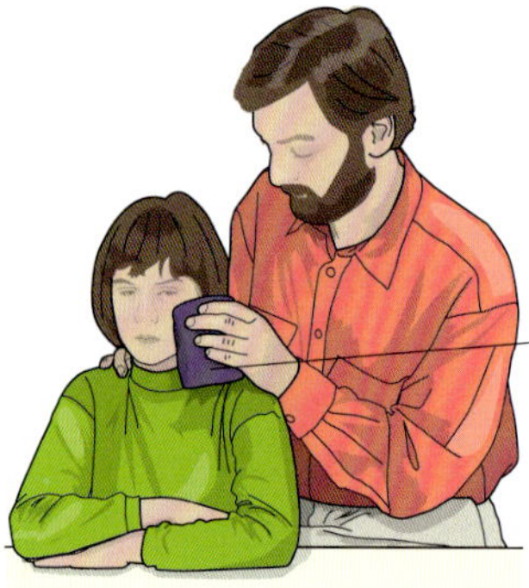

Kalte Kompresse auf die Verletzung legen

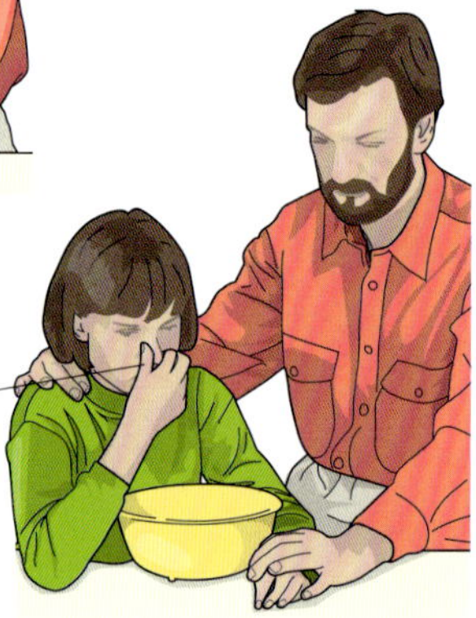

Nasenflügel zum Stillen der Blutung zusammendrücken

1 Das Kind soll sich hinsetzen. Legen Sie eine kalte Kompresse auf die Verletzung – das trägt zum Abschwellen bei. Legen Sie die Kompresse etwa 30 Minuten lang auf.

2 Blutet die Nase des Kindes stark, soll es sich über eine Schüssel beugen und die Nasenflügel zusammendrücken.

KIND INS KRANKENHAUS FAHREN

WICHTIG

Wenn Ihr Kind das Bewusstsein verliert, Atemwege frei machen und Atmung überprüfen. Wenn es nicht atmet, Atemspende und Herzdruckmassage geben. NOTARZT RUFEN.

siehe auch:

- Das bewusstlose Baby, *S. 17–21*
- Das bewusstlose Kind, *S. 22–29*

Gebrochener Kiefer

Ein gebrochener Kiefer ist empfindlich, geschwollen und blau. Eventuell stehen die Zähne schief.

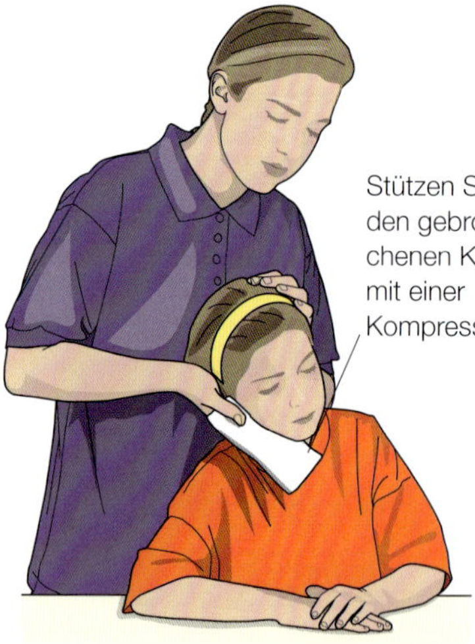

Stützen Sie den gebrochenen Kiefer mit einer Kompresse.

1 Das Kind soll sich mit vornübergebeugtem Kopf hinsetzen. Es soll nicht schlucken, sondern Blut bzw. Speichel in eine Schüssel ablaufen lassen.

2 Drücken Sie eine weiche Kompresse fest unter den verletzten Kiefer (binden Sie sie nicht fest, für den Fall, dass das Kind sich übergeben muss). Stützen Sie den Kiefer während der Fahrt ins Krankenhaus weiter ab.

KIND INS KRANKENHAUS FAHREN

Rücken- und Nackenverletzungen

Wenn ein Kind auf den Nacken oder Rücken fällt und über Rückenschmerzen oder ein Stechen in irgendeinem Körperteil klagt, stabilisieren Sie es in der Position, in der Sie es vorgefunden haben.

WICHTIG

- Bewegen Sie das verletzte Kind nur dann, wenn sein Leben in Gefahr ist.
- Müssen Sie es bewegen, dann möglichst ohne Nacken oder Wirbelsäule zu verdrehen oder zu beugen.

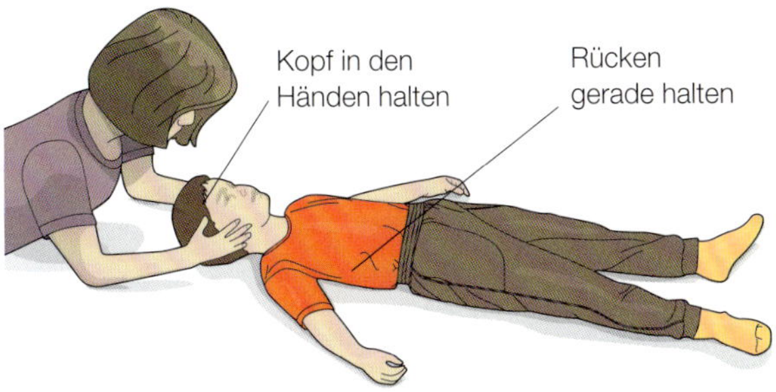

1 Beruhigen Sie das Kind und sagen Sie ihm, dass es sich nicht bewegen soll. Sprechen Sie ständig mit ihm. Stützen Sie seinen Kopf und halten Sie ihn in einer Linie mit der Wirbelsäule, indem Sie Ihre Hände über seine Ohren legen. Ziehen Sie nicht am Nacken.

NOTARZT RUFEN

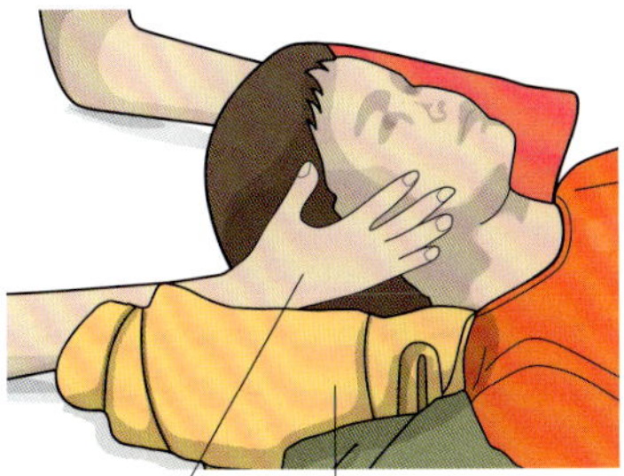

2 Stützen Sie den Kopf in dieser Position ab, bis Hilfe eintrifft. Bitten Sie einen Dritten, Nacken und Schultern zusätzlich mit zusammengerollten Decken oder Handtüchern abzustützen.

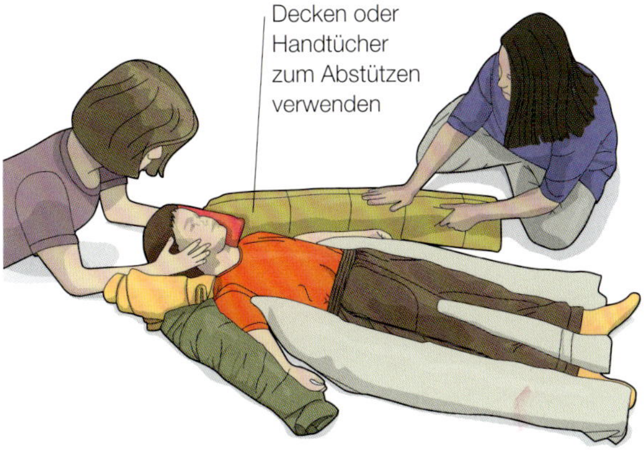

3 Lassen Sie den Helfer auch die Körperseiten des Kindes mit zusammengerollten Decken oder Handtüchern abstützen, während Sie den Kopf des Kindes weiter ruhigstellen.

siehe auch:

- Rücken- und Nackenverletzungen, *S. 70–71*
- Das bewusstlose Baby, *S. 17–21*
- Das bewusstlose Kind, *S. 22–29*

Rücken- und Nackenverletzungen mit Bewusstlosigkeit

Wenn Ihr Kind nach einem Sturz auf den Rücken bewusstlos ist, folgen Sie den Maßnahmen bei Bewusstlosigkeit. Die Atemwege werden anders geöffnet, um eine Bewegung von Rücken oder Nacken zu verhindern.

WICHTIG

- Bewegen Sie das Kind nur dann, wenn sein Leben in unmittelbarer Gefahr ist.
- Wenn Sie allein sind, den Notarzt rufen möchten und Ihr Kind ohne Bewusstsein ist, bringen Sie es in die stabile Seitenlage, ehe Sie es verlassen.

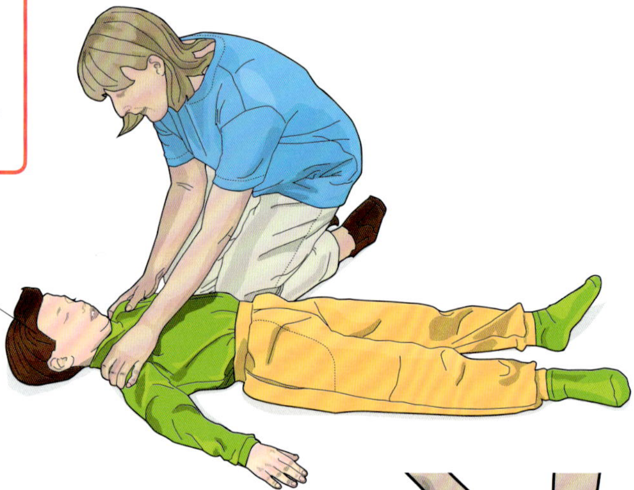

NOTARZT RUFEN

1 Richten Sie das Kind so aus, dass Kopf, Rumpf und Zehen eine Linie bilden.

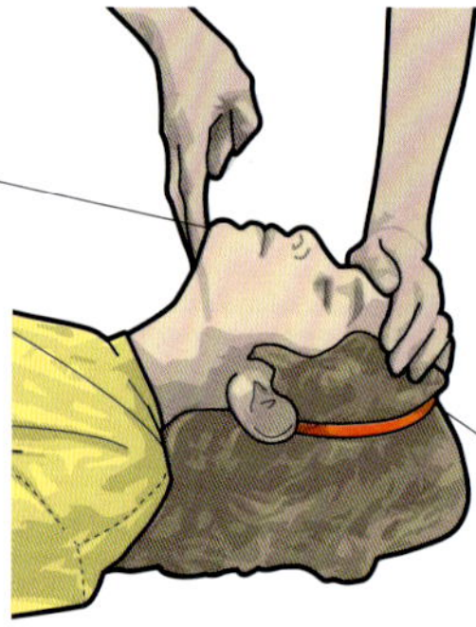

2 Kontrollieren Sie die Atmung.

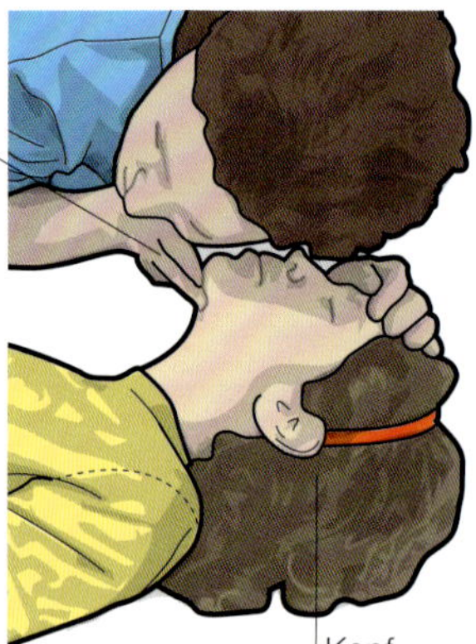

3 Können Sie keine Atmung feststellen, legen Sie zwei Finger unter das Kinn des Kindes und heben den Kiefer ganz vorsichtig an, um die Atemwege zu öffnen. Legen Sie gleichzeitig eine Hand auf die Stirn und beugen Sie den Kopf leicht nackenwärts.

4 Halten Sie den Kopf mit der Handfläche weiter fest und kontrollieren Sie die Vitalfunktionen. Bereiten Sie sich auf die Wiederbelebung vor.

siehe auch:

- Das bewusstlose Baby, *S. 17–21*
- Das bewusstlose Kind, *S. 22–29*

Stabile Seitenlage bei Wirbelsäulenverletzungen

Auch bei einem Verdacht auf eine Wirbelsäulenverletzung müssen Sie ein bewusstloses Kind in die Seitenlage bringen. Die Sicherung der Atemwege hat stets Vorrang. Bei Wirbelsäulenverletzungen sollte die Seitenlage so abgestützt werden, dass Kopf und Rumpf des Kindes in gerader Linie (Neutralstellung) ausgerichtet sind. Hierzu ist mindestens ein Helfer notwendig, besser sind mehrere Helfer. Aber auch wenn Sie allein sind, müssen Sie ein bewusstloses Kind auf jeden Fall in die Seitenlage bringen.

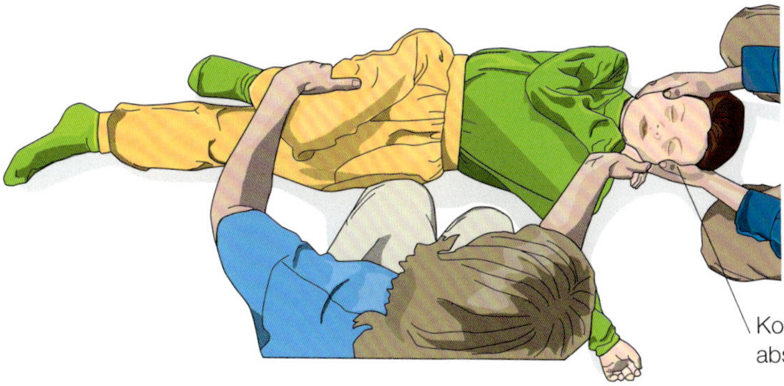

1 Knien Sie sich hinter den Kopf des Kindes. Legen Sie beide Hände auf seine Ohren und halten Sie seinen Kopf in Neutralstellung.

2 Während der andere Helfer das Kind behutsam in die Seitenlage bringt, führen Sie den Kopf des Kindes so mit, dass er auch während der Bewegung in der Neutralstellung bleibt.

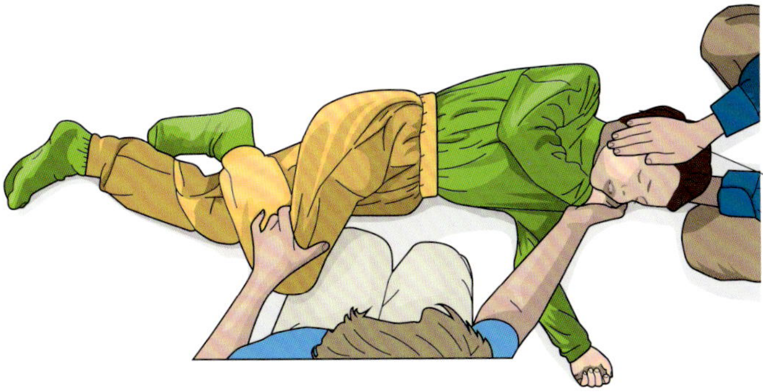

3 Sie müssen den Kopf leicht in den Nacken überstrecken und so halten, bis der Rettungsdienst kommt.

4 Rufen Sie über Notruf 112 den Rettungsdienst. Decken Sie das Kind zu und kontrollieren Sie regelmäßig die Vitalfunktionen.

Neutralstellung des Kopfs

Die unbedenklichste Haltung des Kopfs bei Verdacht auf eine Wirbelsäulenverletzung ist die Neutralstellung. Kopf, Nacken und Wirbelsäule werden in gerader Linie ausgerichtet. Nase und Nabel sollen eine Linie bilden. Hierzu umfassen Sie den Kopf des Kindes fest mit beiden Händen über den Ohren und bringen ihn langsam in die richtige Position. Vermeiden Sie es, am Kopf zu ziehen.

WICHTIG

- Beine nicht bandagieren, wenn es dem Kind Schmerzen verursacht.
- Wenn Blutungen auftreten, wie bei Schock vorgehen.
- Unter den Knien platzierte Polster können die Schmerzen lindern.

siehe auch:
- Schock, *S. 30*

Beckenbruch

Symptome für einen Beckenbruch sind: Stehen oder Gehen unmöglich, Schmerzen und Empfindlichkeit in Hüft- und Leistenregion sowie Blutungen aus der Harnöffnung.

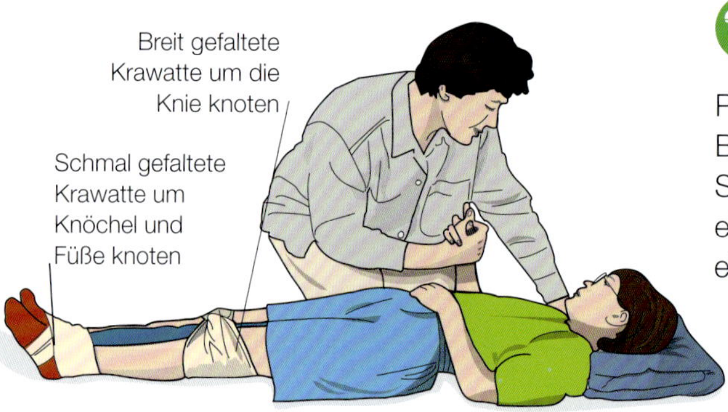

NOTARZT RUFEN

Polstern Sie den Beinzwischenraum ab. Stellen Sie die Beine mit einer schmalen in Form einer Acht gefalteten Krawatte und einer breit gefalteten Krawatte ruhig (s. rechts).

WICHTIG

Wenn eine Wunde vorliegt: Blutung behandeln und verbinden.

Beinbruch

Wenn das Kind starke Schmerzen hat, dürfte das Bein gebrochen sein. Das Bein muss geröntgt werden. Stellen Sie das Bein ruhig, damit der Knochenbruch keine weiteren inneren Verletzungen verursachen kann.

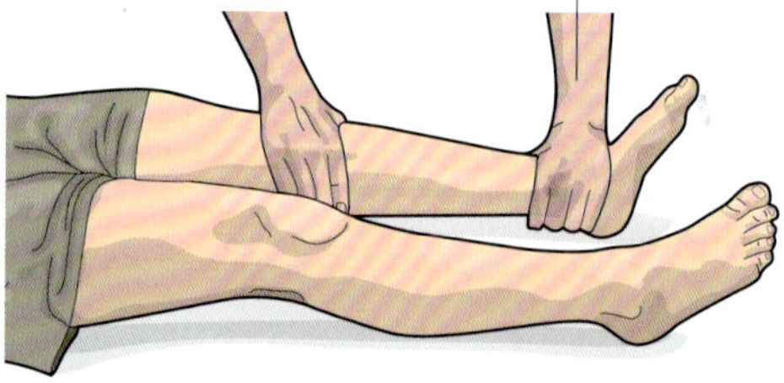

1. Legen Sie das Kind vorsichtig hin und stützen Sie sein Bein am Knöchel und an den Kniegelenken ab. Bitten Sie, wenn möglich, jemanden um Hilfe.

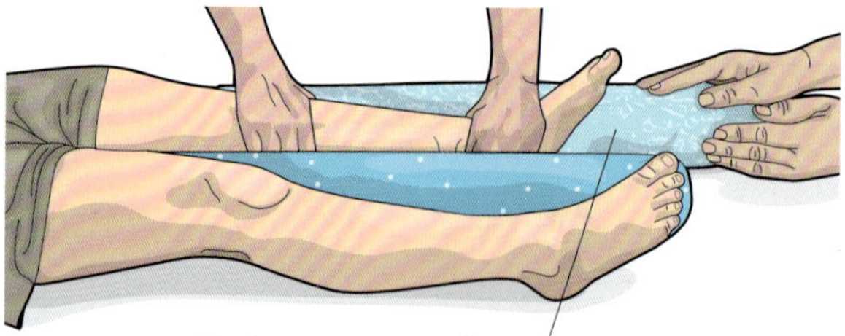

2. Stellen Sie das verletzte Bein mit einem Polster ruhig. Legen Sie eine zusammengerollte Decke von außen an das verletzte Bein, eine zweite zwischen die Beine.

NOTARZT RUFEN

siehe auch:
- Blutungen, *S. 44*

Wie man ein verletztes Bein schient

1 Braucht der Notarzt länger als 30 Minuten (z. B. bei Unfällen auf Wanderungen im Gebirge etc.), schienen Sie das verletzte Bein selbst. Polstern Sie den Bereich zwischen Oberschenkel, Knie und Knöcheln mit zusammengerollten Handtüchern oder kleineren Decken ab. Legen Sie das gesunde Bein vorsichtig neben das gebrochene.

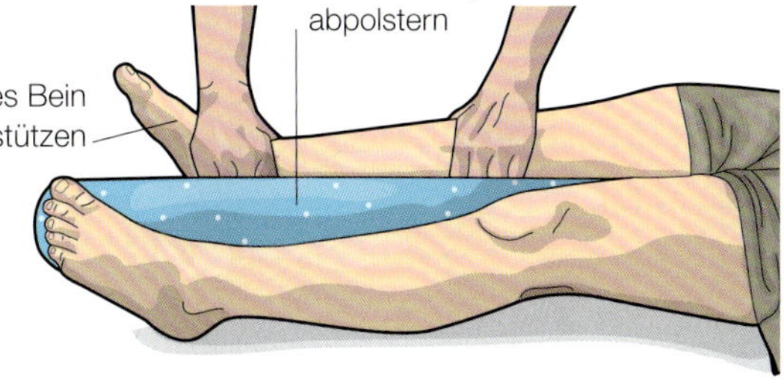

2 Knoten Sie eine schmal gefaltete Krawatte in Form einer Acht um Füße und Knöchel, um das Bein ruhigzustellen.

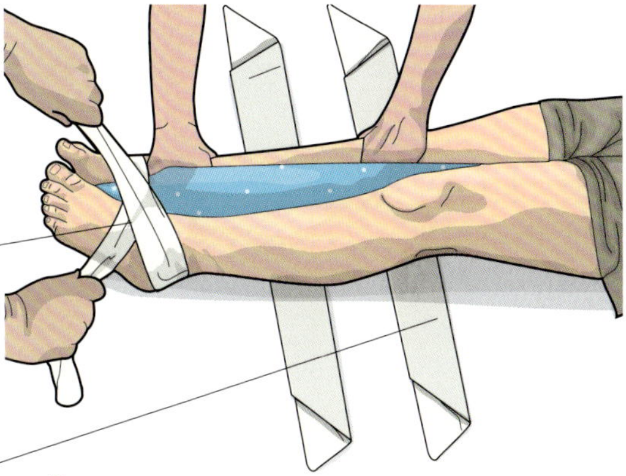

3 Knoten Sie eine breit gefaltete Krawatte um die Knie und oberhalb der Verletzung um die Beine.

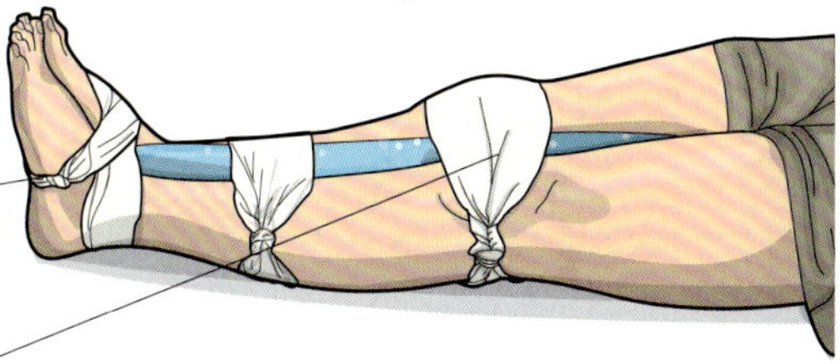

Breit und schmal gefaltete Dreiecktuchkrawatten

1

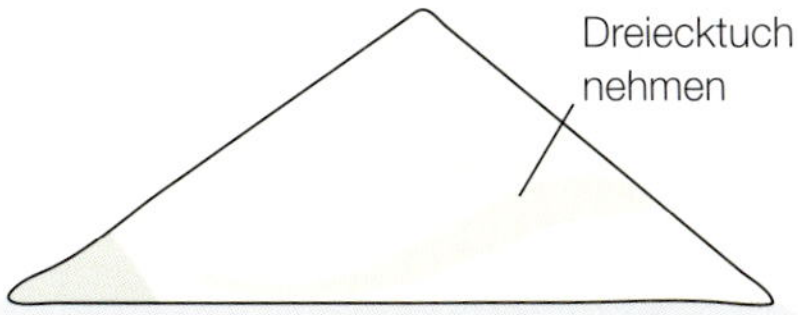

2

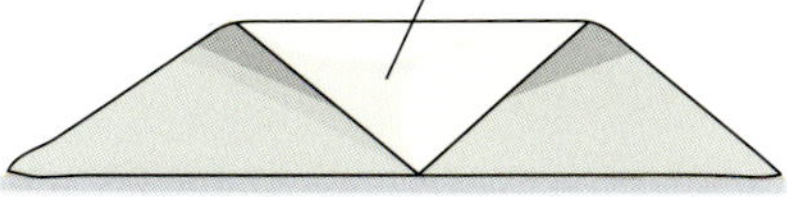

3

BREIT GEFALTETE KRAWATTE

4

SCHMAL GEFALTETE KRAWATTE

Knieverletzungen

Derartige Verletzungen können sehr schmerzhaft sein. Ihr Kind kann das Knie vielleicht nicht mehr bewegen. Eventuell tritt eine Schwellung auf.

WICHTIG

- Versuchen Sie nicht, das Knie mit Gewalt zu strecken, da Sie die Verletzung dadurch noch verschlimmern können.
- Lassen Sie das Kind nicht essen, trinken und nicht umhergehen.
- PECH-Regel anwenden (s. Kasten rechts).

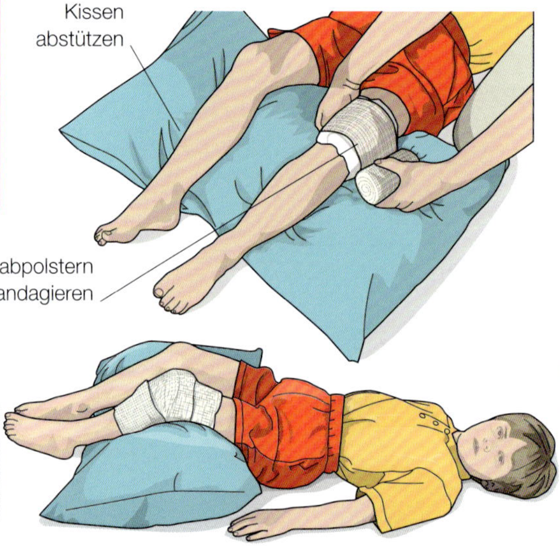

1. Helfen Sie dem Kind sich hinzulegen, und ziehen Sie dann vorsichtig ein Kissen unter die Knie. Polstern Sie den gesamten Kniebereich gut mit Watte oder einer weichen Wundauflage ab.
2. Umwickeln Sie das Polster mit einer Rollbinde (knien Sie sich neben die verletzte Seite).

NOTARZT RUFEN

siehe auch:
- Beinbruch, *S. 72*

Gebrochener Fuß

Brüche am Fuß werden normalerweise durch Quetschungen bzw. Stauchungen hervorgerufen.

WICHTIG

PECH-Regel anwenden (s. Kasten rechts).

siehe auch:
- Beinbruch, *S. 72*

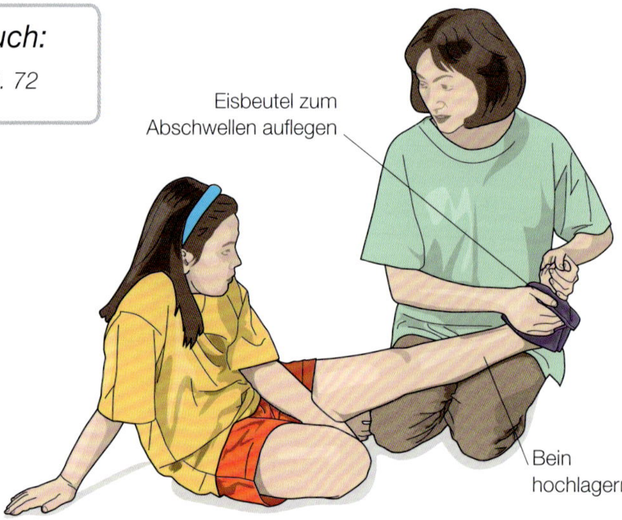

1. Das Kind soll sich setzen.
2. Kühlen Sie die Verletzung mit einem Eiskissen (das Eis nicht direkt auf die Haut legen!).
3. Fixieren Sie das Kissen mit einem Verband.
4. Lagern Sie den verletzten Fuß hoch und stützen Sie ihn ab; das erleichtert das Abschwellen und lindert die Schmerzen.

KIND INS KRANKENHAUS FAHREN

Verstauchter Knöchel

Anzeichen für einen verstauchten Knöchel ist, wenn das Kind den Fuß, nach einem Sturz oder nachdem es umgeknickt ist, nicht voll belasten kann.

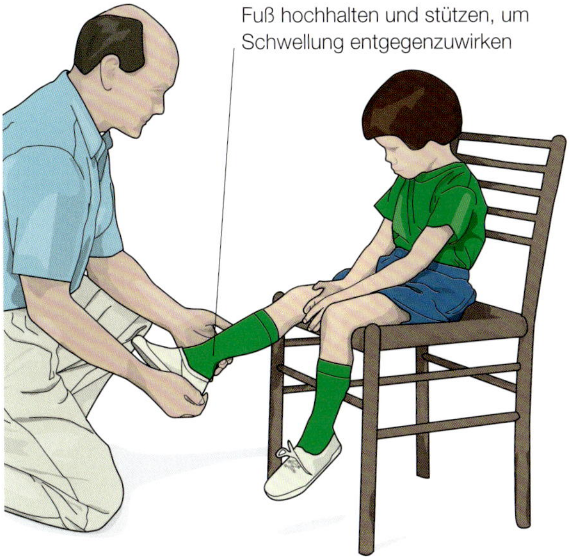

1 Das Kind soll sich hinsetzen und den Fuß nicht bewegen. Heben Sie den Fuß hoch und entfernen Sie vorsichtig Socken und Schuhe, ehe es zu einer Schwellung kommt.

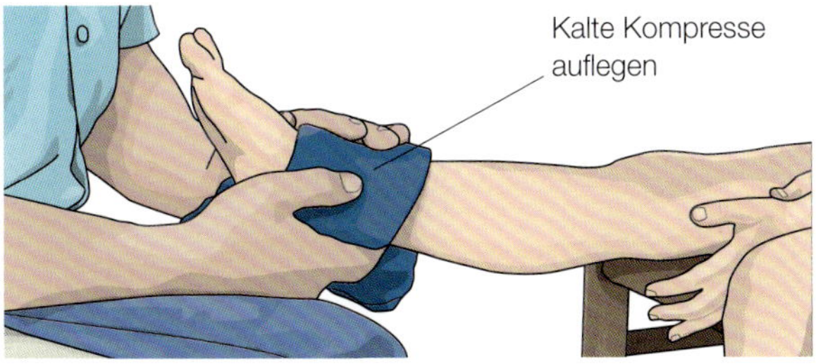

2 Legen Sie, um der Schwellung entgegenzuwirken, eine kalte Kompresse auf, z. B. einen ausgewrungenen, in kaltes Wasser getauchten Waschlappen oder eine Eispackung (s. S. 80).

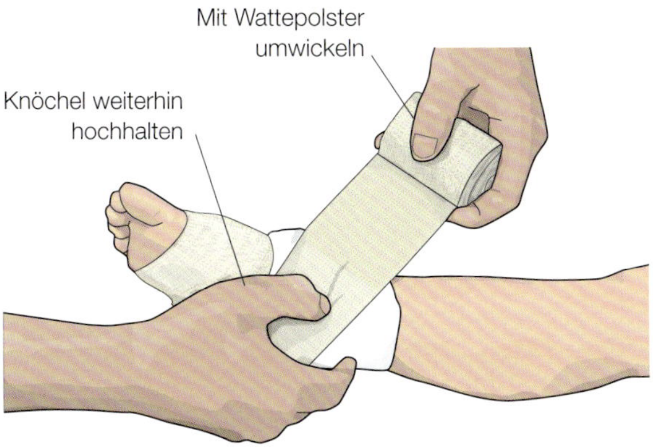

3 Umwickeln Sie den Knöchel mit einer dicken Wattelage. Fixieren Sie das Wattepolster fest mit einem Verband. Halten Sie den Knöchel dabei hoch. Achten Sie darauf, von unten nach oben zu wickeln; umwickeln Sie auch die Ferse und versuchen Sie, den Fuß rechtwinklig zum Unterschenkel zu stabilisieren (s. Abb.).

4 Lagern Sie den verletzten Fuß hoch und stützen Sie ihn ab; das erleichtert das Abschwellen und lindert die Schmerzen.

ARZT ANRUFEN

! WICHTIG

- Die PECH-Regel anwenden.
- Bei starken Schmerzen oder Verdacht auf Bruch des Fußes Kind ins Krankenhaus fahren.

PECH-Regel

P ause: betroffenes Körperteil ruhigstellen

E is: mit kalter Kompresse oder einem Eisbeutel kühlen

C ompression: mit einem Verband fixieren

H ochlagern: das betroffene Körperteil hochlagern

siehe auch:

- Beinbruch, *S. 72*

Schlüsselbeinbruch

Das Schlüsselbein kann durch indirekte Gewaltanwendung brechen, wenn das Kind auf seine ausgestreckte Hand fällt oder einen Schlag auf die Schulter erhält. Symptome sind durch Bewegung zunehmende Schmerzen und Empfindlichkeit, zur verletzten Seite hin gedrehter und geneigter Kopf und dass der Arm der verletzten Seite nicht bewegt wird.

Ein Armtragetuch binden

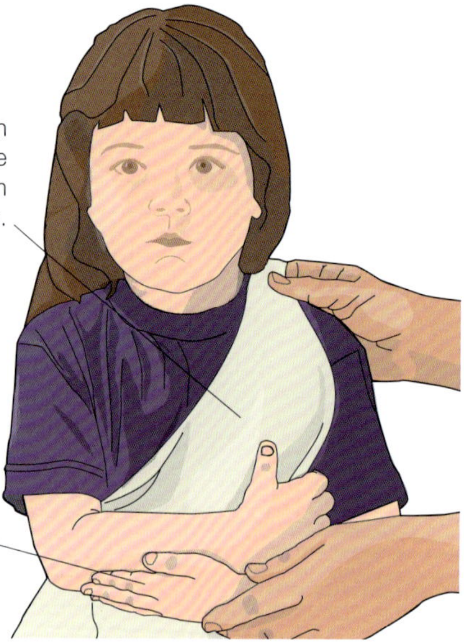

1 Das Kind soll sich hinsetzen. Legen Sie den Arm der verletzten Seite vorsichtig quer über die Brust. Das Kind soll seinen Ellbogen mit der Hand abstützen.

2 Lassen Sie das Kind den Arm so festhalten, wie es ihm angenehm ist. Sie können auch ein Armtragetuch anlegen (s. S. 106).

KIND INS KRANKENHAUS FAHREN

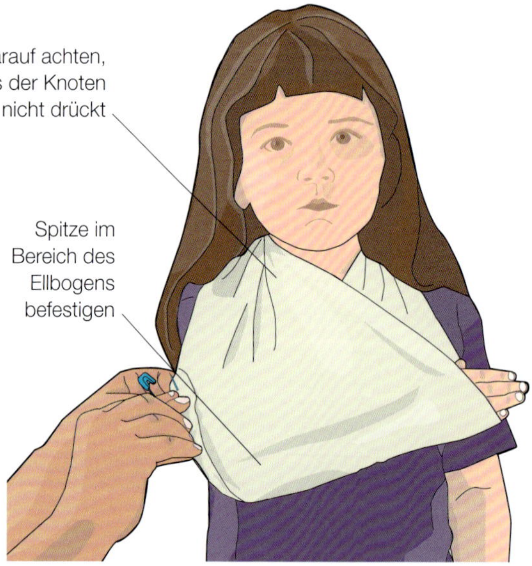

Rippenbrüche

Symptome sind: Das Kind hat einen Schlag auf die Brust erhalten, ist schwer gestürzt oder ist zu Boden gestoßen worden, starke Schmerzen auf der betroffenen Körperseite, Schmerzen beim Atmen, Zeichen einer inneren Blutung, offene Wunde über dem Bruch.

Offene oder mehrfache Rippenbrüche

NOTARZT RUFEN

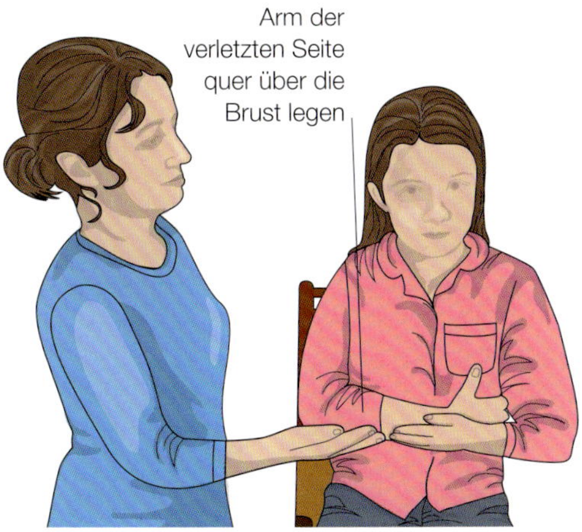

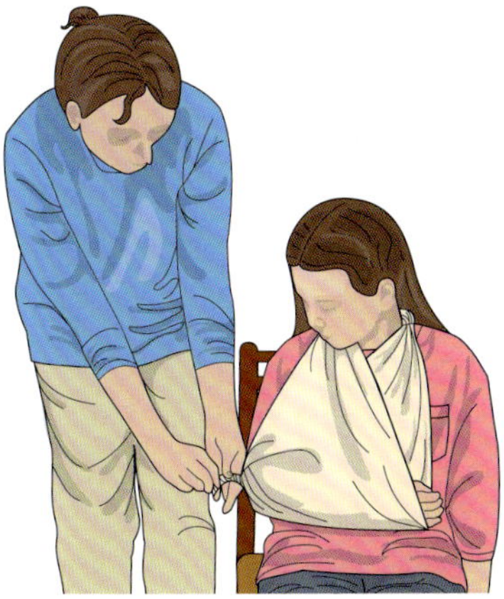

1 Helfen Sie dem Kind sich hinzusetzen und legen Sie den Arm der verletzten Seite vorsichtig über die Brust. Das Kind kann den Arm mit der anderen Hand abstützen.

2 Um die Lage zu stabilisieren, können Sie ein Armtragetuch anlegen.

3 Bei offenen Rippenbrüchen: Lagern Sie das Kind, mit Kissen abgestützt, halb aufrecht. Drehen Sie seinen Körper zur verletzten Seite. Decken Sie Wunden in der Brustwand mit einer sterilen Kompresse ab. Bei Atemnot und einer tiefen Wunde kleben Sie Klarsichtfolie darüber, sodass die Wunde luftdicht verschlossen wird.

! WICHTIG

Verliert das Kind das Bewusstsein oder stellen sich Atemschwierigkeiten ein, kontrollieren Sie die Vitalfunktionen (s. Das bewusstlose Baby, S. 17; Das bewusstlose Kind, S. 22). Bereiten Sie sich auf die Wiederbelebung vor.

Einfacher Rippenbruch

Helfen Sie dem Kind sich hinzusetzen. Entlasten Sie den Arm auf der verletzten Seite durch eine Armschlinge. KIND INS KRANKENHAUS FAHREN. Das Kind sollte sich möglichst wenig bewegen, um inneren Verletzungen vorzubeugen.

siehe auch:

- Brustwunde, *S. 56*
- Innere Blutungen, *S. 55*
- Schock, *S. 30*
- Dreiecktücher, *S. 106*
- Das bewusstlose Kind, *S. 22–29*

WICHTIG

Wenn das Kind den Arm nicht beugen kann, wie bei Ellbogenbruch vorgehen.

Armbrüche

Die hier beschriebene Vorgehensweise gilt für Brüche am Ober- und Unterarm sowie im Handbereich.

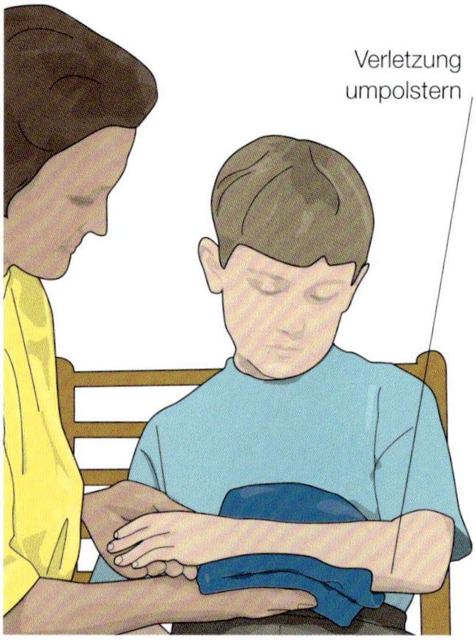

1. Lassen Sie das Kind sich hinsetzen und, wenn möglich, seinen verletzten Arm mit der anderen Hand abstützen. Bringen Sie eine Polsterung zwischen Arm und Brust an, um den verletzten Arm ruhigzustellen und ihn darin zu betten.

2. Legen Sie den verletzten Arm in eine Armschlinge (s. S. 106) und sichern Sie diese mit einem Kreuzknoten.

KIND INS KRANKENHAUS FAHREN

siehe auch:

- Dreiecktücher, *S. 106*

WICHTIG

Versuchen Sie nicht, den Ellbogen zu strecken oder zu beugen.

Ellbogenbruch

Ellbogenverletzungen erfordern eine frühzeitige Behandlung im Krankenhaus. Symptome sind zunehmende Schmerzen beim Versuch, den Ellbogen zu bewegen, Steifheit, Anschwellen oder Blaufärbung.

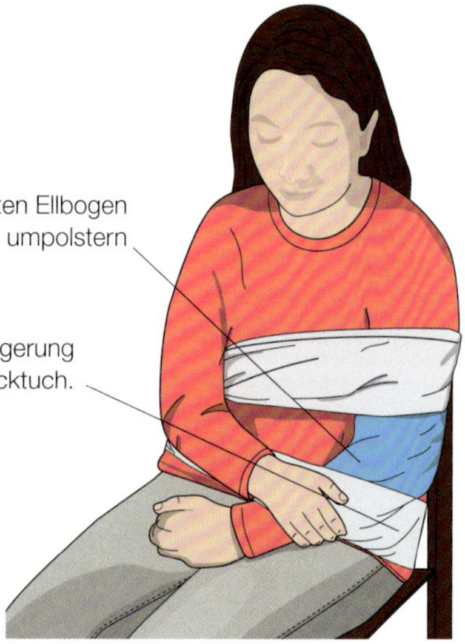

Helfen Sie Ihrem Kind, sich hinzusetzen oder hinzulegen und machen Sie es ihm möglichst bequem, eventuell mit Polstern.

NOTARZT RUFEN

Handbrüche

Derartige Verletzungen können sehr schmerzhaft sein. Mehrere Knochen können gebrochen sein, und oft sind Gelenke ausgerenkt. Wenn die Hand gequetscht wurde, liegt eventuell eine offene Wunde vor. Die Hand muss geröntgt werden.

Hand mit weichem Wattepolster umwickeln

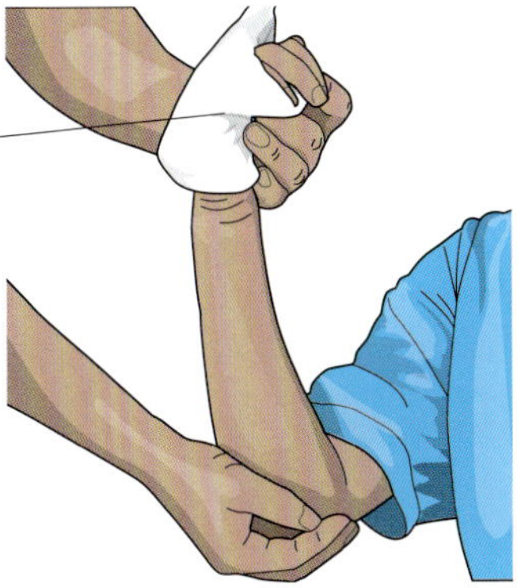

1 Umwickeln Sie die Hand mit einem weichen Wattepolster. Halten Sie die verletzte Hand hoch, um eine Schwellung zu verhindern.

Hand und Arm in eine Schlinge legen

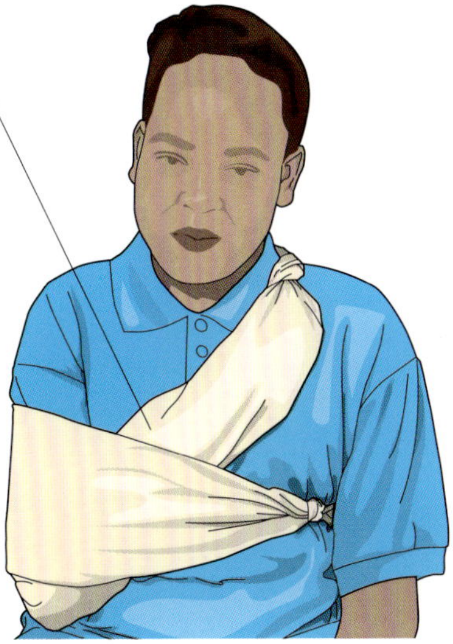

2 Legen Sie den Arm des Kindes in eine Armschlinge, um einer Schwellung entgegenzuwirken und die Hand ruhigzustellen.

KIND INS KRANKENHAUS FAHREN

WICHTIG

Bei Wunden zuerst die Blutung stillen, indem Sie die Hand hochheben und mit einer sauberen, fusselfreien Kompresse sanften Druck ausüben.

Eingeklemmte Finger

Halten Sie die Finger einige Minuten lang unter fließend kaltes Wasser, um die Schmerzen zu lindern und einer Schwellung vorzubeugen. Schmerzen die Finger weiter, legen Sie eine kalte Kompresse auf (s. S. 80).

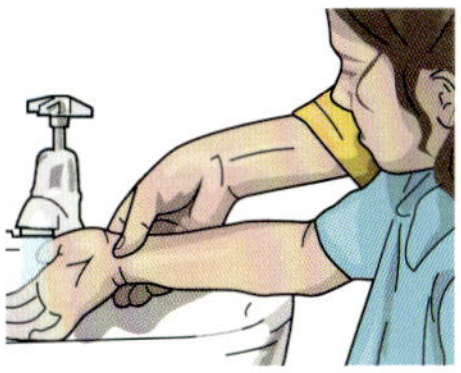

siehe auch:

- Blutungen, *S. 44*
- Quetschung, *S. 55*
- Dreiecktücher, *S. 106*

Prellungen und Schwellungen

WICHTIG

Wenn ein Arm betroffen ist, wirken Sie der Schwellung entgegen, indem Sie eine Armschlinge anlegen.

Kalte Kompresse

Kalte Kompressen lindern Schmerzen und Schwellungen, indem sie die Durchblutung im Verletzungsbereich verringern. Tuch in kaltes Wasser tauchen und auswringen – nach zehn Minuten erneuern. Beutel mit gefrorenen Erbsen in ein dünnes Handtuch wickeln. Eis zu zwei Drittel in einen Plastikbeutel füllen, etwas Salz und Wasser dazugeben, dann gut verschließen.

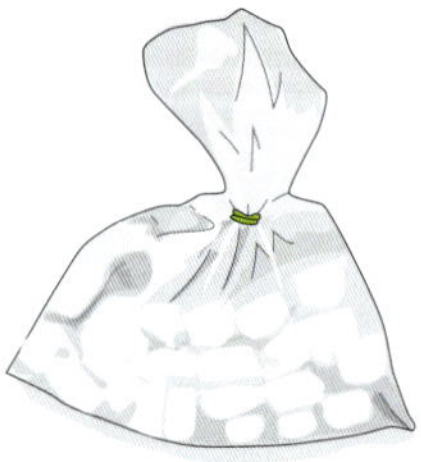

Lassen Sie die Kompresse etwa zehn Minuten auf der Verletzung, dann machen Sie fünf Minuten Pause. Danach die Kompresse nochmals zehn Minuten auflegen.

Infolge eines Sturzes oder Stoßes kann es zu Prellungen, d. h. blauen Flecken oder Schwellungen, kommen. Ruhigstellen, Kühlen und Hochlagern der Verletzung tragen zur Symptomlinderung bei.

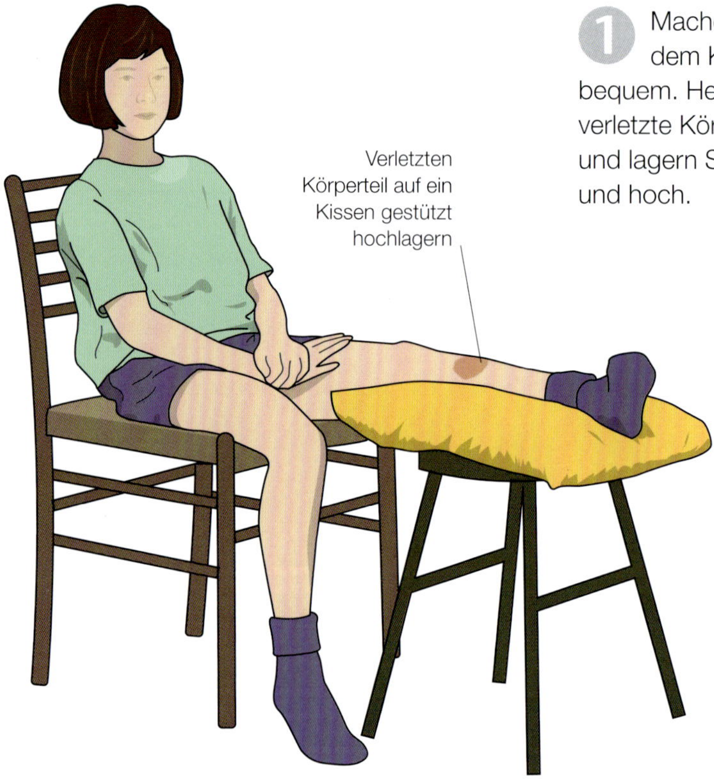

1 Machen Sie es dem Kind bequem. Heben Sie das verletzte Körperteil an und lagern Sie es ruhig und hoch.

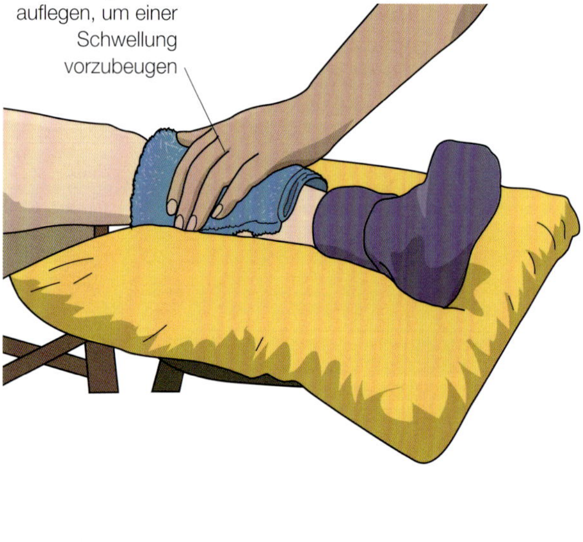

2 Legen Sie etwa zehn Minuten lang eine kalte Kompresse (s. links) auf die Verletzung. Eventuell nach fünf Minuten Pause noch einmal wiederholen. Fixieren Sie die Kompresse nötigenfalls mit einem Verband.

KIND INS KRANKENHAUS FAHREN

Splitter

Bei Splittern besteht immer ein Infektionsrisiko. Sie sind häufig verschmutzt, und die Bakterien können tief in die Haut eindringen. Kinder ziehen sich häufig Splitter in Händen und Knien zu.

> **WICHTIG**
>
> - Ist das Kind nicht gegen Tetanus geimpft (S. 48): Arzt anrufen.
> - Stochern Sie nicht mit einer Nadel in der Wunde herum.
> - Lässt sich der Splitter nicht entfernen, oder bricht er ab: Arzt anrufen.

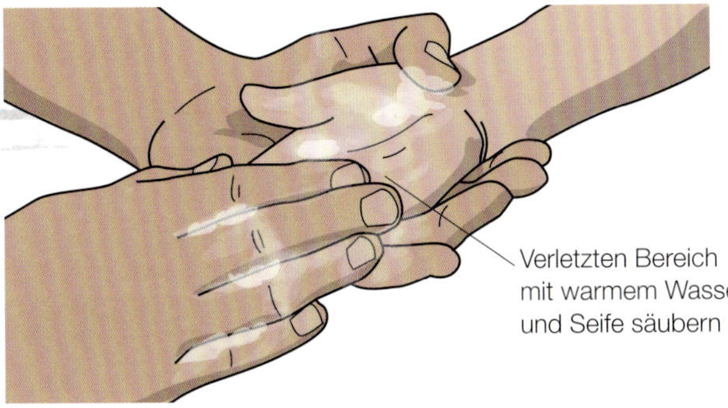

1 Reinigen Sie den Bereich um den Splitter mit warmem Wasser und Seife.

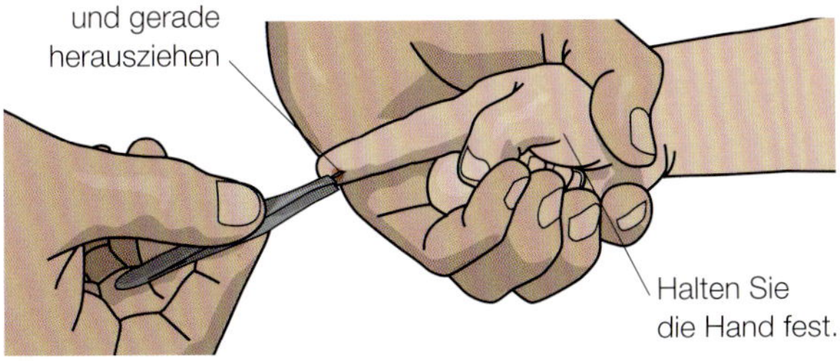

2 Verwenden Sie eine saubere (nach Möglichkeit abgekochte) Pinzette. Fassen Sie den Splitter möglichst nah am Ansatz und ziehen Sie ihn im selben Winkel, in dem er eingedrungen ist, wieder heraus.

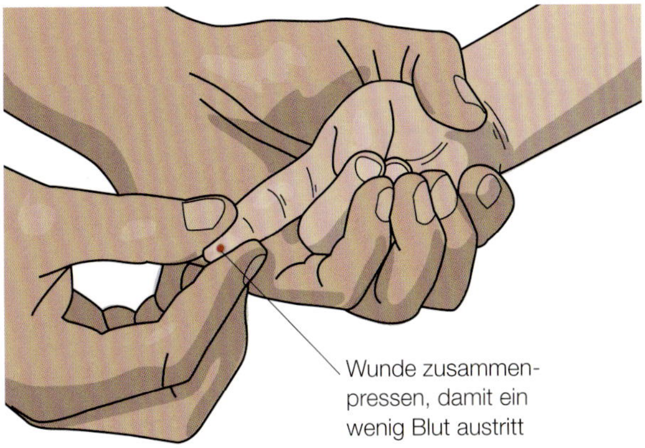

3 Pressen Sie die Wunde etwas zusammen, um mit dem so provozierten Austritt von Blut auch Schmutz zu entfernen. Säubern Sie den Verletzungsbereich nochmals, tupfen Sie ihn trocken und kleben Sie ein Pflaster darauf.

siehe auch:

- Wundinfektion, *S. 48*

Fremdkörper im Auge

Härchen oder Staubkörner auf dem Auge können sehr unangenehm sein, lassen sich aber meist problemlos auswaschen; hindern Sie das Kind daran, sich das Auge zu reiben.

! WICHTIG

- Versuchen Sie nicht, Fremdkörper, die im Auge feststecken, zu berühren oder zu entfernen (s. unten).
- Wirkt das Auge rot und entzündet, KIND INS KRANKENHAUS FAHREN.

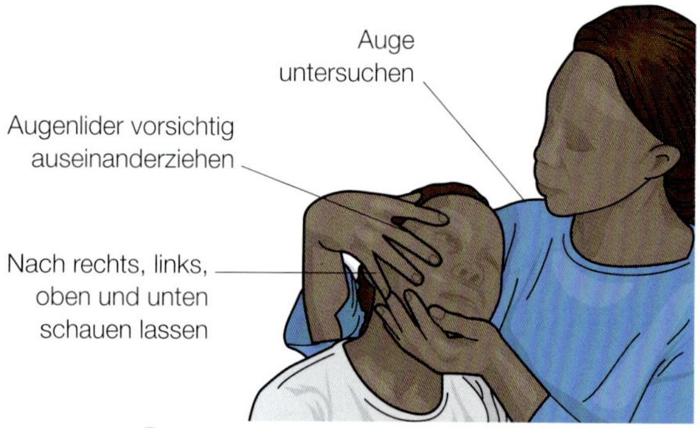

1 Das Kind soll sich hinsetzen und ins Licht schauen. Ziehen Sie die Augenlider sanft auseinander. Lassen Sie das Kind nach rechts und links, nach oben und unten schauen. Untersuchen Sie das Auge.

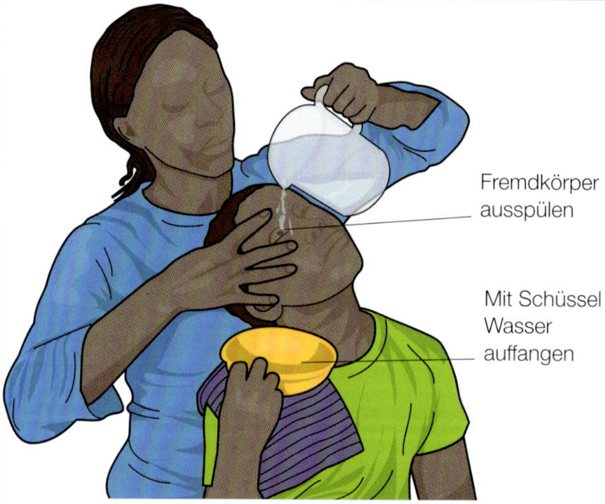
Fremdkörper ausspülen
Mit Schüssel Wasser auffangen

2 Spülen Sie den Fremdkörper mit einem Kännchen sauberem Wasser aus. Beugen Sie dabei den Kopf des Kindes leicht und gießen Sie das Wasser in den Augeninnenwinkel, sodass es über das gesamte Auge abfließt. Entfernen Sie den Fremdkörper mit einem feuchten Tupfer oder Taschentuchzipfel.

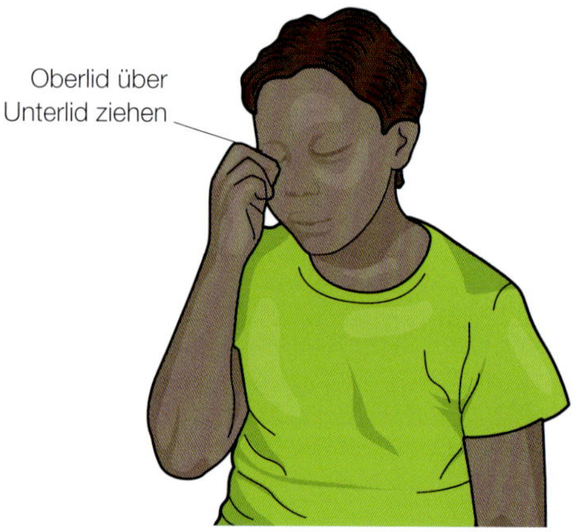
Oberlid über Unterlid ziehen

3 Befindet sich der Fremdkörper unter dem Augenlid, kann ein älteres Kind das Oberlid allein über das Unterlid ziehen. Bei einem kleineren Kind müssen Sie das tun – wickeln Sie das Kind in ein Handtuch, damit es nicht um sich schlagen kann.

Fremdkörper, die sich nicht entfernen lassen

Legen Sie eine Kompresse auf das Auge und verbinden Sie das Auge so, dass ein leichter Druck ausgeübt wird. Verbinden Sie beide Augen, da sich das verletzte Auge automatisch mit dem gesunden mitbewegen würde. Beruhigen Sie das Kind. KIND INS KRANKENHAUS FAHREN.

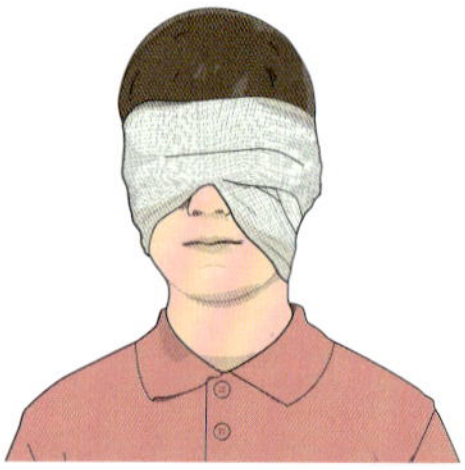

siehe auch:

- Augenverletzung, *S. 50*

Fremdkörper im Ohr

Kinder stecken sich oft Dinge ins Ohr. Ein harter Gegenstand kann sich im Ohr festsetzen und Schmerzen sowie vorübergehende Schwerhörigkeit verursachen. Eine Schädigung des Trommelfells ist ebenfalls möglich.

WICHTIG

Versuchen Sie nicht, den Gegenstand zu entfernen.

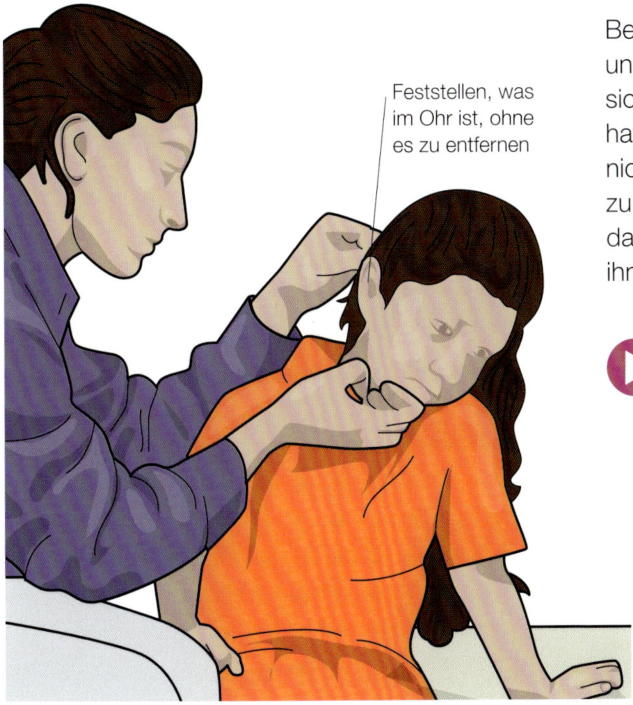

Beruhigen Sie das Kind und fragen Sie, was es sich ins Ohr gesteckt hat. Versuchen Sie nicht, den Gegenstand zu entfernen – auch dann nicht, wenn Sie ihn sehen können.

KIND INS KRANKENHAUS FAHREN

Ein Insekt im Ohr

Wenn ihm ein Insekt ins Ohr geflogen oder gekrabbelt ist, ist das Kind sehr beunruhigt.

1. Lassen Sie das Kind sich hinsetzen und stützen Sie seinen Kopf mit dem betroffenen Ohr nach oben ab.

2. Gießen Sie vorsichtig lauwarmes Wasser ins Ohr, sodass das Insekt herausgespült wird.

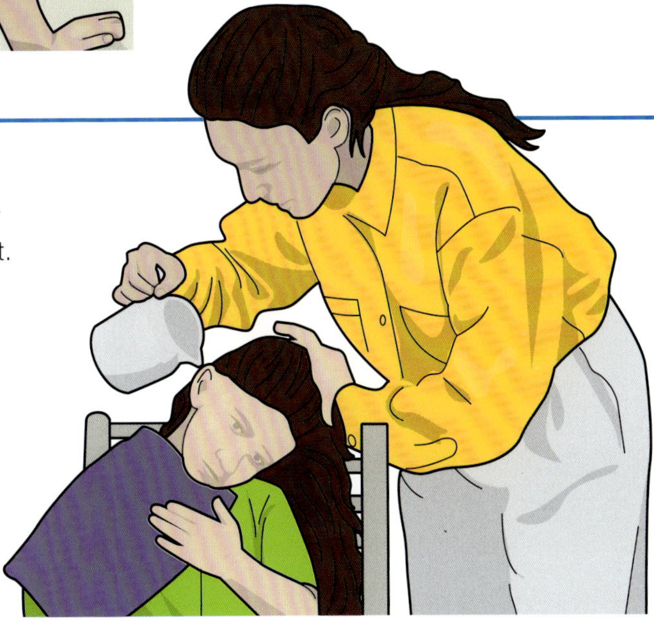

WICHTIG
Versuchen Sie nicht, den Fremdkörper zu entfernen.

In der Nase

Ein Symptom ist beeinträchtigte oder geräuschvolle Nasenatmung; übel riechender oder blutiger Ausfluss aus der Nase deutet auf einen schon länger in der Nase sitzenden Fremdkörper hin.

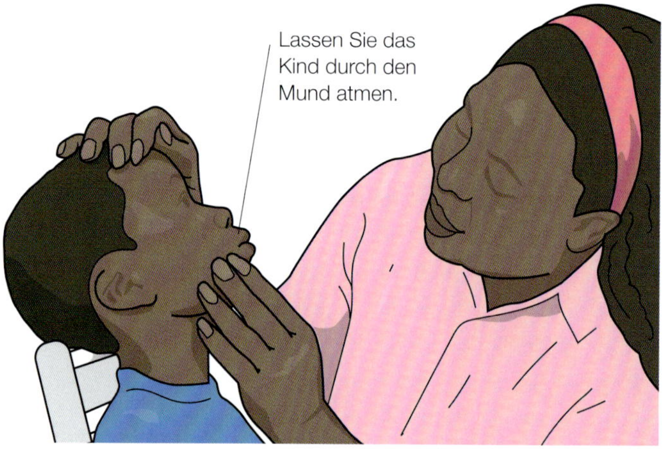

1. Beruhigen Sie das Kind und versuchen Sie herauszufinden, was es in der Nase hat. Es soll es nicht berühren.
2. Fordern Sie das Kind auf, durch den Mund zu atmen.

▶ KIND INS KRANKENHAUS FAHREN

WICHTIG
Geben Sie dem Kind nichts zu essen oder zu trinken, erst recht nicht, wenn es einen scharfkantigen oder großen Gegenstand verschluckt hat.

Verschluckter Gegenstand

Kleine Kinder neigen dazu, sich kleine Gegenstände in den Mund zu stecken und zu verschlucken. Knopfbatterien sind besonders gefährlich, da sie Quecksilber enthalten.

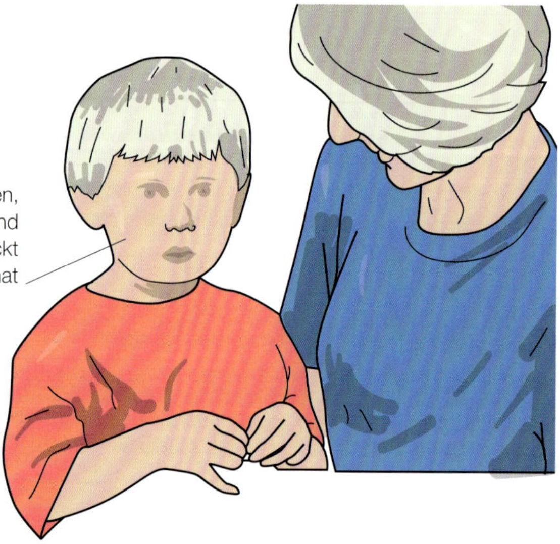

1. Stellen Sie fest, was das Kind verschluckt hat.
2. Auch bei kleinen und glatten Gegenständen, die vermeintlich ungefährlich sind, sollten Sie Ihr Kind in jedem Fall ins Krankenhaus fahren.

▶ KIND INS KRANKENHAUS FAHREN

Bisse von Tieren und Menschen

Das größte Risiko bei einem Biss ist die Infektionsgefahr; über die scharfen Zähne können Bakterien tief in die Haut eindringen. Eine tiefe Wunde muss vielleicht genäht werden. Vorsicht, Tollwut!?

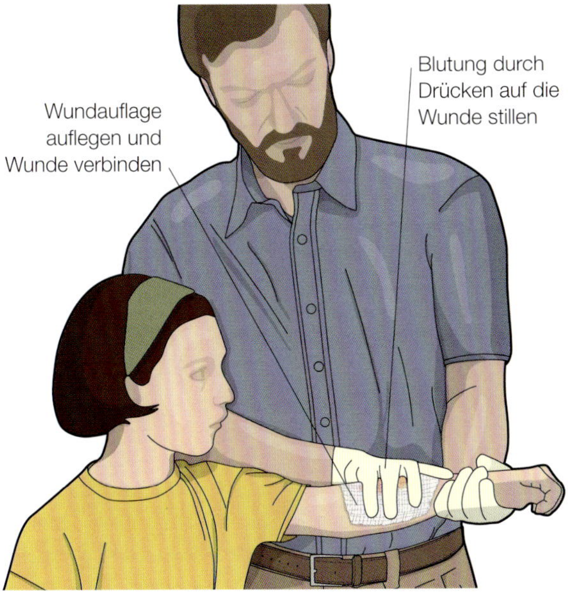

1. Pressen Sie eine sterile Wundauflage oder eine Kompresse direkt auf die Wunde. Halten Sie den verletzten Körperteil hoch.

2. Legen Sie eine sterile Wundauflage oder eine Kompresse auf die Wunde und verbinden Sie sie.

KIND INS KRANKENHAUS FAHREN

! WICHTIG

- Achten Sie in den folgenden Tagen auf Verhaltensänderungen des Kindes. Bei Verhaltensänderungen oder beim Biss von wilden Tieren kann eine Tollwutprophylaxe sinnvoll sein. KIND INS KRANKENHAUS FAHREN.
- Bei Bissen durch Haustiere den Impfpass des Tieres mit in die Klinik nehmen.

siehe auch:

- Blutungen, *S. 44*
- Wundinfektion, *S. 48*
- Schock, *S. 30*

Leichte Bissverletzungen

1. Reinigen Sie die Wunde gründlich mit warmem Wasser und Seife. Spülen Sie sie mindestens fünf Minuten lang unter fließendem Wasser, um Schmutzpartikel zu entfernen.

2. Tupfen Sie die Wunde vorsichtig mit einer sterilen Kompresse oder einem Papiertuch ab. Kleben Sie ein Pflaster oder eine sterile Wundauflage darauf.

ARZT ANRUFEN

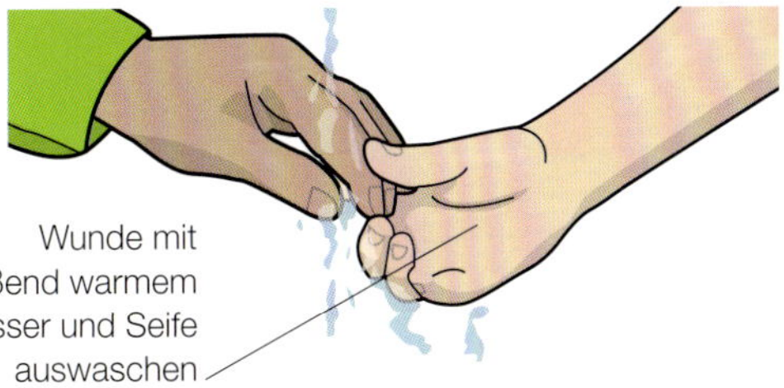

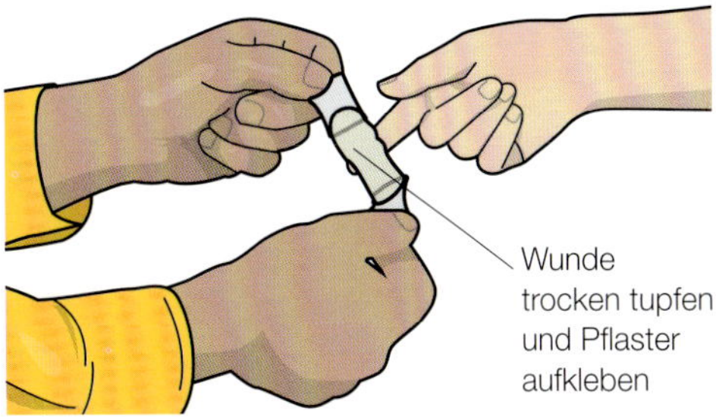

WICHTIG

Bei Kreislaufkollaps: Versorgen Sie das Kind, wie auf S. 87 beschrieben.

Stich im Mund

Wenn das Atmen keine Probleme macht: Geben Sie dem Kind Eiswürfel zu lutschen oder kaltes Wasser zu trinken, um die Schwellung zu lindern. ARZT ANRUFEN.
Bei Atemschwierigkeiten:
NOTARZT RUFEN.

siehe auch:

- Anaphylaktischer Schock, *S. 87*

Insektenstiche

Ein Bienen-, Wespen- oder Hornissenstich ist zwar beunruhigend für das Kind, aber ungefährlich. Das Kind fühlt einen stechenden Schmerz, gefolgt von einer Hautrötung und Schwellung rund um den Einstich.

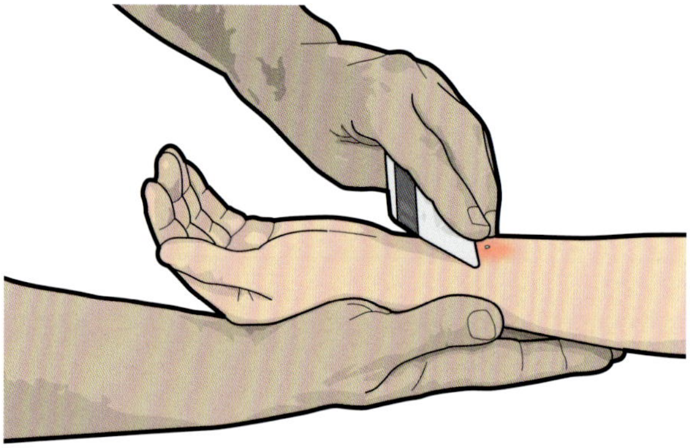

1. Befindet sich der Stachel noch in der Haut, können Sie ihn mit einer Scheckkarte vorsichtig herausschieben. Achten Sie darauf, dass Sie die daran hängende Giftblase nicht zerdrücken, da das Gift sonst in die Wunde gelangen könnte.

Kalte Kompresse auflegen

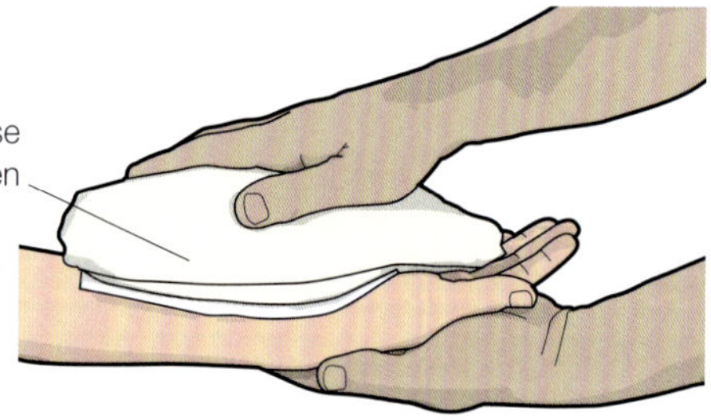

2. Kühlen Sie den Bereich mit einer kalten Kompresse (s. S. 80). Lassen Sie die Kompresse etwa zehn Minuten aufliegen. Den verletzten Körperteil ruhigstellen.

WICHTIG

Bei ausgedehntem Ausschlag ARZT ANRUFEN.

Nesselausschlag

Wenn Ihr Kind Kontakt mit Brennnesseln hatte, leidet es an einem fleckigen, roten Ausschlag, der juckt.

1. Legen Sie etwa zehn Minuten lang eine kalte Kompresse auf den Ausschlag.

Sie können auch ein spezielles Gel auftragen.

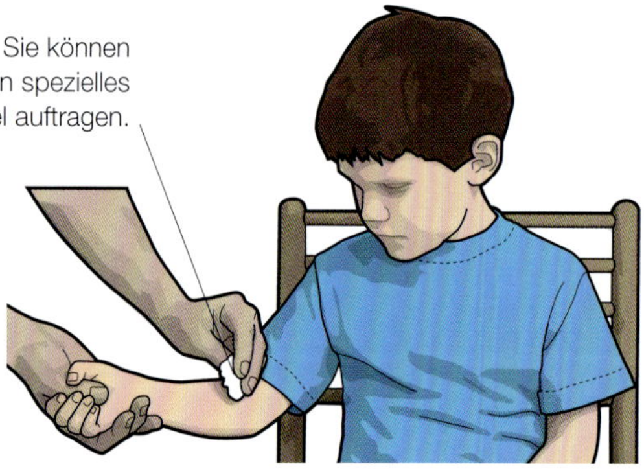

2. Sie können bei einem Ausschlag auf dem Arm die betroffenen Hautpartien auch unter fließendes kaltes Wasser halten.

siehe auch:

- Kalte Kompresse, *S. 104*

Anaphylaktischer Schock

Hierbei handelt es sich um eine sehr starke allergische Reaktion, die nur wenige Minuten nach Einnahme eines bestimmten Medikaments, einem Stich durch Insekten oder Meerestiere oder nach dem Genuss bestimmter Nahrungsmittel auftreten kann. Die Reaktion bewirkt ein Zusammenziehen der Atemwege. Eine Anschwellung der Schleimhaut in Gesicht und Rachen führt zu Erstickungsgefahr. Symptome sind Angstzustände, rote, fleckige Haut, Schwellung von Gesicht und Hals, Aufgedunsenheit um die Augen (auch Augenlidschwellung), pfeifende Atmung, Atembeschwerden sowie schneller Puls. Lagern Sie das Kind in der sogenannten »Schocklage« (siehe unten). Sprechen Sie mit ihm und beruhigen Sie es, bis der Notarzt eintrifft.

NOTARZT RUFEN

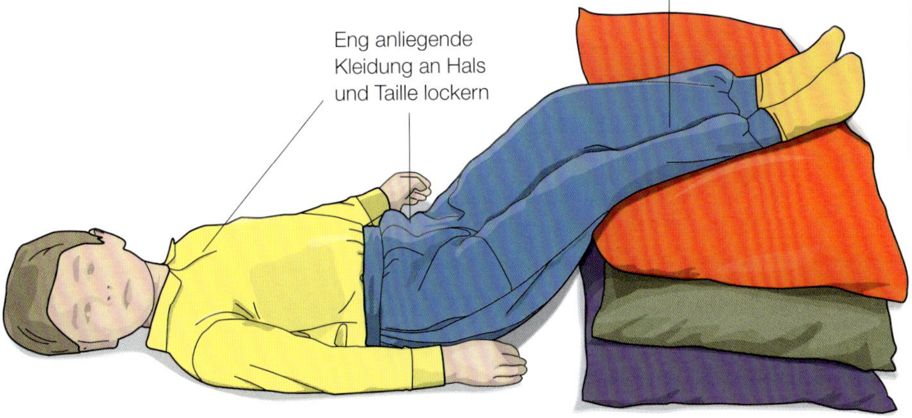

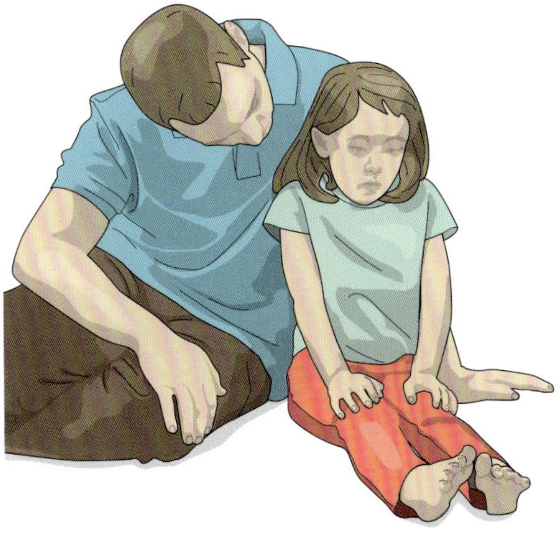

Verschlimmert sich in der Schocklage die Atemnot, sollte stattdessen der Oberkörper hoch gelagert werden.

! WICHTIG

- Verliert das Kind das Bewusstsein, kontrollieren Sie seine Vitalfunktionen (s. Das bewusstlose Baby, S. 17; Das bewusstlose Kind, S. 22). Atmet es, bringen Sie es in die stabile Seitenlage (s. S. 28–29). Bereiten Sie sich auf die Wiederbelebung vor.
- Ein Kind mit bekannter Allergie trägt vielleicht ein Notfallmedikament bei sich. Setzen Sie dieses Medikament sofort ein, wenn der Anfall beginnt. Halten Sie sich genau an die Anwendungsvorschrift.

WICHTIG

- Entwickelt das Kind eine schwere allergische Reaktion, s. Anaphylaktischer Schock, S. 87. NOTARZT RUFEN.
- Geben Sie dem Kind antiallergische Medikamente, wie beispielsweise Antihistaminika, oder tragen Sie ein Brand- und Wundgel auf. Ist die Haut stark gerötet und schmerzt: KIND INS KRANKENHAUS FAHREN.

siehe auch:

- Anaphylaktischer Schock, *S. 87*
- Kalte Kompressen, *S. 80*

Quallenstich

Die Nesselzellen der Qualle enthalten in einer Kapsel Borsten und Stacheln, mit denen sie die Haut des Beutetiers durchdringen. Das Sekret der Nesselkapsel hat außerdem eine auch für den Menschen spürbare Giftwirkung. Eine ähnliche Reaktion wird durch Seeanemonen und Korallen ausgelöst.

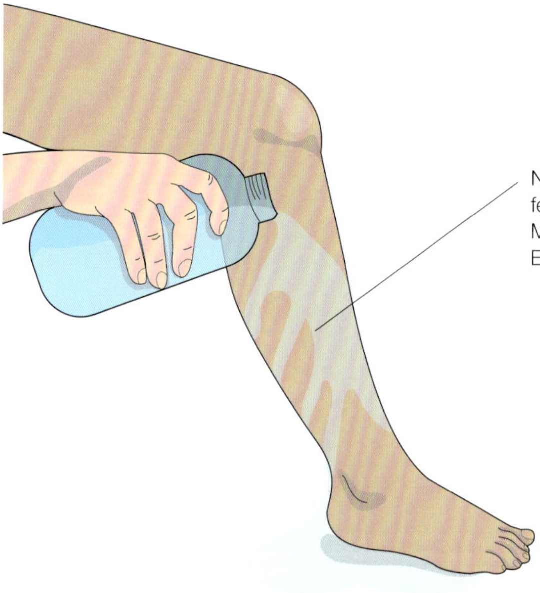

ARZT ANRUFEN

WICHTIG

- Das Wasser darf nicht zu heiß sein.
- Bleiben Stacheln zurück oder beginnt der Fuß anzuschwellen: KIND INS KRANKENHAUS FAHREN.

Stich vom Seeigel

Die Stacheln eines Seeigels können die Haut durchbohren und schmerzhafte Schwellungen und Entzündungen hervorrufen. Sie können darüber hinaus abbrechen und im Fuß stecken bleiben.

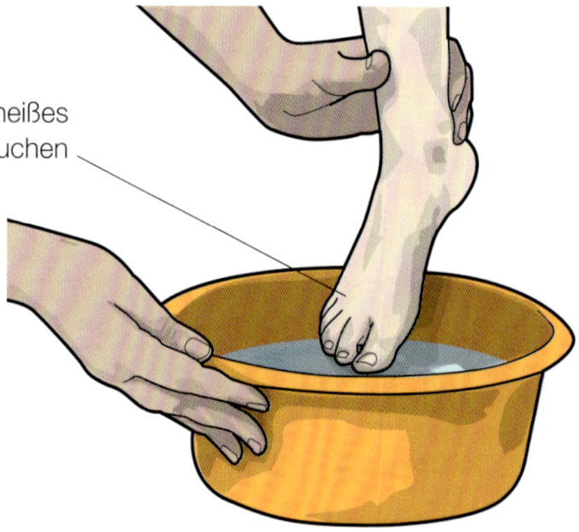

Halten Sie den verletzten Körperteil mindestens 30 Minuten lang in eine Schüssel mit heißem Wasser. Gießen Sie ab und zu heißes Wasser nach. Aufpassen, dass Sie das Kind nicht verbrühen!

ARZT ANRUFEN

Schlangenbiss

Symptome sind zwei nebeneinanderliegende punktartige Einstichstellen, starke Schmerzen, Rötung und Schwellung um die Bissstelle, Erbrechen, Sehstörungen, Atembeschwerden, erhöhter Speichelfluss sowie verstärktes Schwitzen.

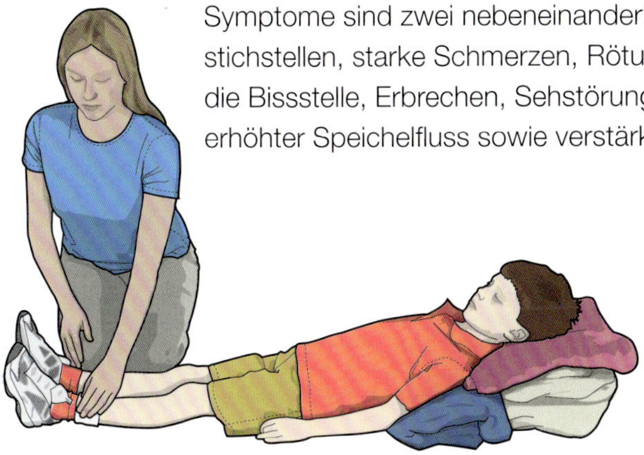

1 Helfen Sie dem Kind sich zu setzen oder sich hinzulegen. Achten Sie darauf, dass sich der verletzte Körperteil unter Herzniveau befindet.

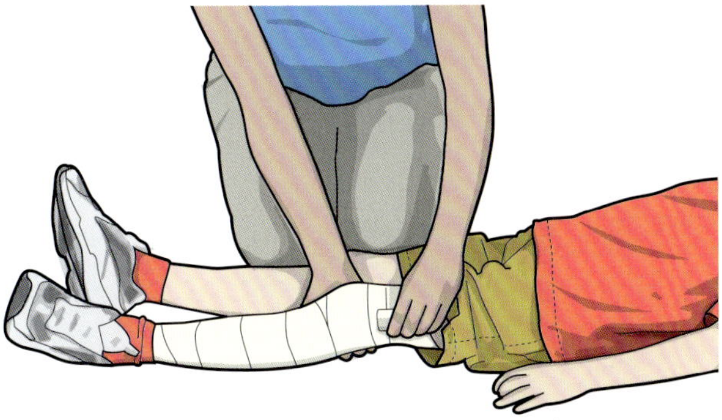

2 Beruhigen Sie das Kind. Halten Sie es ruhig, damit sich das Gift nicht im Körper ausbreitet. Waschen Sie die Wunde mit Wasser und Seife – falls vorhanden – vorsichtig aus. Bandagieren Sie das Bein von der Wunde aus aufwärts mit einer elastischen Binde. Kontrollieren Sie anschließend die Durchblutung.

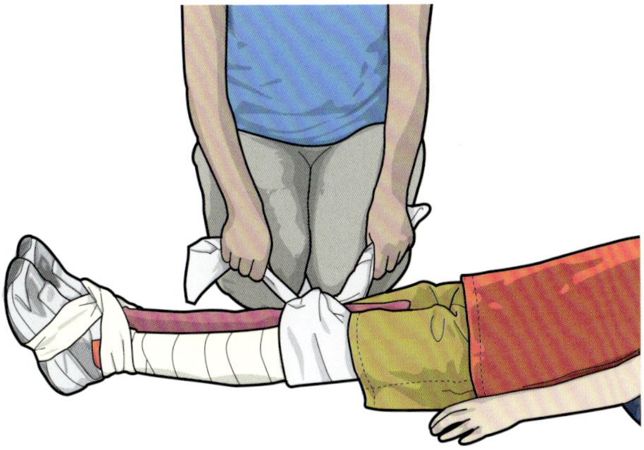

3 Stellen Sie den verletzten Bereich mit einer Polsterung sowie mit um Knie und Knöchel gebundene breit und schmal gefaltete Krawatten (s. S. 73) ruhig.

NOTARZT RUFEN

ODER

KIND INS KRANKENHAUS FAHREN

! WICHTIG

- Lassen Sie das Kind nicht umhergehen, verwenden Sie keine Abschnürbinde, schneiden Sie die Wunde nicht heraus, und versuchen Sie nie, das Gift auszusaugen. Eine genaue Beschreibung der Schlange erleichtert dem Arzt später die Behandlung.
- Bekommt das Kind einen anaphylaktischen Schock, s. S. 87, oder verliert es das Bewusstsein: s. Das bewusstlose Baby, S. 17; Das bewusstlose Kind, S. 22. Bereiten Sie sich auf die Wiederbelebung vor. Atmet das Kind, bringen Sie es in die stabile Seitenlage (s. S. 28–29).

siehe auch:

- Anaphylaktischer Schock, *S. 87*
- Dreiecktücher, *S. 106*
- Das bewusstlose Baby, *S. 17–21*
- Das bewusstlose Kind, *S. 22–29*

! WICHTIG

- Bringen Sie keine direkte Wärmequelle, wie eine Wärmflasche, auf die Haut des Kindes. Es darf sich nur ganz allmählich wieder aufwärmen.
- Wenn das Kind bewusstlos ist, Atemwege frei machen und Atmung überprüfen. Wenn es atmet, in die stabile Seitenlage bringen; wenn es nicht atmet, Atemspende und Herzdruckmassage geben. NOTARZT RUFEN.

Unterkühlung

Zur Unterkühlung bzw. Hypothermie kommt es bei stark absinkender Körpertemperatur. Starke Unterkühlung ist sehr gefährlich. Bei älteren Kindern kommt es meist zur Unterkühlung, wenn sie sich im Freien unter sehr schlechten Wetterbedingungen überanstrengt haben oder nachdem sie in sehr kaltes Wasser gefallen sind (Babys s. S. 91).

Erste Hilfe für ein Kind: drinnen

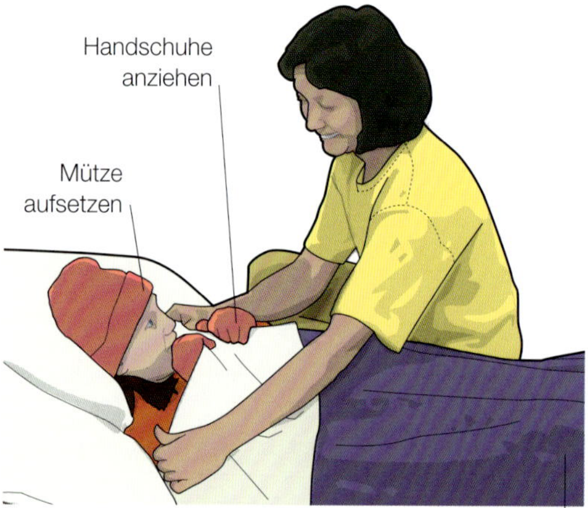

1 Wenn das Kind nur leicht unterkühlt ist, können Sie es mit einem heißen Bad wärmen. Bei starker Unterkühlung kann das aber gefährlich sein. Dann muss die Wärme von innen kommen.

2 Trocknen Sie das Kind ab, wenn es nass ist. Ziehen Sie ihm warme Sachen an, bringen Sie es ins Bett und decken Sie es zu. Noch besser sind spezielle Aludecken gegen den Wärmeverlust. Setzen Sie dem Kind eine Mütze auf und sorgen Sie dafür, dass der Raum warm genug ist. Bleiben Sie bei dem Kind.

ARZT ANRUFEN

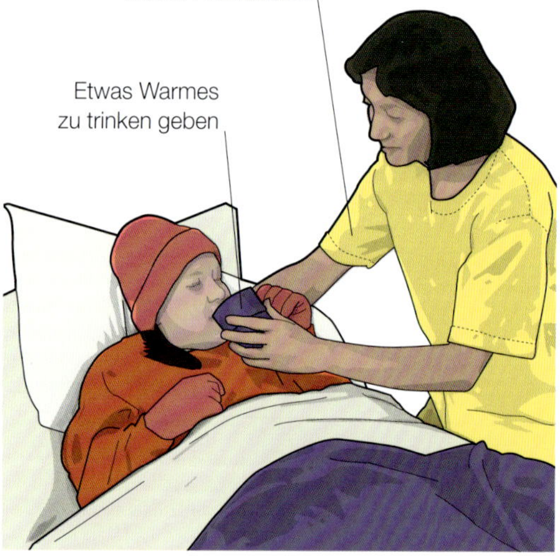

3 Geben Sie dem Kind etwas Warmes zu trinken und ein energiereiches Nahrungsmittel wie Schokolade zu essen. Lassen Sie es nicht allein, bevor seine Haut wieder eine gesunde Farbe hat und die Temperatur normal ist.

siehe auch:
- Das bewusstlose Baby, *S. 17–21*
- Das bewusstlose Kind, *S. 22–29*

Erste Hilfe für ein Kind: draußen

1 Wenn Sie keine Möglichkeit haben, das Kind in einen geschützten Bereich zu bringen, suchen Sie eine wind- und regengeschützte Stelle. Lagern Sie das Kind auf einer trockenen und isolierenden Unterlage, wie zum Beispiel Farn, Heidekraut oder Nadelgehölz. Legen Sie das Kind nach Möglichkeit in einen Schlafsack und verwenden Sie zusätzlich eine Rettungsdecke als Schutz. Wärmen Sie das Kind auch mit Ihrem Körper.

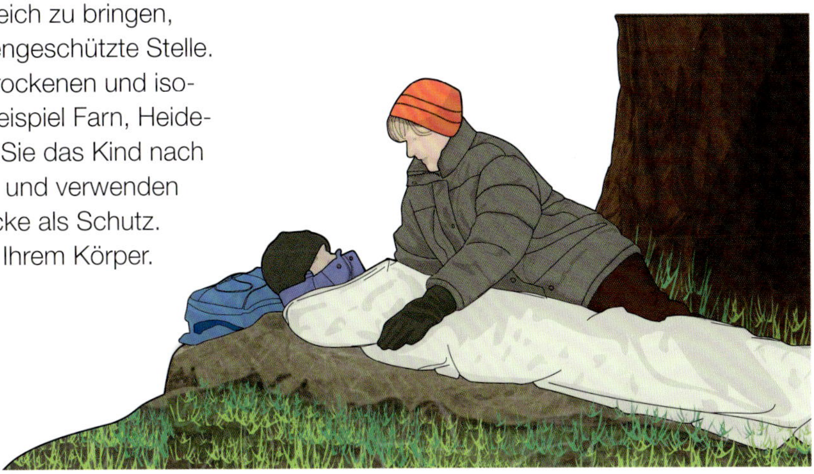

ARZT ANRUFEN

Unterkühlung bei Babys

Die Wärmeregulierung ist beim Baby noch nicht voll entwickelt. Es kann schnell Körperwärme verlieren und sich in einem kalten Raum unterkühlen. Ein unterkühltes Baby darf nur ganz allmählich aufgewärmt werden. Unterkühlung beim Baby erkennen: Rosa und gesund aussehende Haut, die sich kalt anfühlt, das Baby wirkt schlapp und ungewöhnlich ruhig, das Baby verweigert die Nahrungsaufnahme.

BEI BEWUSSTLOSIGKEIT NOTARZT RUFEN

ARZT ANRUFEN

1 Wärmen Sie das Baby schrittweise auf. Bringen Sie es in einen warmen Raum. Hüllen Sie es in Decken ein.

2 Setzen Sie ihm eine Mütze auf und drücken Sie es gegen Ihren Körper.

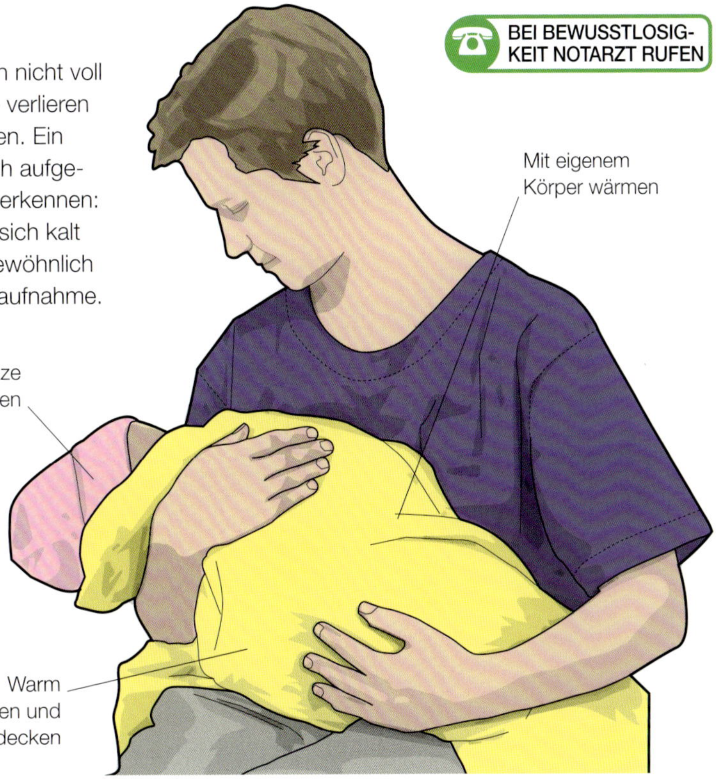
Mit eigenem Körper wärmen
Mütze aufsetzen
Warm anziehen und zudecken

Frostbeulen

! WICHTIG

- Wärmen Sie das Kind keinesfalls durch Rubbeln oder Auflegen direkter Wärmequellen wie Wärmflaschen.
- Stechen Sie Blasen nie auf.

Unter extremen Wetterbedingungen können sich Kinder Erfrierungen an Fingern und Zehen zuziehen. Bringen Sie das Kind ins Warme, bevor Sie mit der Versorgung beginnen. Symptome sind eingeschlafene Glieder, Taubheitsgefühl sowie sich hart und steif anfühlende Haut, die weiß und wächsern wird.

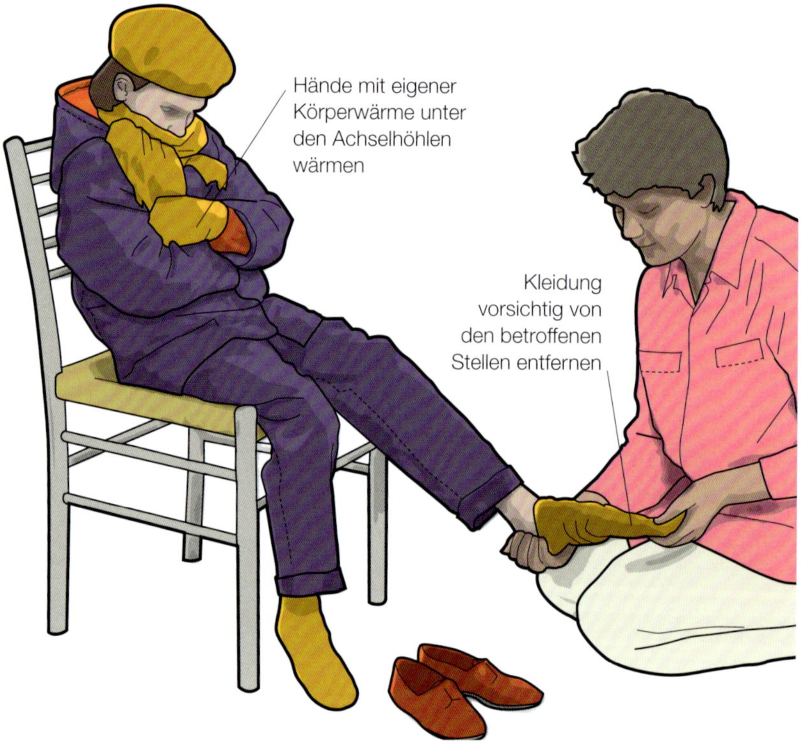

Aufgerissene Haut

Ist die Haut aufgerissen oder kehrt keine gesunde Hautfarbe zurück, legen Sie eine Mullkompresse auf die betreffende Stelle und verbinden das Ganze locker. KIND INS KRANKENHAUS FAHREN.

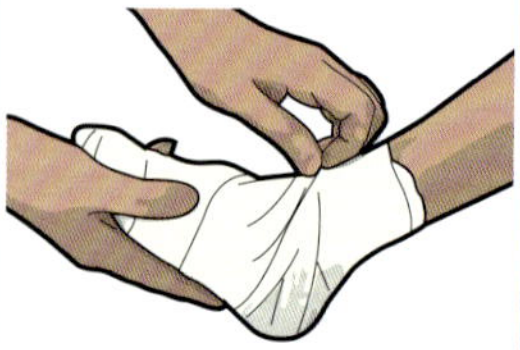

1. Bringen Sie das Kind ins Warme. Lassen Sie es sich setzen oder legen Sie es hin und entfernen Sie vorsichtig Socken und Schuhe.

2. Entfernen Sie Handschuhe und Ringe. Fordern Sie das Kind auf, die Hände unter seinen Achseln zu wärmen.

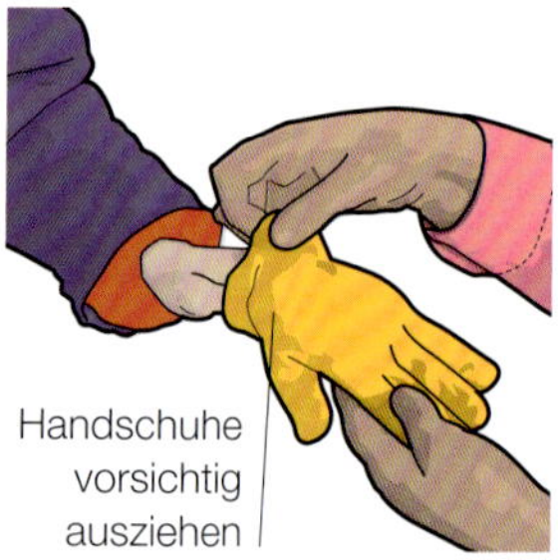

3. Bei Erfrierungen an Füßen oder Zehen heben Sie – um Schwellungen entgegenzuwirken – die Füße des Kindes hoch und wärmen die Zehen unter Ihren eigenen Achselhöhlen.

ARZT ANRUFEN

Hitzeerschöpfung

Dieser Notfall kann bei feuchtheißem Wetter oder körperlicher Anstrengung auftreten und wird durch Dehydration (Austrocknung) verursacht. Kranke Kinder, vor allem solche, die an Durchfall und Erbrechen leiden, und Kinder, die es nicht gewohnt sind, in der Hitze zu spielen, sind besonders gefährdet. Symptome sind Kopfschmerzen und Schwindel, Übelkeit sowie Schweißausbrüche. Die Körpertemperatur liegt bei ca. 39 °C.

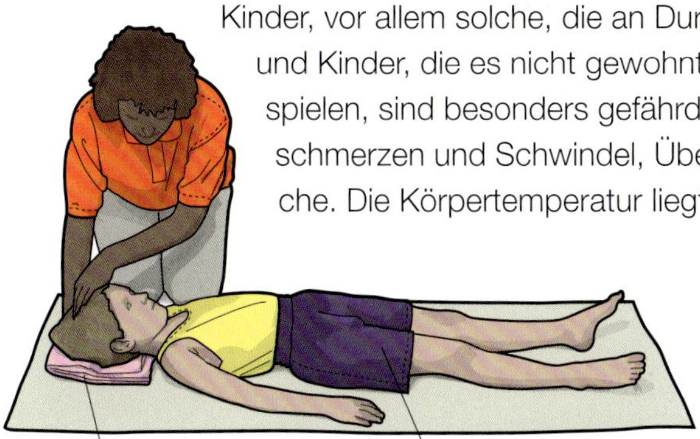
Kopf auf gefaltetes Handtuch oder Kissen legen
Kind in einem kühlen Raum hinlegen

1 Bringen Sie das Kind in den Schatten oder in einen kühlen Raum. Helfen Sie ihm sich hinzulegen.

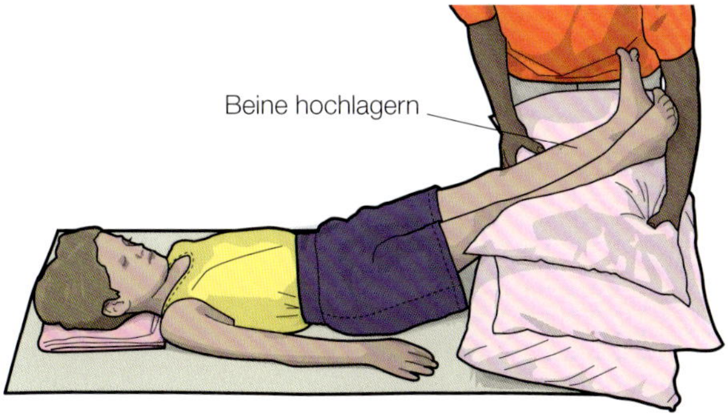

2 Heben Sie die Beine des Kindes an und lagern Sie sie auf einem Stapel Kissen. Das verbessert die Blutzufuhr zum Gehirn. Fordern Sie das Kind auf, liegen zu bleiben.

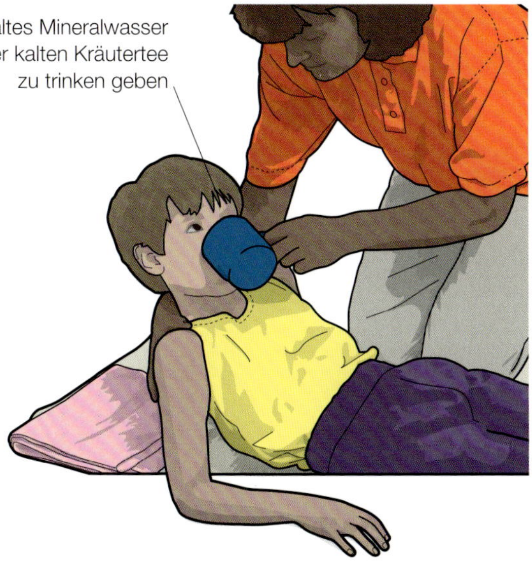

3 Helfen Sie dem Kind, sich aufzusetzen und möglichst viel kaltes Mineralwasser, kalten Kräutertee oder mit Mineralwasser verdünnten Fruchtsaft zu trinken, um den Salz- und Flüssigkeitsverlust auszugleichen.

ARZT ANRUFEN

! WICHTIG

- Auch wenn Ihr Kind sich schnell wieder erholt: ärztlichen Rat einholen.
- Wenn Ihr Kind sich nicht schnell erholt, könnte es einen Hitzschlag erlitten haben.
- Wenn das Kind bewusstlos ist, Atemwege frei machen und Atmung überprüfen. Wenn es atmet, in die stabile Seitenlage bringen; wenn es nicht atmet, Atemspende und Herzdruckmassage geben. NOTARZT RUFEN.

siehe auch:

- Hitzschlag, *S. 94*
- Das bewusstlose Baby, *S. 17–21*
- Das bewusstlose Kind, *S. 22–29*

WICHTIG

- Tritt der Hitzschlag bei einem Baby oder kleineren Kind auf, ziehen Sie es komplett aus und reiben es von oben nach unten nass ab.
- Wenn das Kind bewusstlos ist, Atemwege frei machen und Atmung überprüfen. Wenn es atmet, in stabile Seitenlage bringen; wenn es nicht atmet, Atemspende und Herzdruckmassage geben.

Hitzschlag

Bei starker Überhitzung des Körpers kann es zum Hitzschlag kommen. Symptome sind plötzliches Auftreten von Kopfschmerzen, Verwirrtheit, heiße, gerötete, trockene Haut, schnell schlechter werdende Reaktionen, jagender Puls sowie eine Körpertemperatur von 40 °C und mehr.

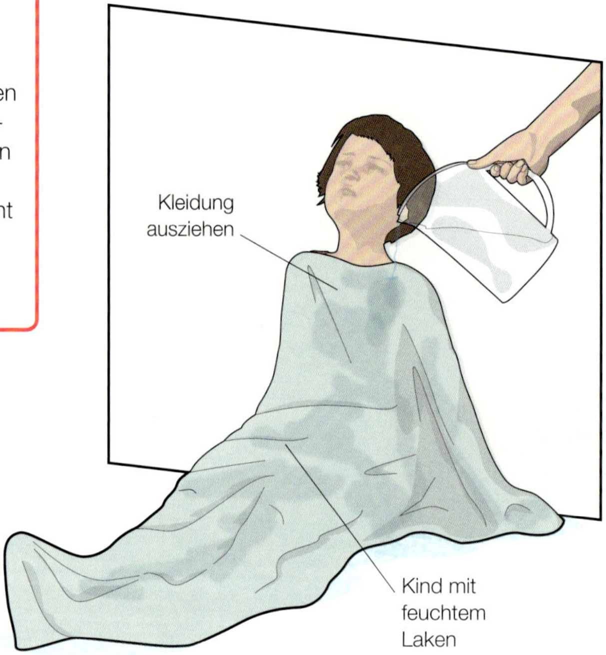

1 Legen oder setzen Sie das Kind an einem kühlen Ort hin und ziehen Sie ihm alle Kleidungsstücke aus. Beruhigen Sie es.

ARZT ANRUFEN

2 Reiben Sie das Kind immer wieder von oben nach unten mit kaltem oder lauwarmem Wasser ab. Lassen Sie die Haut an der Luft trocknen. Sie können das Kind auch mit einem nassen Laken bedecken.

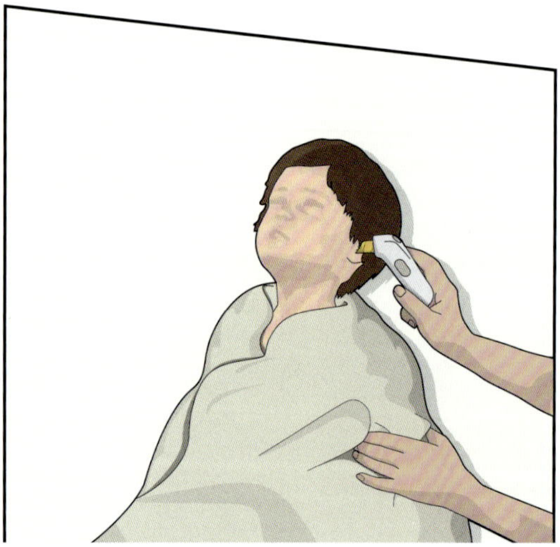

3 Fächeln Sie dem Kind mit der Hand oder einem Ventilator Luft zu, um die Körpertemperatur zu senken.

4 Vitalzeichen und Temperatur kontrollieren. Verschlechtert sich der Zustand:

NOTARZT RUFEN

siehe auch:

- Das bewusstlose Baby, *S. 17–21*
- Das bewusstlose Kind, *S. 22–29*

Sonnenbrand

Ein Sonnenbrand führt zu roter, juckender und schmerzhafter Haut. Babys und kleine Kinder sollten in der Sonne einen Hut tragen und mit einem guten Sonnenschutz eingecremt werden bzw. angezogen bleiben.

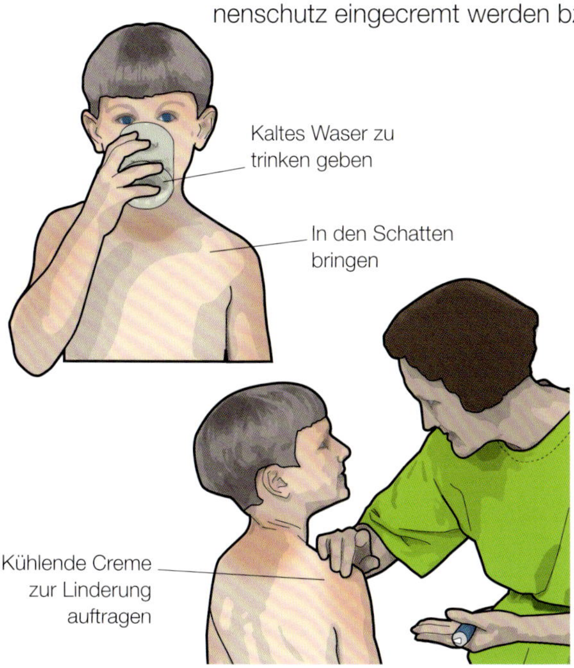

1 Bringen Sie das Kind in den Schatten oder in einen kühlen Raum und geben Sie ihm etwas Kaltes zu trinken.

2 Tragen Sie eine spezielle After-Sun-Creme zur Beruhigung der Haut auf.

WICHTIG

- Bei Blasenbildung: ARZT ANRUFEN.
- Treten beim Kind Unruhe, gerötete Haut, Schwindel, erhöhte Temperatur oder Kopfschmerzen auf, s. Hitzschlag, S. 94.

siehe auch:

- Hitzeerschöpfung, *S. 93*
- Hitzschlag, *S. 94*

Wärmeausschlag

Einen Wärmeausschlag erkennen: Körniger, roter Ausschlag, vor allem im Bereich um die Schweißdrüsen auf Brust und Rücken und unter den Armen.

1 Bringen Sie das Kind in einen kühlen Raum und ziehen Sie es aus. Reiben Sie es von oben nach unten mit kaltem Wasser ab.

2 Trocknen Sie es mit einem weichen Handtuch oberflächlich ab, lassen Sie die Haut aber noch leicht feucht.

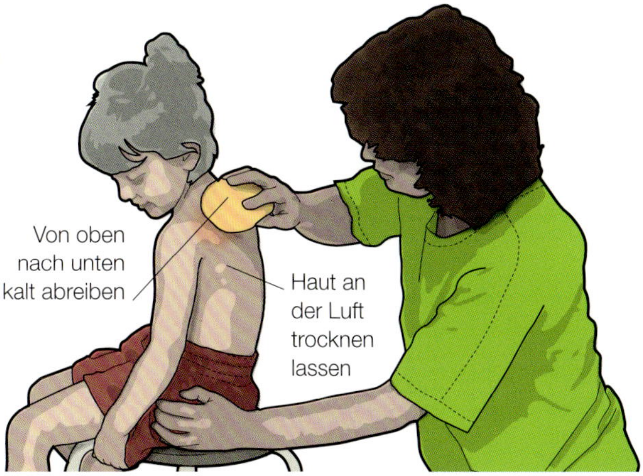

WICHTIG

- Bekommt ein Baby einen Wärmeausschlag, ziehen Sie ihm einige Kleidungsstücke aus oder baden es in lauwarmem Wasser. Trocknen Sie es sanft ab, lassen Sie die Haut aber noch leicht feucht.
- Klingt der Ausschlag nach 12 Stunden nicht ab oder steigt die Temperatur: ARZT ANRUFEN.

Fieber

Eine Körpertemperatur von mehr als 38 °C bezeichnet man als Fieber. Ursache hierfür ist meist eine Infektion. Leichtes Fieber ist nicht weiter schlimm, eine Temperatur von über 40 °C dagegen kann, vor allem bei Babys und sehr kleinen Kindern, gefährlich werden. Symptome sind erhöhte Körpertemperatur, sehr blasses Gesicht und Schüttelfrost mit Gänsehaut sowie Zittern mit aufeinanderschlagenden Zähnen. Bei fortgeschrittenem Fieber kommt es zu heißer, geröteter Haut, Gliederschmerzen, Schweißausbrüchen und Kopfschmerzen.

! WICHTIG

- Kinder unter drei Monaten sollten den Wirkstoff Paracetamol nur dann erhalten, wenn es der Arzt anordnet.
- Wenn Ihr Kind sehr heiß ist, ziehen Sie ihm so viel wie möglich aus.
- Hat das Kind darüber hinaus starke Kopfschmerzen, s. Meningitis. S. 97.
- Fieber kann auch durch zu viel Sonne verursacht werden, s. Hitzschlag, S. 94.

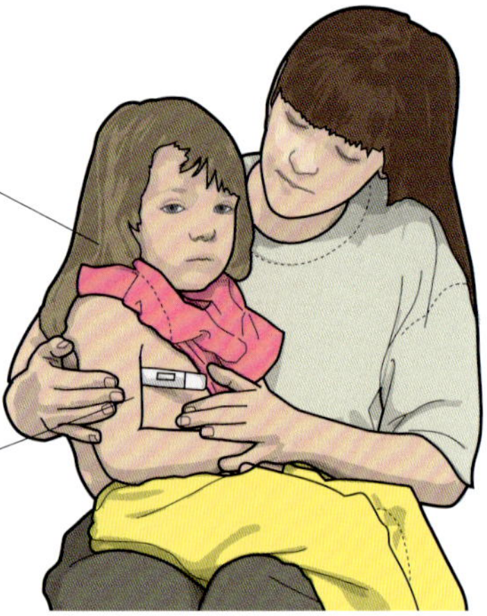
Körpertemperatur messen
Thermometer unter die Achsel pressen

1 Stecken Sie dem Kind die Thermometerspitze in den Anus, notfalls auch unter die Achsel. Elektronische Digitalthermometer sind am praktischsten.

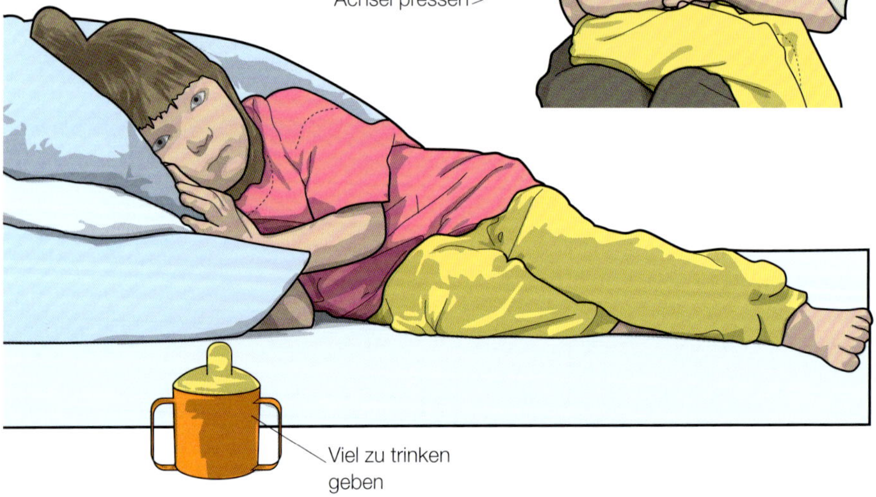

2 Legen Sie das Kind auf das Sofa oder Bett, decken Sie es aber nicht zu. Achten Sie darauf, dass es viel Wasser oder verdünnten Fruchtsaft trinkt.

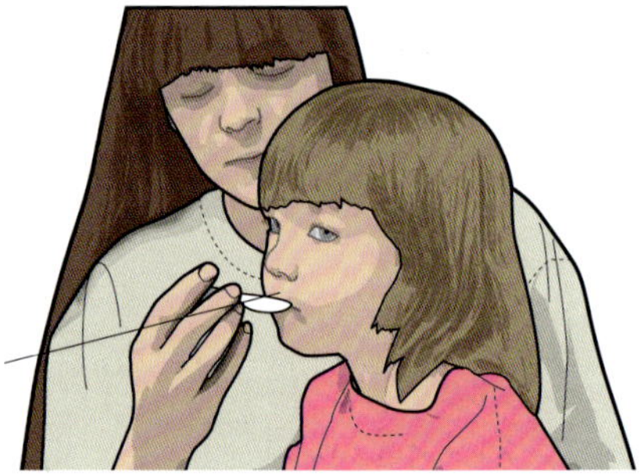
Fiebersenkendes Mittel geben

3 Sie können dem Kind zur Fiebersenkung auch den Wirkstoff Paracetamol – als Saft oder als Zäpfchen – geben. Halten Sie sich dabei an die Dosieranweisung. Ist das Kind sehr heiß, reiben Sie es von oben nach unten kalt ab (s. S. 95).

siehe auch:

- Fieberkrampf, *S. 32*
- Hitzschlag, *S. 94*
- Meningitis. *S. 97*

Wie man Säuglingen und kleinen Kindern Kühlung verschafft

Kinder unter vier Jahren bekommen relativ schnell Fieberkrämpfe (s. S. 32). Steigt die Körpertemperatur des Kindes über 40 °C: ARZT ANRUFEN.

Babys
Ziehen Sie das Baby bis auf die Windel aus und kühlen Sie es ab, indem Sie es mit lauwarmem Wasser abreiben (Extremitäten nicht kühlen, wenn sich nur der Rumpf fiebrig anfühlt).

Kleinkinder
Ziehen Sie das Kind aus und kühlen Sie es ab, indem Sie es etwa 30 Minuten lang mit lauwarmem Wasser abreiben (Extremitäten nicht kühlen, wenn sich nur der Rumpf fiebrig anfühlt).

Meningitis

Diese sehr ernste Erkrankung, bei der sich die Hirnhäute entzünden, muss rechtzeitig behandelt werden. Symptome sind Fieber, Teilnahmslosigkeit, Erbrechen, Appetitlosigkeit, Kopfschmerzen oder, bei Babys, eine leicht schmerzhafte Fontanelle, Lichtempfindlichkeit, Nackenschmerzen und -steifigkeit, Krampfanfälle, Ausschlag mit roten oder purpurnen blutunterlaufenen Flecken sowie bei Kindern, die kurz vorher erst eine Infektion hatten, eine Verschlechterung ihres Zustands.

Legen Sie das Kind hin und stützen Sie seinen Rücken mit Kissen oder Polstern ab. Dunkeln Sie den Raum ab und verschaffen Sie dem Kind völlige Ruhe.
DRINGEND ARZT ANRUFEN

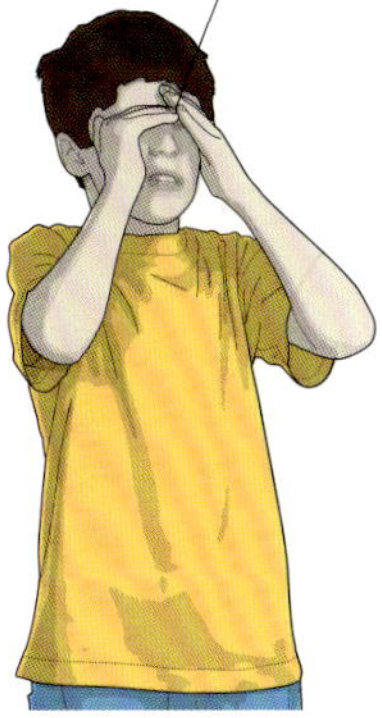

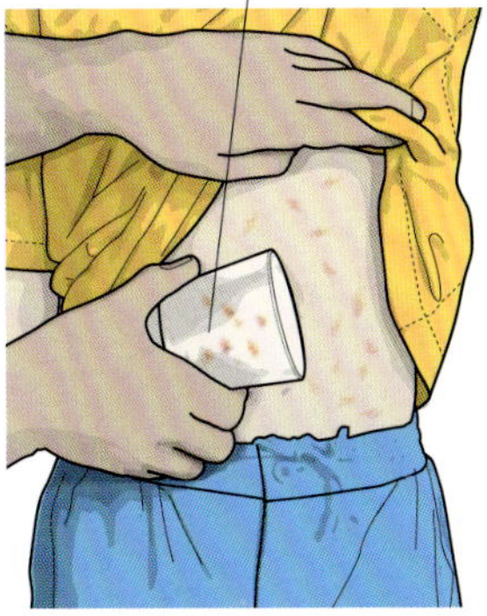

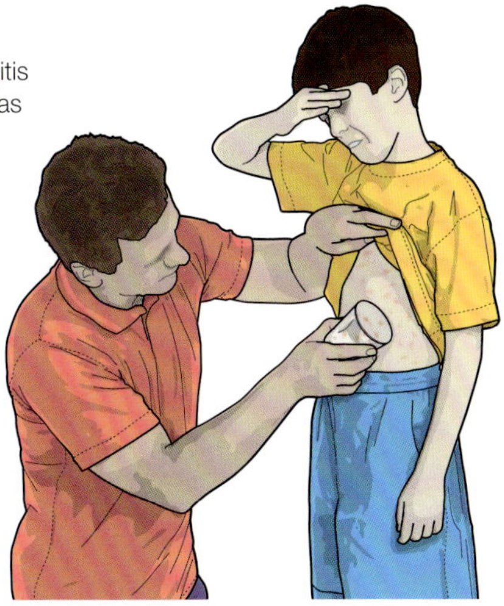

WICHTIG
Bei länger anhaltenden Brechattacken sind möglicherweise Mineralgetränke bzw. eine Infusionstherapie im Krankenhaus nötig. ARZT ANRUFEN.

Erbrechen

Ein Baby, das wiederholt an Durchfall und Erbrechen leidet, kann einen Flüssigkeitsmangel erleiden. Geben Sie ihm abgekochtes und abgekühltes Wasser zu trinken (Milch nur, wenn Sie stillen).

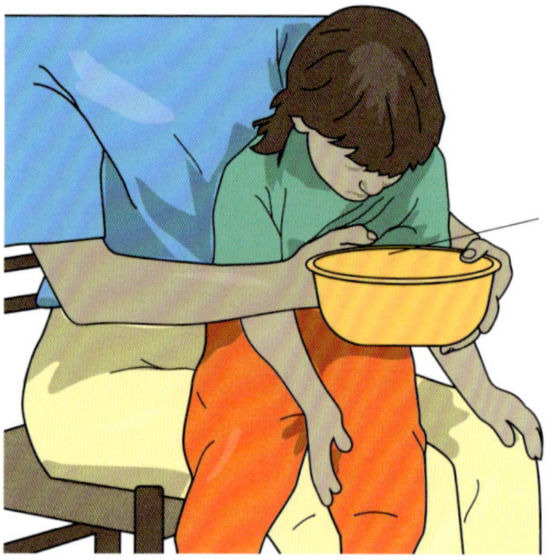

1. Halten Sie das Kind über eine Schüssel oder ein Waschbecken. Stützen Sie seinen Oberkörper mit der freien Hand, während es erbricht. Reden Sie beruhigend auf das Kind ein.

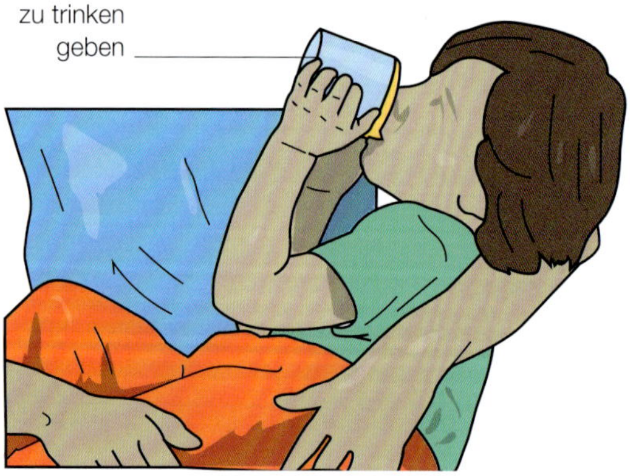

2. Tupfen Sie sein Gesicht, vor allem die Mundregion, mit einem ausgewrungenen Schwamm oder einem Tuch und lauwarmem Wasser ab.

3. Geben Sie dem Kind, gegen den unangenehmen Geschmack im Mund und um den Flüssigkeitsverlust auszugleichen, Wasser zu trinken (z. B. mit einem Esslöffel). Lassen Sie es nur schlückchenweise trinken.

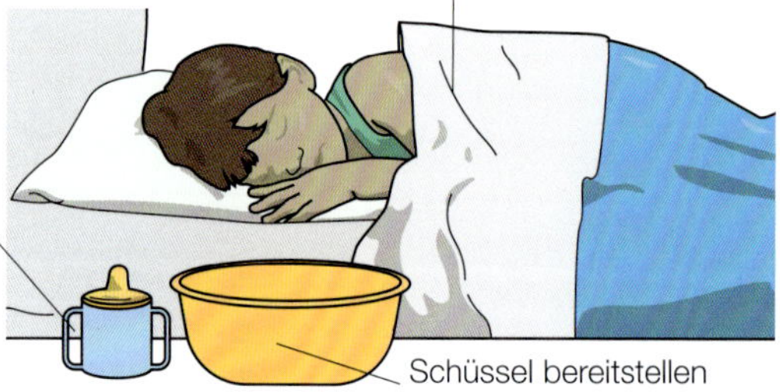

4. Lassen Sie das Kind ausruhen – wenn es mag, im Bett. Stellen Sie eine Schüssel bereit, falls es zu erneutem Erbrechen kommt, und etwas frisches Wasser.

Bauchschmerzen

Diese Schmerzen werden oft durch eine Magenverstimmung verursacht. Meist rührt sie von einer Entzündung der Bauchorgane her.

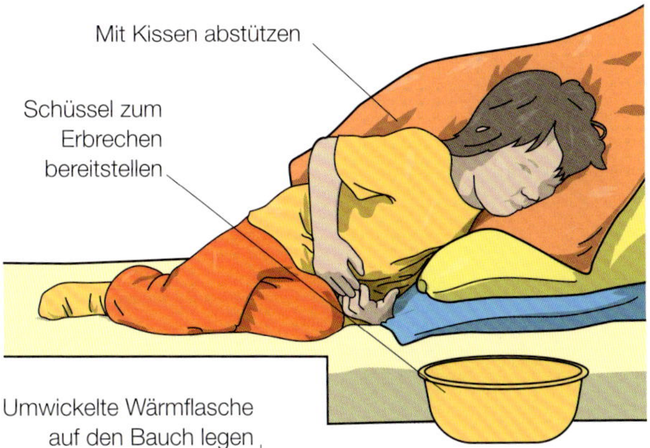

1 Das Kind soll sich hinlegen. Bei Atembeschwerden stützen Sie den Oberkörper mit Kissen ab. Stellen Sie eine Schüssel bereit, falls das Kind sich erbrechen muss.

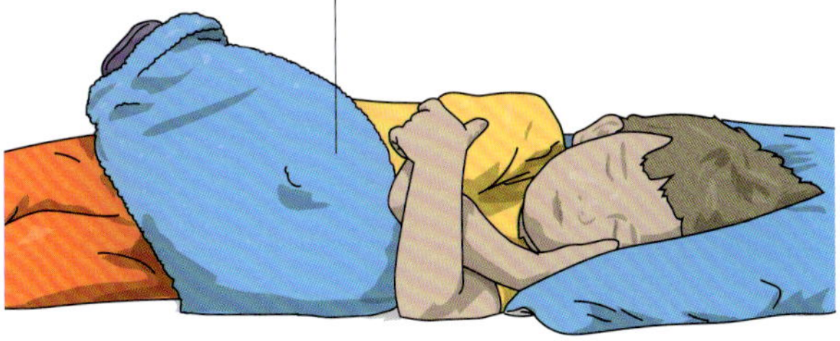

2 Wärme kann schmerzlindernd wirken. Legen Sie dem Kind eine Wärmflasche, mit einem Handtuch umwickelt, auf den Bauch. Geben Sie ihm nichts zu trinken.

! WICHTIG

- Sind die Schmerzen stark oder halten sie länger als 30 Minuten an, ARZT ANRUFEN.
- Wenn das Kind an Blähungen leidet, lassen Sie es sich hinsetzen und lockern Sie die Kleidung rund um seine Taille. Die Schmerzen sollten dann schnell nachlassen. Wenn Sie über seinen Zustand im Zweifel sind, ärztlichen Rat einholen.

Blinddarmentzündung

Blinddarmentzündung kommt bei Kindern unter zwei Jahren nur selten vor. Bei älteren Kindern, vor allem bei Teenagern, tritt sie dagegen häufiger auf. Symptome einer Blinddarmentzündung sind: wellenartig auftretende Schmerzen in der Bauchmitte, starke Schmerzen, die in den rechten Unterbauch wandern, erhöhte Körpertemperatur, Appetitlosigkeit, Übelkeit, Erbrechen sowie Durchfall.

Eine Blinddarmentzündung muss rasch behandelt werden. Helfen Sie dem Kind sich hinzulegen. Geben Sie ihm nichts zu trinken oder zu essen.

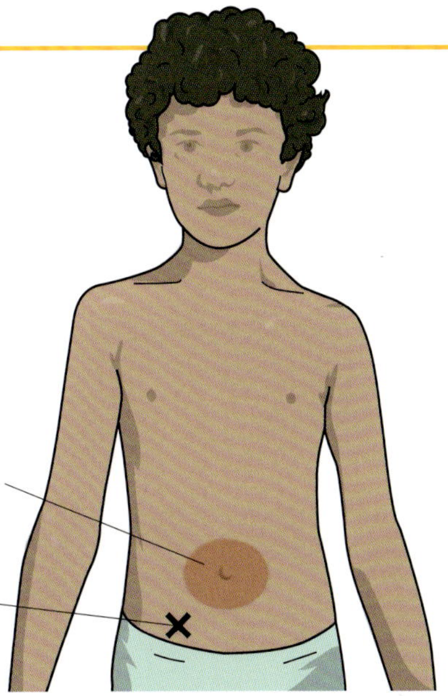

ARZT ANRUFEN

Ohrenschmerzen

Derartige Schmerzen werden meist durch Ohrinfektionen verursacht, die Folge einer Erkältung oder Grippe sind. Sie können aber auch von einem Fremdkörper im Ohr herrühren.

! WICHTIG

Klingen die Schmerzen nicht ab oder treten Ausfluss aus dem Ohr, Fieber oder ein Gehörverlust auf: ARZT ANRUFEN.

Druck auf den Ohren

Zu dieser recht harmlosen Störung kann es durch eine Veränderung der Druckverhältnisse, etwa im Flugzeug – hier vor allem beim Starten oder Landen – oder beim Fahren durch einen Tunnel, kommen. Die Ohren bekommt man wieder frei, indem man den Mund schließt, die Nase zuhält und fest hineinbläst. Auch Bonbonlutschen kann helfen.

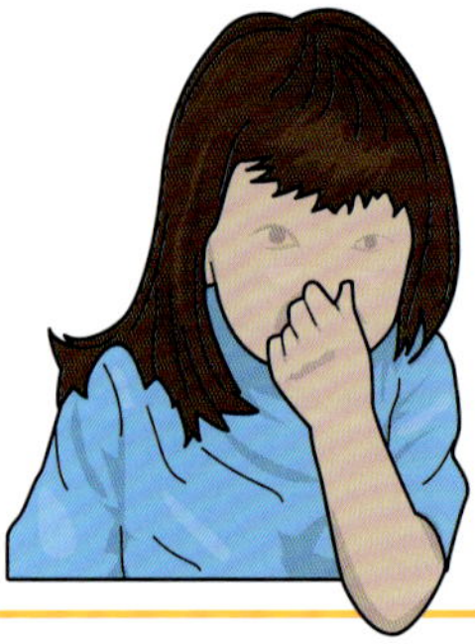

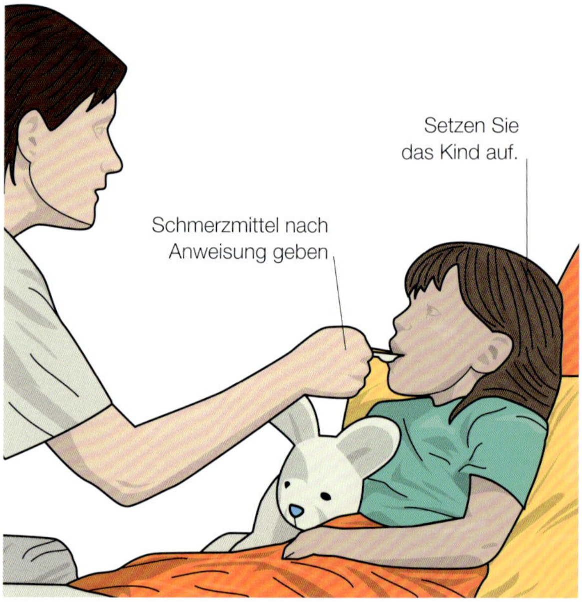

1 Machen Sie es dem Kind bequem. Setzen Sie es mit Kissen im Rücken auf, wenn die Ohrenschmerzen beim flachen Liegen schlimmer werden. Geben Sie ihm Schmerzmittel nach Anweisung.

2 Hitzeanwendung kann schmerzlindernd wirken. Füllen Sie eine Wärmflasche mit heißem Wasser, umwickeln Sie sie mit einem Handtuch und legen Sie sie unter das schmerzende Ohr.

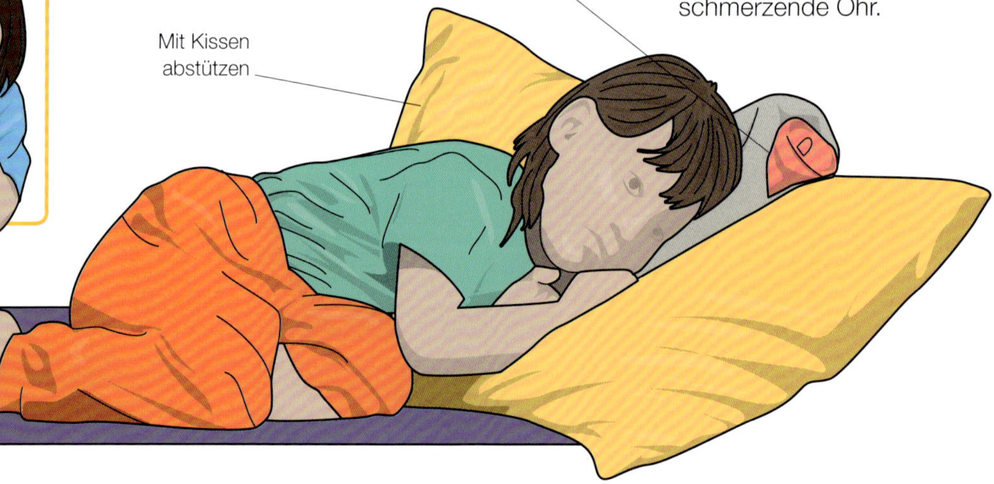

Zahnschmerzen

Ein kleines Kind mit Zahnschmerzen bekommt eventuell einen neuen Zahn. Ein älteres Kind hat vielleicht Karies oder eine Infektion.

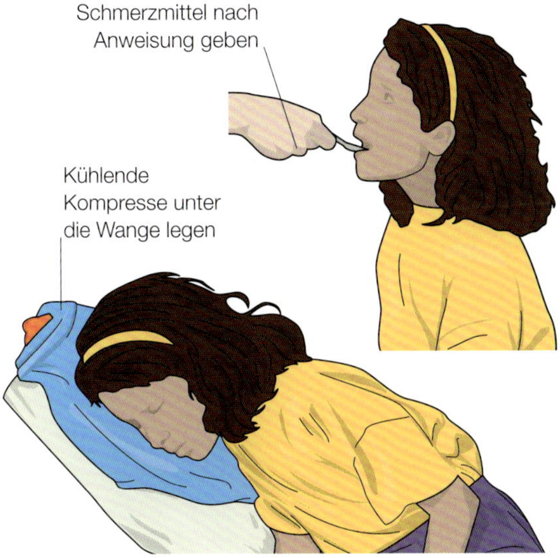

1 Vereinbaren Sie einen Zahnarzttermin. Geben Sie dem Kind bis dahin ein Schmerzmittel nach Anweisung.

2 Gehen die Schmerzen durch flaches Liegen nicht zurück, setzen Sie das Kind durch Kissen gestützt auf. Legen Sie eine kühlende Kompresse (s. S. 80) unter die schmerzende Seite.

> **! WICHTIG**
> Ist die Wange geschwollen und sind die Schmerzen stark: ZAHNARZT ANRUFEN.

Krämpfe

Bei Krämpfen handelt es sich um schmerzhafte Muskelspasmen, die vor allem die Füße und die Wadenmuskulatur betreffen. Die Schmerzen lassen sich durch Massieren und Dehnen der Muskeln lindern.

1 Helfen Sie dem Kind, sich hinzusetzen heben Sie dann sein Bein an und strecken Sie das Knie durch. Biegen Sie seine Zehen nach oben, um den Fuß zu dehnen.

2 Kneten Sie die betreffenden Muskeln sanft, aber fest mit den Fingerspitzen, bis die Krämpfe abgeklungen sind.

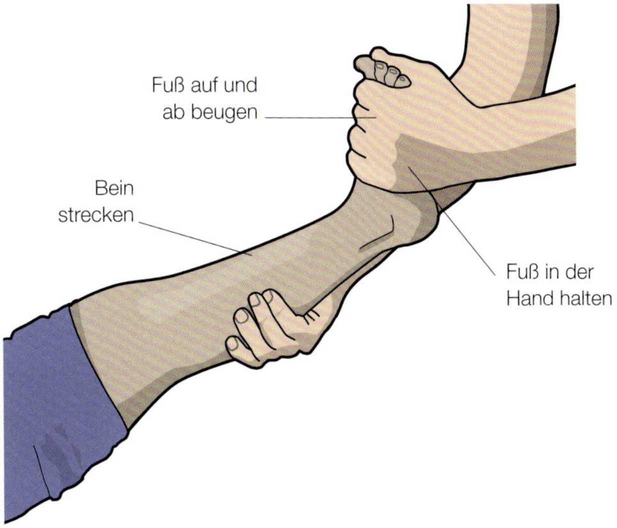

Was ein Erste-Hilfe-Kasten enthalten sollte

- Einmalhandschuhe
- 1 schmale Rollbinde
- 1 breite Rollbinde
- 1 schmale elastische Binde
- 1 breite elastische Binde
- 2 Augenkompressen mit Verbänden
- Schere
- Wundsalbe
- Päckchen Mulltupfer
- 2 Dreiecktücher
- hypoallergenes Tape-Pflaster
- 2 sterile Kompressen
- wasserdichte Pflaster
- 1 Fingerverband
- 1 Pinzette
- 1 sterile Wundauflage mit Verband

Verbandkasten

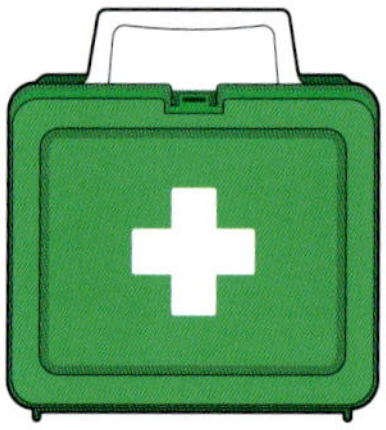

Bewahren Sie zu Hause und im Auto stets einen Verbandkasten auf. In Apotheken gibt es Erste-Hilfe-Kästen zu kaufen, die Sie zusätzlich mit Verbänden, Wundauflagen und Einmal-Handschuhen bestücken können. Der Verbandkasten muss schnell griffbereit und leicht als solcher zu erkennen sein. Kontrollieren Sie den Inhalt regelmäßig. Bewahren Sie keine Arzneimittel im Verbandkasten auf – dafür sind Arzneischränkchen da. Ein Erste-Hilfe-Kasten sollte die unten dargestellten Gegenstände enthalten.

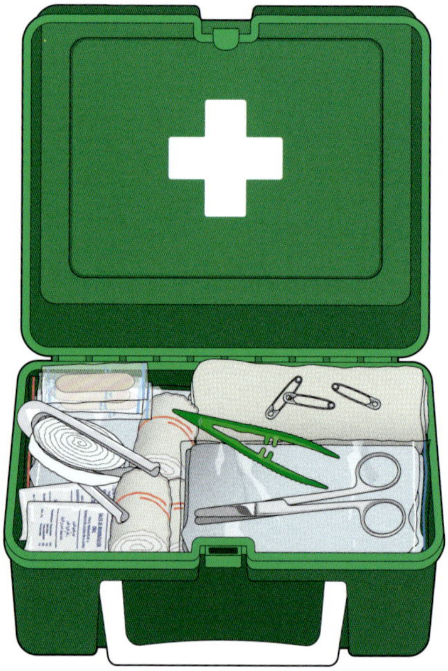

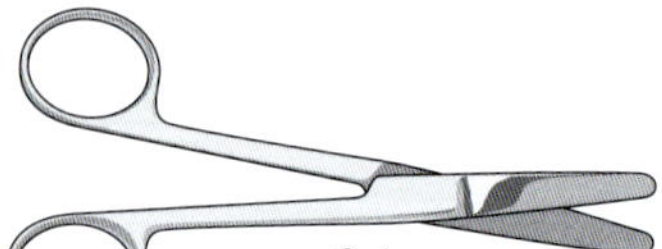

Schere

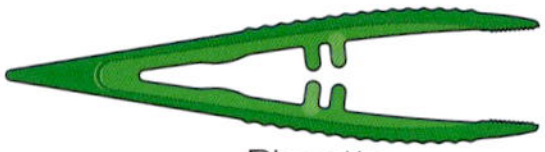

Pinzette

Wundauflagen

Pflaster (selbstklebende Wundauflagen) werden für kleinere Wunden benutzt – wichtig sind verschiedene Größen und Formen. Halten Sie für größere Wunden eine Auswahl größerer steriler Wundauflagen bereit.

Mulltupfer

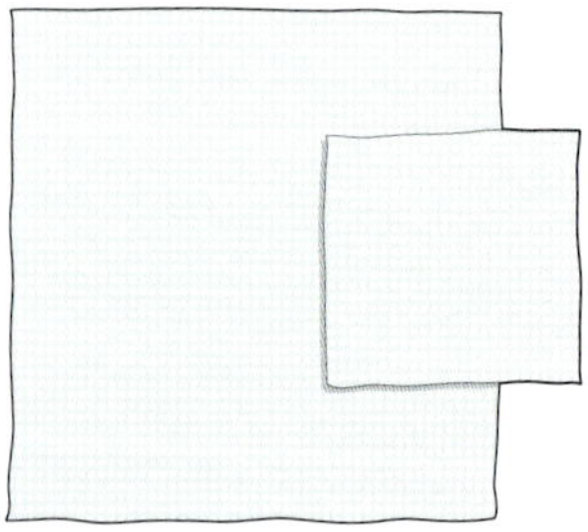

Sterile, nicht selbsthaftende Kompresse

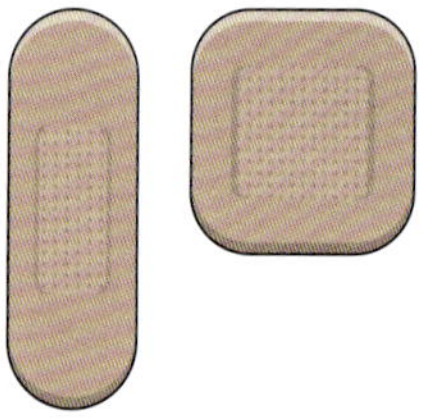

Pflaster

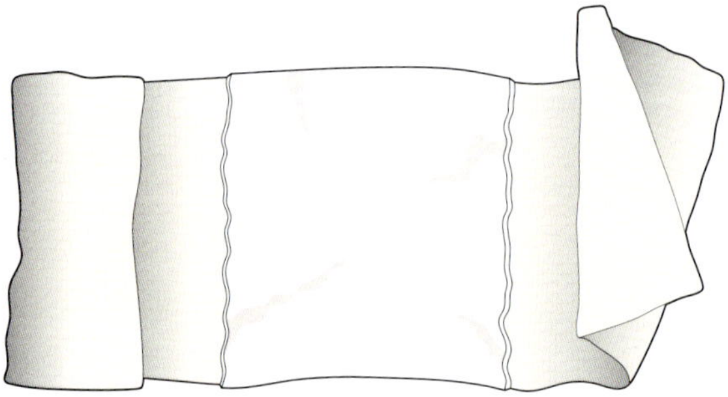

Sterile Wundauflage mit Verband

Verbände

Wichtig ist eine Vielzahl verschiedener Verbände zur Fixierung von Wundauflagen und Ruhigstellung verletzter Gelenke. Praktisch sind elastische Binden, weil sie sich der Körperform anpassen. Aus Dreiecktüchern lassen sich Schlingen oder breit bzw. schmal gefaltete Krawatten anfertigen.

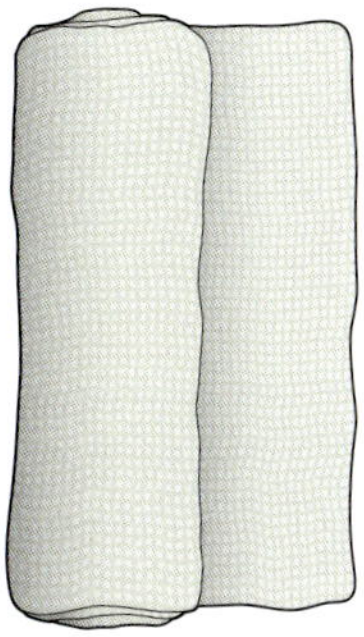

Breite elastische Binde

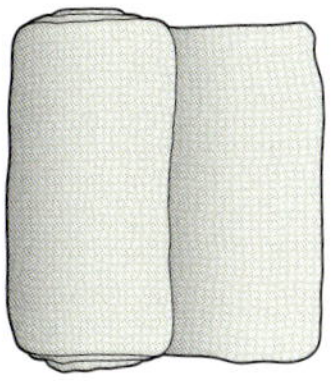

Schmale elastische Binde

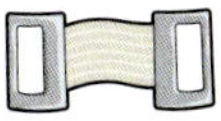

Verbandklammern

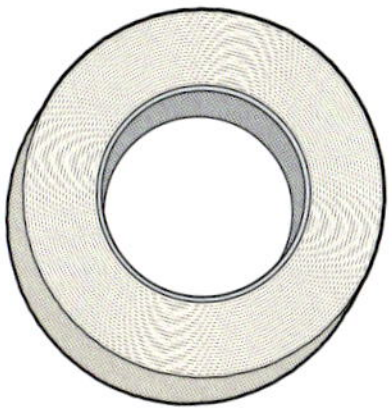

Hypoallergenes Tape-Pflaster zur Fixierung von Verbänden

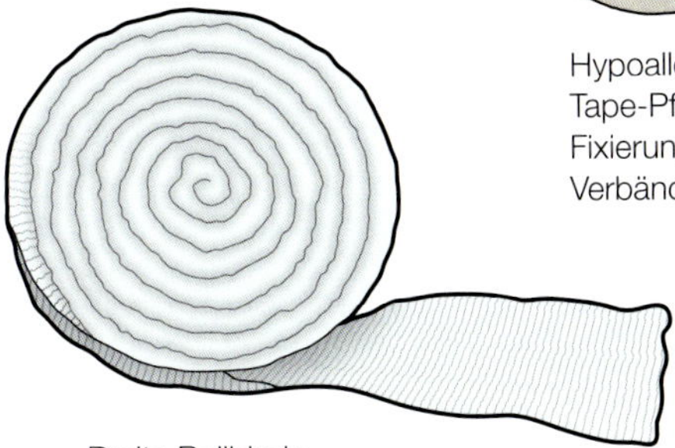

Breite Rollbinde

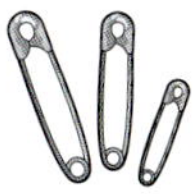

Sicherheitsnadeln

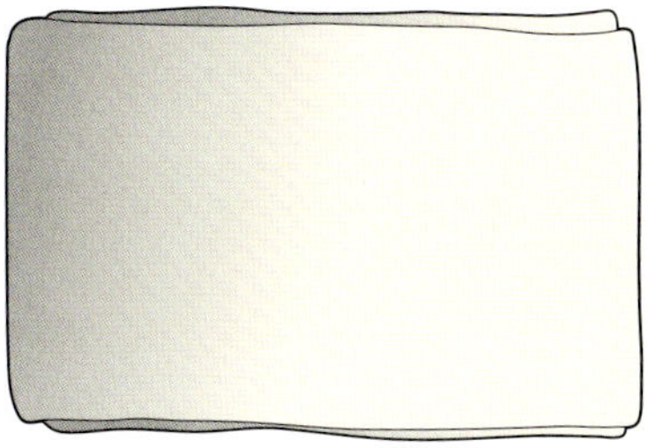

Gefaltetes Dreiecktuch

Sonstige nützliche Hilfsmittel

Eine Reihe von Haushaltsgegenständen ist im Notfall von unschätzbarer Hilfe. Wenn Ihnen nicht exakt dieselben Materialien zur Verfügung stehen, können Sie improvisieren. Halten Sie nach Möglichkeit die folgenden Artikel bereit:

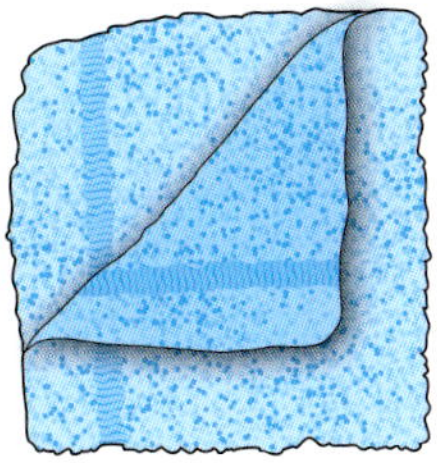

WASCHLAPPEN
Mit einem in kaltes Wasser getauchten Waschlappen können Sie kalte Kompressen auflegen oder ein fiebriges Kind abreiben.

KÄLTEKOMPRESSEN
Kältekompressen sind zur sofortigen Kühlung hilfreich.

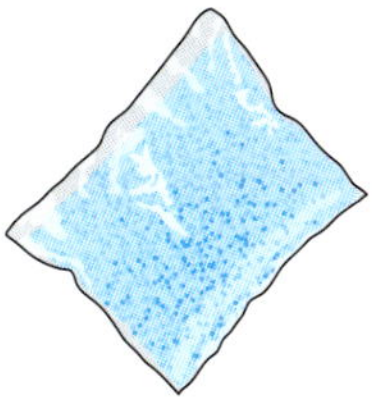

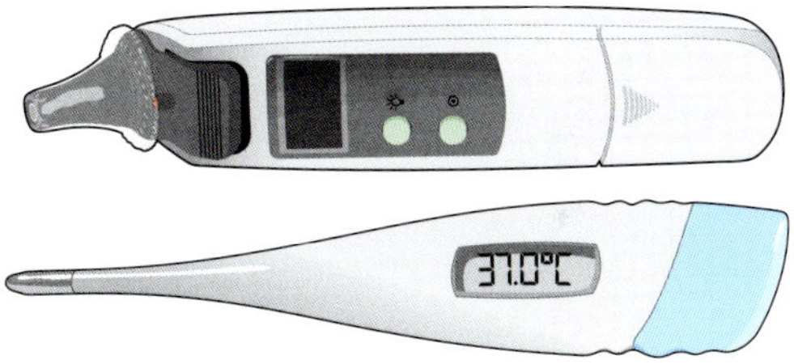

FIEBERTHERMOMETER
Verwenden Sie ein leicht zu bedienendes digitales Gerät.

PLASTIKBEUTEL
Einen Plastikbeutel kann man – gefüllt mit Eis, Wasser und etwas Salz – hervorragend zur Kühlung verwenden.

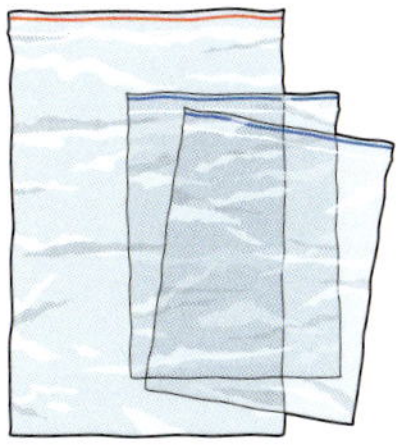

AUSSERDEM
Papier und Stift, Taschenlampe, Rettungsdecke, Beatmungsmaske oder -folie.

Wundauflagen

Wundauflagen helfen, einer Infektion vorzubeugen und unterstützen den Blutgerinnungsprozess. Sie dürfen nicht flusen und müssen groß genug sein, um die Wunde samt angrenzender gesunder Haut abzudecken. Waschen Sie stets Ihre Hände, bevor Sie eine Wundauflage auflegen, und tragen Sie möglichst Einmalhandschuhe. Wenn Blut durch eine Wundauflage sickert, legen Sie eine zweite darauf. Wickeln Sie Verbände nicht zu stramm (s. S. 105).

Pflaster

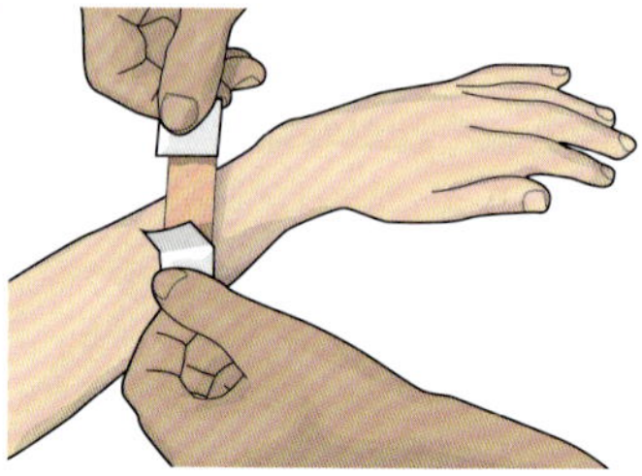

Die Hülle entfernen, die Wundauflage über die Wunde halten und die Schutzfolie abziehen. Enden und Ränder fest auf die Haut drücken.

Sterile Kompresse

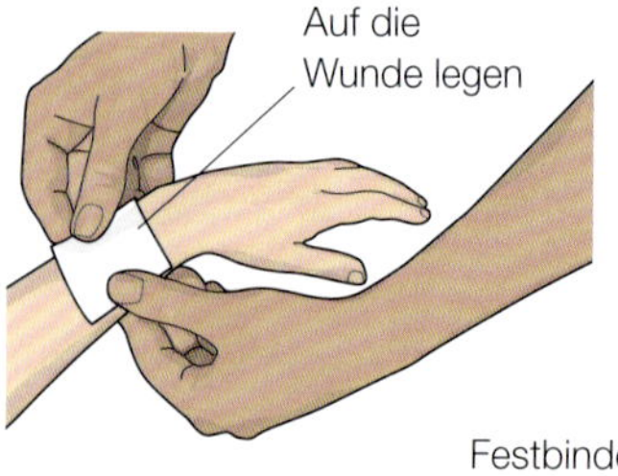

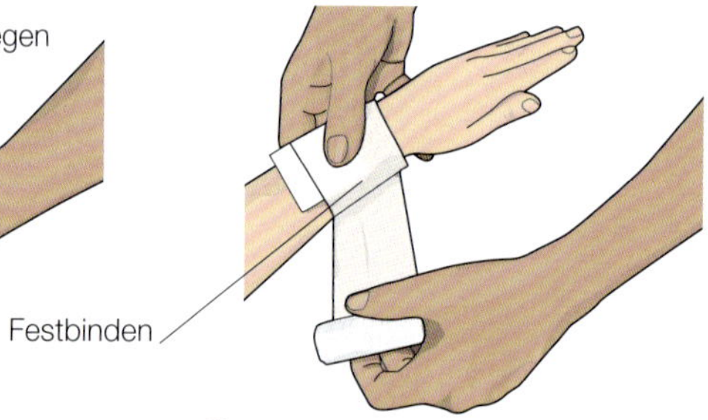

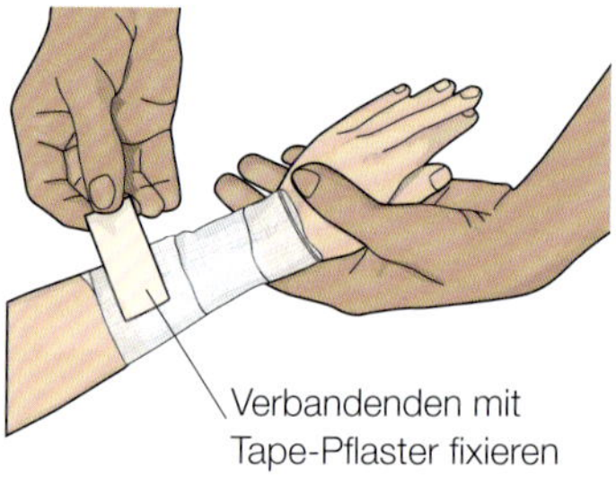

1 Die Kompresse mit der beschichteten Seite nach unten direkt auf der Wunde aufbringen.

2 Die Kompresse mit einem Verband fixieren, dabei von der Verletzung aus immer nach oben wickeln.

3 Für besonderen Halt eine Bahn zwischen Daumen und Hand hindurchführen (s. S. 105). Das Ende festkleben.

Sterile Wundauflage mit Verband

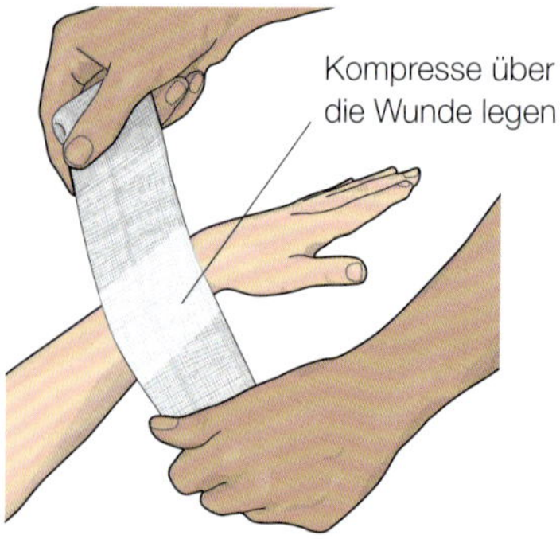

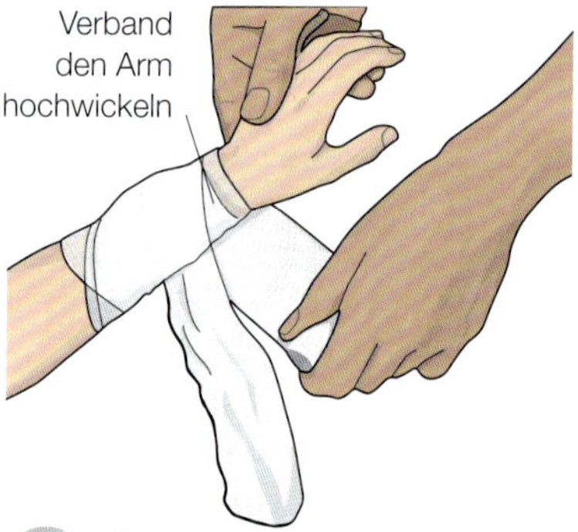

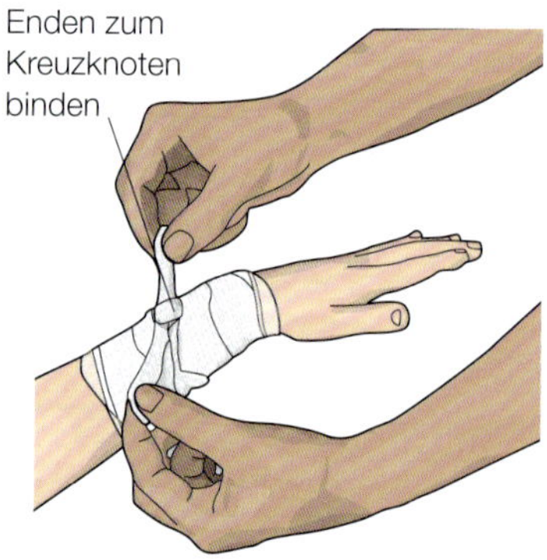

1 Den Verband zu beiden Seiten der Wundauflage festhalten und die Kompresse auf die Wunde legen.

2 Das kurze Ende hängen lassen, das andere um den Arm wickeln, bis die Wundauflage bedeckt ist.

3 Die beiden Enden zu einem Kreuzknoten über der Kompresse zusammenbinden.

Verbände

Verbände dienen dazu, Wundauflagen zu fixieren, Blutungen zu stillen und verletzten Körperpartien Halt zu geben. Rollbinden lassen sich überall am Körper einsetzen, elastische Binden eignen sich besonders zum Verbinden von Gelenk- oder Kopfverletzungen, da sie sich der Körperform anpassen.

Blutfluss prüfen

Legen Sie Verbände nicht zu stramm an – das schnürt das Blut ab. Zur Kontrolle drücken Sie einmal kurz auf den Nagel oder die Haut des Kindes und lassen dann wieder los. Kehrt die Farbe nicht in kürzester Zeit zurück, lockern Sie den Verband etwas.

Rollbinden

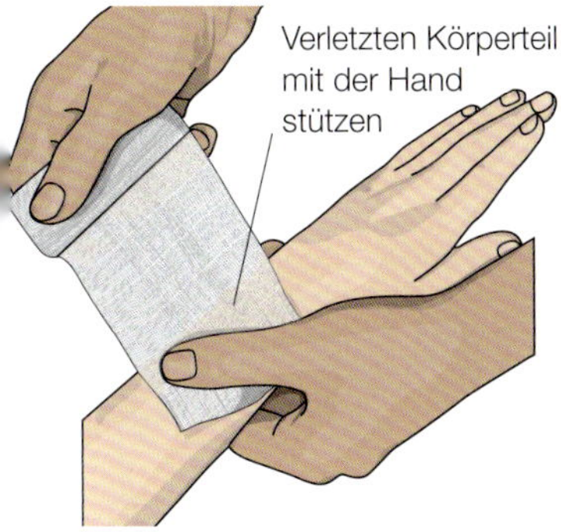

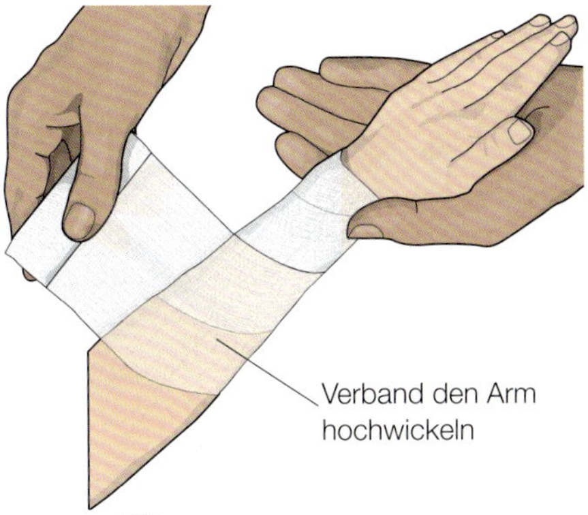

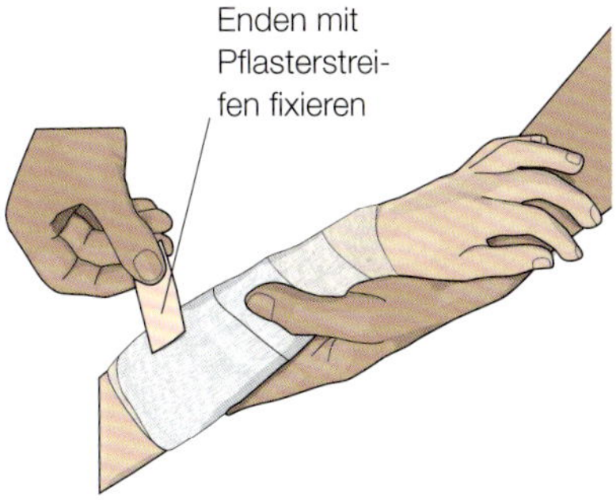

1 Das Ende des Verbands unterhalb der Verletzung auf den Arm legen und die Rollbinde mit der anderen Hand festhalten.

2 Die Binde einmal zwischen Daumen und Hand führen (s. unten). Dann die Binde schräg nach oben um den Arm wickeln.

3 Zum Abschluss zwei gerade Runden wickeln. Das Ende fixieren. Die Durchblutung kontrollieren (s. oben).

Handverband

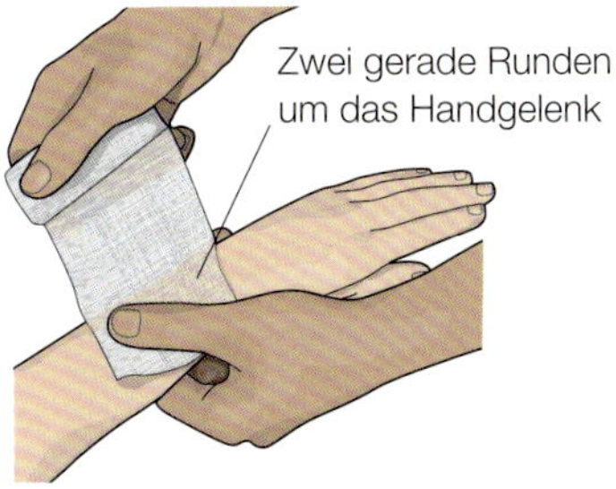

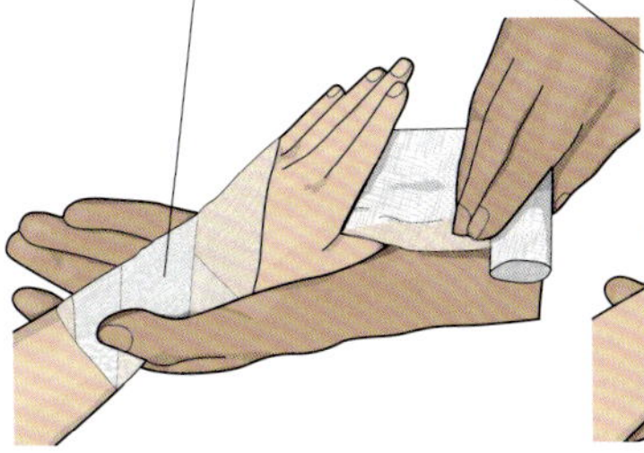

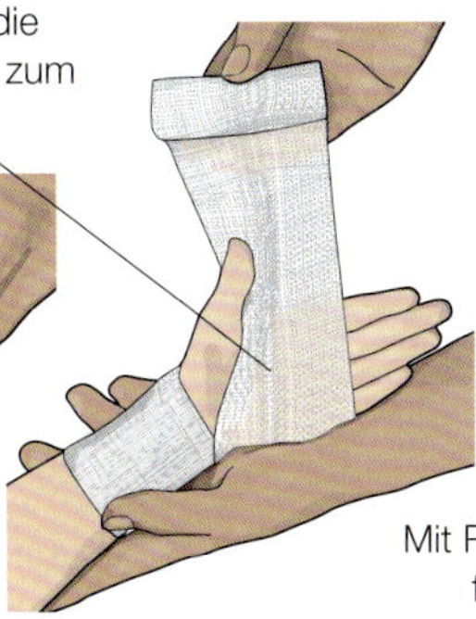

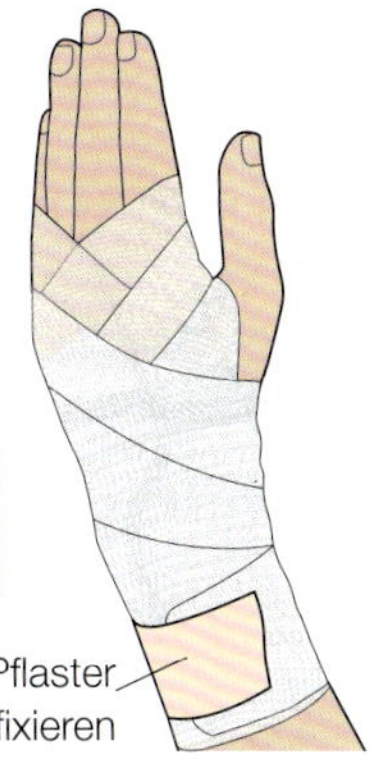

1 Das Verbandende auf das Handgelenk legen und zweimal gerade darum herumwickeln.

2 Quer über den Handrücken zum Ansatz des kleinen Fingers wickeln, dann um die Handfläche herum und zwischen Daumen und Zeigefinger und quer über den Handrücken wieder zurück. Wiederholen Sie diese Achterform, bis die ganze Hand umwickelt ist.

Dreiecktücher

Diese gibt es einzeln, steril abgepackt, zu kaufen. Sie können Sie aber auch aus einem viereckigen stabilen Stoffstück, das Sie diagonal einmal in der Mitte falten, selbst herstellen. Dreiecktücher werden zum Herstellen von breit gefalteten oder schmal gefalteten Krawatten (s. S. 73) oder von Schlingen verwendet. Armschlingen geben einem verletzten Arm bzw. Handgelenk Halt oder entlasten eine verletzte Schulter.

Armschlinge

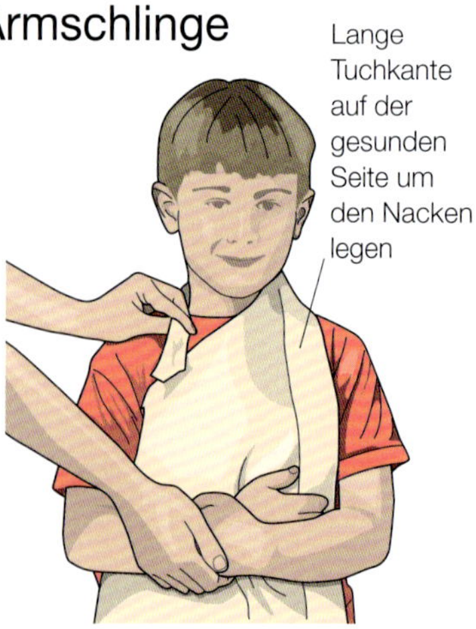

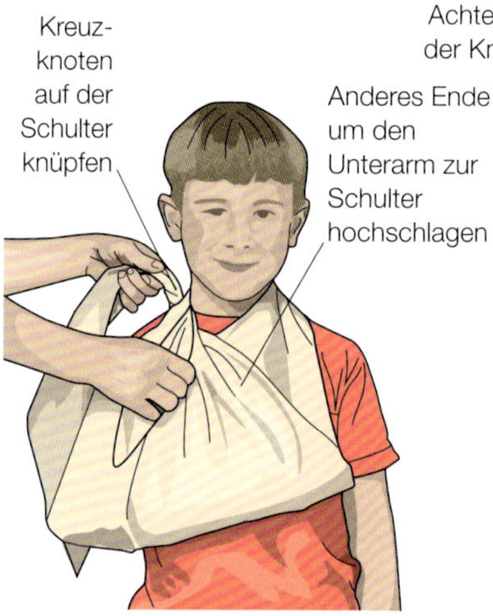

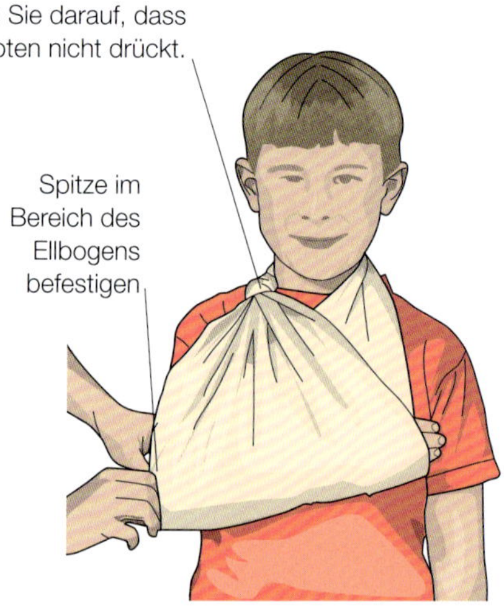

1 Das Tuch zwischen Arm und Brust legen und ein Ende so um den Nacken ziehen, dass es auf den verletzten Arm zeigt.

2 Das andere Ende um den Unterarm legen und zur Schulter hochführen. Beide Enden auf der Schulter mit dem Kreuzknoten verbinden.

3 Die am Ellbogen überstehende Spitze des Tuchs einschlagen und mit einer Sicherheitsnadel befestigen.

Improvisierte Armschlingen

Verletzt sich Ihr Kind unterwegs an Schulter, Arm oder Hand, können Sie eine Schlinge improvisieren, sodass der verletzte Körperteil gestützt wird, bis eine fachgerechte Behandlung erfolgen kann.

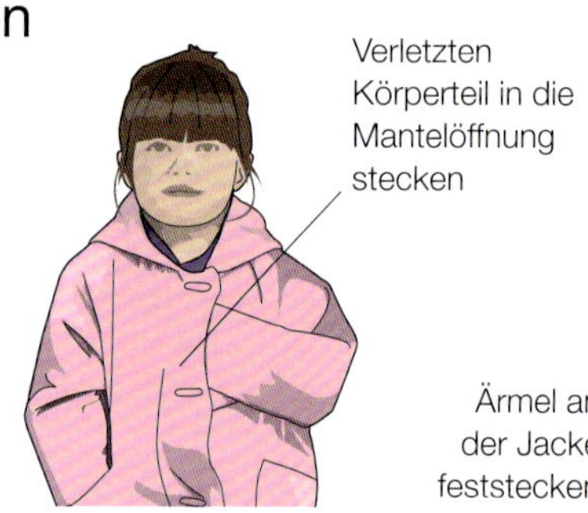

Öffnen Sie einen Mantelknopf und stecken Sie die Hand des verletzten Arms in diese Halterung hinein.

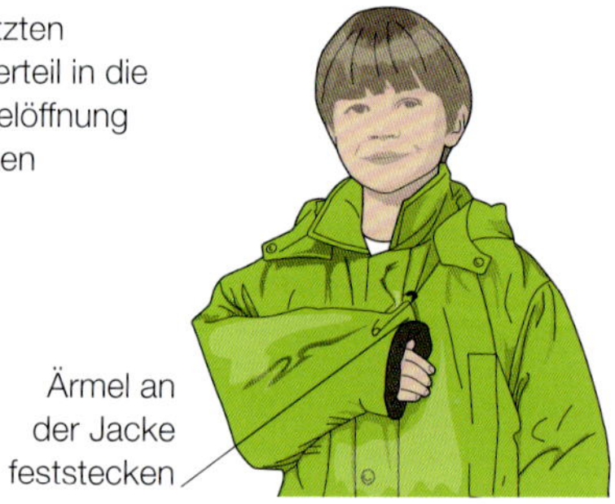

Sie können den Ärmel der verletzten Seite auch mit einer Sicherheitsnadel auf der gegenüberliegenden Brustseite befestigen.

Verzeichnis von Informations- und Behandlungszentren für Vergiftungen

Bundesrepublik Deutschland

Berlin
Giftnotruf der Charité Universitätsmedizin Berlin
Campus Benjamin Franklin
Hindenburgdamm 30, 12203 Berlin, Tel.: 030/19240
Web: giftnotruf.charite.de

Bonn
Informationszentrale gegen Vergiftungen
Zentrum für Kinderheilkunde,
Universitätsklinikum Bonn "ELKI" (Eltern-Kind-Zentrum), B 30.3
Venusberg-Campus 1, 53127 Bonn
Tel.: 0228 / 19 240
E-Mail: gizbn@ukbonn.de
Web: www.gizbonn.de

Erfurt
Gemeinsames Giftinformationszentrum der Länder Mecklenburg-Vorpommern, Sachsen, Sachsen-Anhalt und Thüringen
Helios Klinikum Erfurt
Nordhäuser Str. 74, 99089 Erfurt, Tel.: 03 61/730 730
E-Mail: info@ggiz-erfurt.de
Web: www.ggiz-erfurt.de

Freiburg
Vergiftungs-Informations-Zentrale Freiburg
Breisacher Straße 86 b, 79110 Freiburg, Tel.: 07 61/1 92 40
E-Mail: giftinfo@uniklinik-freiburg.de
Web: www.uniklinik-freiburg.de/giftberatung

Göttingen
Giftinformationszentrum-Nord der Länder Bremen, Hamburg, Niedersachsen und Schleswig-Holstein
Pharmakologisch-toxikologisches Servicezentrum (PTS) der Universitätsmedizin Göttingen
Robert-Koch-Str. 40, 37075 Göttingen, Tel.: 05 51/1 92 40
E-Mail: giznord@giz-nord.de
Web: www.giz-nord.de

Mainz
Giftinformationszentrale der Länder Rheinland-Pfalz und Hessen
II. Med. Klinik und Poliklinik der Universität
Langenbeckstr. 1, 55131 Mainz, Tel.: 0 61 31/1 92 40
E-Mail: mail@giftinfo.uni-mainz.de

München
Giftnotruf München
Toxikologische Abteilung der II. Med. Klinik Rechts der Isar
Ismaninger Str. 22, 81675 München, Tel.: 089/1 92 40
E-mail: tox@lrz.tum.de
Web: www.toxinfo.med.tum.de

Österreich

Wien
Vergiftungsinformationszentrale Wien
Gesundheit Österreich GmbH
AKH Leitstelle 6 Q
Stubenring 6, A–1010 Wien,
Tel.: +43 (0) 1 406 4343
E-Mail: viz@meduniwien.ac.at
Web: www.goeg.at/vergiftungsinformation

Schweiz

Zürich
Schweizerisches Toxikologisches Informationszentrum (STIZ)
Freiestrasse 16, CH-8032 Zürich
Tel.: +41 44 251 51 51
Notrufnummer nur für die Schweiz: 145
E-Mail: info@toxi.ch
Web: www.toxi.ch

Sicherheit im häuslichen Bereich

Die meisten Unfälle passieren zu Hause. An über der Hälfte davon sind Kinder unter fünf Jahren beteiligt. Viele Unfälle lassen sich vermeiden, wenn Sie:

- Einrichtungsgegenstände umstellen und kindersicher machen;
- die Fenster verschlossen bzw. für Kinder unzugänglich halten;
- gefährliche Substanzen nie in Behältnisse mit sonst harmlosem Inhalt umfüllen.
- Ihrem Kind Arzneimittel nicht als besonders schmackhaft anpreisen;
- bei Besuchen die fremde Wohnung zuerst auf Gefahrenquellen hin inspizieren und bitten, scharfe oder zerbrechliche Gegenstände entfernen zu dürfen;
- Ihrem Kind Sicherheitsgrundregeln beibringen.
- Legen Sie Notfallnummern beim Telefon bereit und informieren Sie auch Ihre Babysitter darüber.

Elektrizität

Schützen Sie Ihr Kind vor einem Elektroschock (s. S. 12):

- Bringen Sie Kindersicherungen an den Steckdosen an.
- Überlassen Sie die Elektroinstallation einem Fachmann.
- Überprüfen Sie alte Kabel – ein Kind könnte auf herausstehenden Drähten herumkauen.

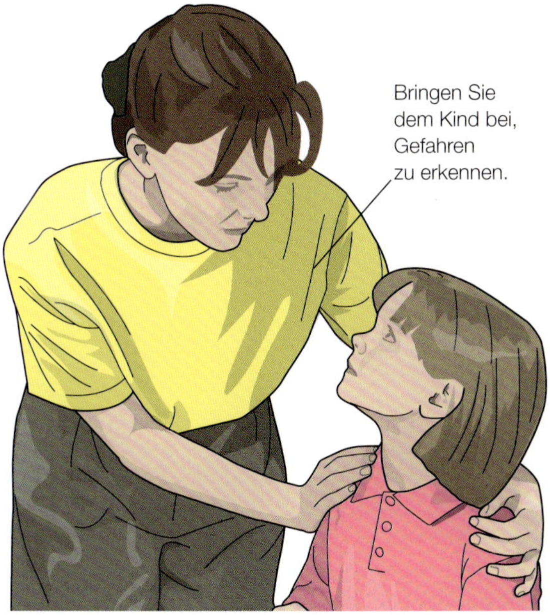

Bringen Sie dem Kind bei, Gefahren zu erkennen.

Gas

Wenn Sie Gas riechen:

- Schalten Sie das Licht nicht ein bzw. aus und betätigen Sie auch sonst keine Stromschalter – es könnte zu einer Explosion kommen.
- Zünden Sie kein Streichholz an.
- Stellen Sie das Gas ab.
- Öffnen Sie die Fenster.
- Rufen Sie die Stadtwerke an.

Feuer

Bringen Sie im Flur, Wohn-, Schlaf- und Kinderzimmer je einen Rauchmelder an.

Sorgen Sie für einen Fluchtplan (s. S. 11). Vergewissern Sie sich, dass Ihre Familie weiß, was bei Feuer zu tun ist.

Spielen Sie einen Probealarm mit den Kindern durch:

- laut »Feuer!« rufen,
- Rauchmelder auslösen,
- alle auffordern, auf »allen Vieren« aus dem Raum zu kriechen,
- Tür hinter sich schließen,
- nicht wegen Haustieren oder Wertgegenständen zurückkehren.

Treppen und Flure

Das Treppenhaus ist zum Spielen für Kinder ungeeignet (s. unten).

- Achten Sie darauf, dass dort kein Spielzeug, über das man stolpern könnte, herumliegt. Bringen Sie eine Beleuchtung im Flur an, falls Ihr Kind nachts aufsteht. Decken Sie niemals eine Lampe mit Kleidungsstücken ab, da diese Feuer fangen könnten.
- Lassen Sie Ihr Kind nie in Mietshäusern oder öffentlichen Gebäuden auf Treppenabsätzen oder Stufen spielen, da dort erhebliche Verletzungsgefahr besteht.

Eingangstür

- Lassen Sie Ihre Eingangstür nicht offen.
- Lassen Sie bei Besuch die Tür nicht vom Kind öffnen.
- Bringen Sie den Türgriff so an, dass er für kleine Kinder unerreichbar ist, oder sichern Sie die Tür anderweitig.
- Bei Türschlössern, die von innen nur mit Schlüssel geöffnet werden können, muss der Schlüssel für Erwachsene und Kinder zugänglich sein, um im Brandfall das Haus verlassen zu können.
- Bestücken Sie Glastüren mit Sicherheits- bzw. Verbundglas.
- Kleben oder hängen Sie etwas an die Scheiben, um sie für kleine Kinder auffälliger zu machen.

Boden

Geflieste oder gebohnerte Flure können sehr rutschig sein.

- Kaufen Sie rutschfeste Läufer.
- Lassen Sie in den Fluren keine Gegenstände herumliegen.
- Kontrollieren Sie Teppichböden auf Löcher hin und überprüfen Sie, ob lose aufliegende Teppiche und Brücken eine Sturzgefahr bedeuten.

Treppen

Ein Kind unter drei Jahren kann noch nicht sicher treppab gehen.

- Sichern Sie die Auf- und Abgänge von Treppen mit Kindersicherungen. Klettern Sie niemals vor dem Kind über die Absperrung: Kinder lernen am Beispiel!
- Kontrollieren Sie die Treppengeländer auf ihre Sicherheit hin. Der Handlauf muss stabil sein, Pfosten dürfen nicht locker sein und im Übrigen nicht weiter als 10 cm auseinanderstehen. Lassen Sie das Kind das Geländer nicht als Kletterwand benutzen.
- Kontrollieren Sie den Treppenbelag. Lose sitzender Teppichbelag oder abgetretene Stufen können gefährlich sein.

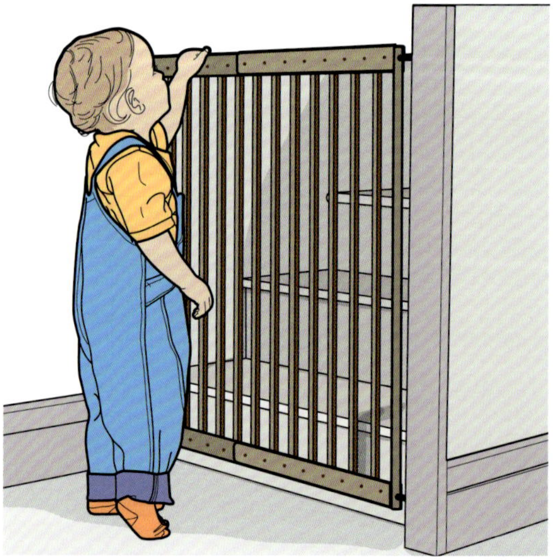

Wohnzimmer

Versuchen Sie den Raum so zu gestalten, dass weder die Kinder noch die Sachen, die Ihnen lieb und teuer sind, zu Schaden kommen können. Sichern Sie das Balkongitter und stellen Sie sicher, dass Ihr Kind nicht über das Geländer klettern kann. Stellen Sie Spielzeug nie irgendwo hoch, da das Kind versuchen könnte, es sich wiederzuholen.

Teppiche und Gardinen

- Teppiche und Läufer dürfen keine Löcher oder umgeklappte Kanten haben, die das Kind zum Fallen bringen könnten.
- Binden Sie Gardinenschnüre und Rollladenkordeln hoch, damit sich Kinder nicht damit strangulieren können.

Kamine und Öfen

- Bewahren Sie Zündhölzer und Feueranzünder für Kinder unerreichbar auf.
- Bringen Sie vor Kaminen und Gasöfen stabile Gitter an.
- Zweckentfremden Sie Kamingitter nie als Trockengestell für Kleider.
- Benutzen Sie bei offenen Feuern zusätzlich einen Funkenschutz.

Oberflächen und Möbel

- Platzieren Sie Zimmerpflanzen außer Reichweite kleiner Kinder.
- Stellen Sie nichts Zerbrechliches oder Schweres auf niedrige Tische und auf die Kante von Oberflächen wie Fensterbänke oder Kaminsims.
- Tauschen Sie Glastische aus und bringen Sie an spitzen Tischkanten und -ecken einen Schutz an.
- Lassen Sie heiße Getränke, Alkohol, Gläser, Zigaretten, Streichhölzer oder Kerzen nie auf niedrigen Tischen stehen.
- Bewahren Sie Alkohol in abschließbaren Schränken auf.
- Lassen Sie nie brennende Zigaretten unbeaufsichtigt im Aschenbecher liegen.

Fernseher und andere elektrische Geräte

- Befestigen Sie die Verkabelung an der Fußleiste.
- Führen Sie lange Kabel hinter Möbeln entlang.
- Sichern Sie Steckdosen mithilfe von Kindersicherungen.
- Tauschen Sie alte verschlissene Kabel aus.
- Prüfen Sie, ob der Fernseher stabil steht; einen Flachbildschirm befestigen Sie an der Wand.

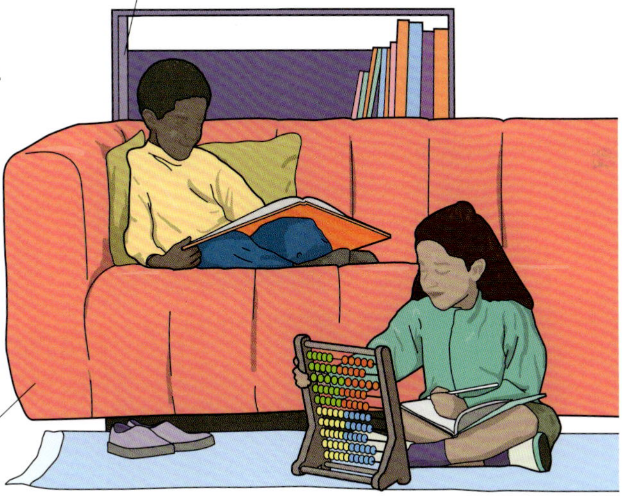
Regale sicher an der Wand befestigen
Sofas und Sessel aus feuerbeständigem Material wählen

Küche

Da man sich in der Küche permanent mit Dingen wie dem Zubereiten und Garen von Speisen beschäftigt, ist sie ein potenziell gefährlicher Bereich.

Tür

- Bestücken Sie Glastüren mit Sicherheits- oder Verbundglas.
- Kleben oder hängen Sie etwas Buntes auf das Glas.

Boden

- Lassen Sie das Kind nicht auf dem Boden zwischen sich und der Arbeitsfläche spielen.
- Wischen Sie Vergossenes sofort auf, um Stürze zu vermeiden.
- Entfernen Sie Futternäpfe von Haustieren nach Gebrauch und halten Sie diesen Bereich des Bodens peinlichst sauber.
- Räumen Sie Spielsachen, wenn sie nicht in Gebrauch sind, in eine Kiste.

Abfalleimer

- Verbieten Sie den Kindern, im Abfalleimer zu wühlen.
- Werfen Sie scharfkantige Dosen und Deckel oder Glasscherben sofort in die Mülltonne.
- Bewahren Sie den Abfalleimer in einem Schrank auf und sichern Sie die Tür mit einer Kindersicherung.

WICHTIG

- Halten Sie nie Ihr Kind auf dem Arm, während Sie kochen oder ein heißes Getränk tragen.
- Bewahren Sie eine Feuerdecke in der Küche auf, um etwaige Feuerausbrüche damit zu ersticken. Lassen Sie sich vor dem Kauf eines Feuerlöschers von einem Fachmann beraten. Mehr zum Thema Feuer finden Sie auf Seite 11.

Babys

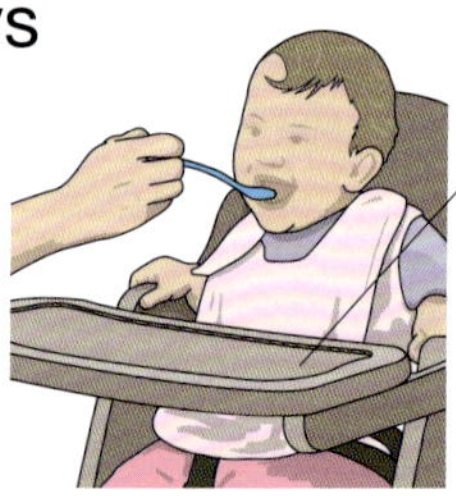

Achten Sie darauf, dass entfernbare Abstellflächen sicher am Hochstuhl befestigt sind.

FLÄSCHCHEN UND NAHRUNG

- Sterilisieren Sie alles zur Nahrungszubereitung Erforderliche.
- Lassen Sie fertig zubereitete Mahlzeiten nicht bei Raumtemperatur stehen und bewahren Sie auch keine Reste auf. Aufgewärmte Nahrungsmittel sind eine Brutstätte für Bakterien, die Verdauungsstörungen verursachen können.
- Schütteln Sie frisch zubereitete heiße Fläschchennahrung gründlich und prüfen Sie vor dem Füttern die Temperatur.

HOCHSTÜHLE

- Benutzen Sie nur Kinderstühle mit Sicherheitsgurt.
- Platzieren Sie den Stuhl so, dass das Baby keine Gegenstände herunterstoßen kann.
- Lassen Sie Ihr Kind nie unbeaufsichtigt.

SPIELEN

- Lassen Sie Ihr Kind in einem Laufstall in Ihrer Nähe spielen.
- Lassen Sie das Kind nicht in Herdnähe spielen, damit es nicht durch heiße Spritzer verletzt wird.

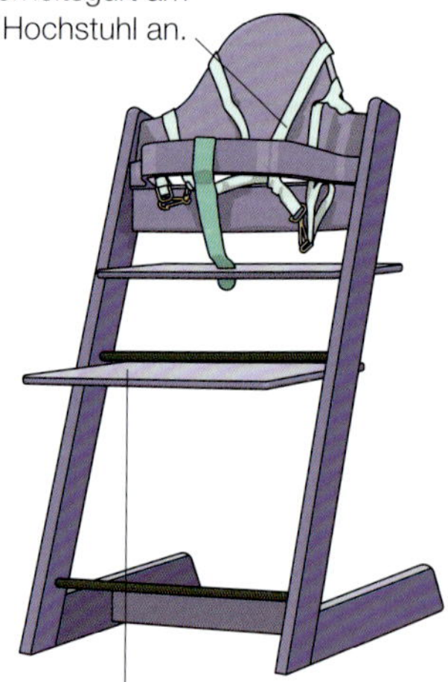

Bringen Sie einen Sicherheitsgurt am Hochstuhl an.

Wählen Sie einen stabilen Hochstuhl mit breiten Standflächen.

Tische und Arbeitsflächen

- Lassen Sie schwere, zerbrechliche oder scharfe Gegenstände nicht in Reichweite Ihres Kindes.
- Stellen Sie Stühle und dergleichen nicht an Tische und Arbeitsflächen, damit Ihr Kind nicht daraufklettern kann.
- Ziehen Sie die Stecker unbenutzter elektrischer Geräte heraus.
- Krabbel- oder Kleinkinder können sich an Tischdecken hochziehen und dabei alles vom Tisch reißen. Verwenden Sie stattdessen Platzdeckchen oder sichern Sie Tischdecken mit Klammern.

Schränke und Schubladen

- Bringen Sie Kindersicherungen an Schränken und Schubladen gefährlichen Inhalts an: Messer, Scheren, Besteck; schwere Töpfe, Pfannen oder Porzellan; getrocknete Nahrungsmittel wie Nudeln, an denen sich kleine Kinder verschlucken können; Alkohol und Flaschen; Arzneimittel inklusive Vitamintabletten; Reinigungsmittel – darunter auch solche mit »kindersicherem Verschluss«.

Kühlschrank

Nahrungsmittelvergiftungen können durch unsachgemäße Aufbewahrung entstehen. Ergreifen Sie folgende Sicherheitsmaßnahmen:

- Bewahren Sie gekochtes Fleisch oder Geflügel getrennt von rohem Fleisch auf. Decken Sie rohes Fleisch mit Küchenfolie ab.
- Bewahren Sie Essensreste in verschlossenen, sauberen Behältern im Kühlschrank auf.
- Kontrollieren Sie die Verfallsdaten von Nahrungsmitteln regelmäßig.

Waschmaschine und Trockner

- Halten Sie Ihr Kind vom Bullauge der Waschmaschine fern – es könnte während des Waschvorgangs heiß werden.
- Halten Sie die Tür verschlossen, wenn die Maschine nicht in Gebrauch ist, damit Ihr Kind nicht hineinklettern oder Spielsachen hineinlegen kann.

Herd

Kinder können sich mit heißem Fett oder kochendem Wasser verbrennen oder verbrühen.

- Vorsicht: Kinder können selbst durch Sicherheitsgitter am Herd ihre Finger stecken und sich verbrennen.
- Lassen Sie Ihr Kind nicht an die Ofentür. Sie kann sich stark erhitzen und Stunden heiß bleiben. Bringen Sie Ihrem Kind bei, was »heiß« bedeutet, sodass es eine Warnung versteht.
- Bewahren Sie Streichhölzer in einem Schrank mit Kindersicherung auf.
- Drehen Sie die Stiele von Töpfen und Pfannen nach innen und benutzen Sie nach Möglichkeit die hinteren Herdplatten.

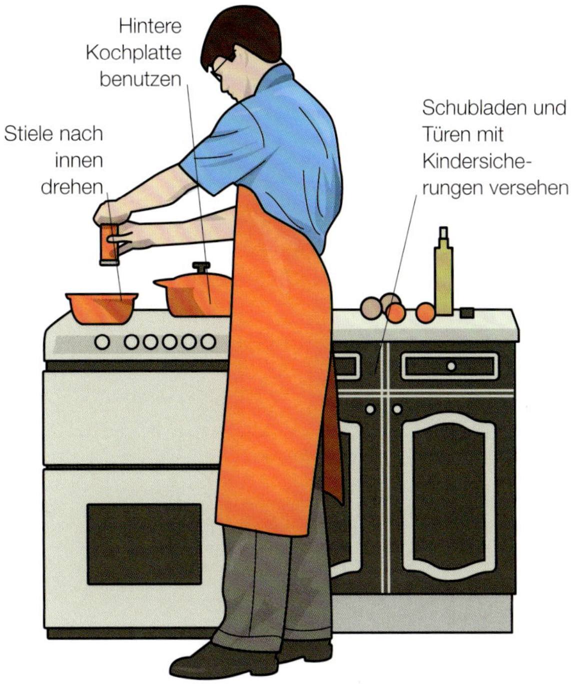
Hintere Kochplatte benutzen
Stiele nach innen drehen
Schubladen und Türen mit Kindersicherungen versehen

Schlafräume

Schränke und Schubladen in Schlafräumen sind ein Anziehungspunkt für kleine Kinder. Bewahren Sie dort keine gefährlichen Gegenstände auf, weil Sie die Aktivitäten Ihres Kindes in diesen Zimmern nicht immer unter Kontrolle haben können.

Babybett

- Der Abstand zwischen Matratzenoberfläche und Gitter muss mindestens 50 cm betragen, damit das Kind nicht über das Gitter klettern kann.
- Die Sprossenabstände müssen zwischen 2,5 und 6 cm liegen.

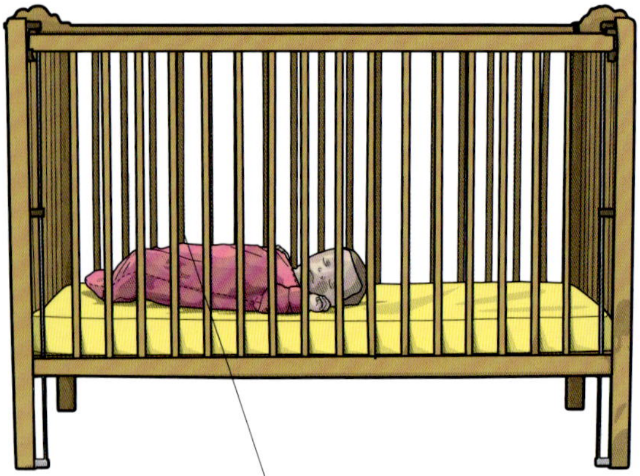

Stellen Sie sicher, dass das Kind das Gitter nicht selbst öffnen kann.

- Die Matratze muss groß genug sein: Ein Spalt zwischen Matratze und Rahmen darf nicht mehr als 3 cm breit sein.
- Lassen Sie Babys unter einem Jahr wegen der Erstickungsgefahr ohne Kopfkissen schlafen. Muss der Kopf hochgelagert werden, legen Sie ein Kissen unter das Kopfende der Matratze.
- Decken Sie Kinder unter einem Jahr nicht mit Daunenoberbetten zu, da sie darunter überhitzen oder ersticken können.
- Legen Sie das Baby wegen der Gefahr des plötzlichen Kindstods auf den Rücken.
- Entfernen Sie Gitterstäbe, sobald das Kind motorisch so beweglich ist, dass es darüberklettern könnte.
- Sobald das Kind allein aus dem Bett steigen kann, legen Sie es in ein richtiges Bett bzw. bauen sein Gitterbett um. In der Umgewöhnungsphase können Sie ein mobiles Bettgitter anbringen.

Wickelplatz

- Alles Nötige sollte in greifbarer Nähe sein, damit Sie das Kind keinen Moment allein lassen müssen. Am sichersten wickeln Sie auf dem Boden.
- Befestigen Sie keine Regale über dem Wickelplatz – sie könnten herunterfallen.
- Bringen Sie Mobiles außerhalb der Reichweite des Babys an.
- Geben Sie Puder immer erst in die Hände und reiben Sie diese dann gegeneinander, damit das Baby nicht in einer Staubwolke verschwindet.
- Deponieren Sie leere Windelsäcke und -tüten außerhalb der Reichweite des Babys – Erstickungsgefahr!

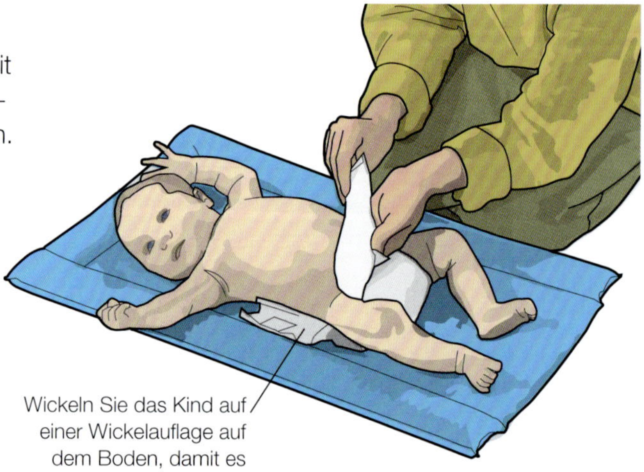

Wickeln Sie das Kind auf einer Wickelauflage auf dem Boden, damit es nicht herunterfallen kann.

Das Kinderzimmer

BETTEN

- Setzen Sie ein mobiles Bettgitter ein, wenn das Kleinkind zum ersten Mal in einem richtigen Bett schläft.
- Hochbetten müssen auf beiden Seiten ein Sicherheitsgitter besitzen. Das Geländer muss mindestens 16 cm über die Matratze reichen, um das Kind vor einem Sturz zu schützen. Die Abstände zwischen den Sprossen dürfen nicht mehr als 7,5 cm betragen.
- Hochbetten sind für Kinder unter sechs Jahren nicht geeignet.
- Lassen Sie kleine Kinder nie auf Hochbetten spielen.

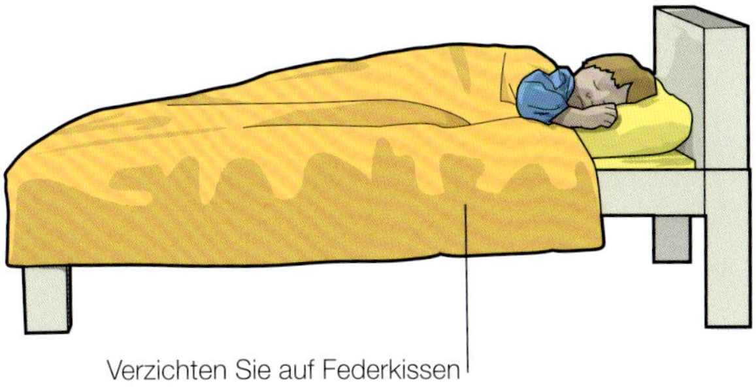

Verzichten Sie auf Federkissen und -oberbetten, da sie Allergien auslösen können.

FENSTER

- Sorgen Sie dafür, dass das Kind nicht aus dem Fenster klettern kann. Auch Stürze aus dem Erdgeschoss können gefährlich sein.
- Bringen Sie abschließbare Fenstergriffe oder sonstige, im Notfall leicht zu öffnende Kindersicherungen an.
- Montieren Sie kindersichere schnurlose Jalousien, die mit Hebeln bedient werden.
- Stellen Sie möglichst keine Möbel vor Fenstern auf, da Kinder sonst bis zum Fenster hochklettern könnten.

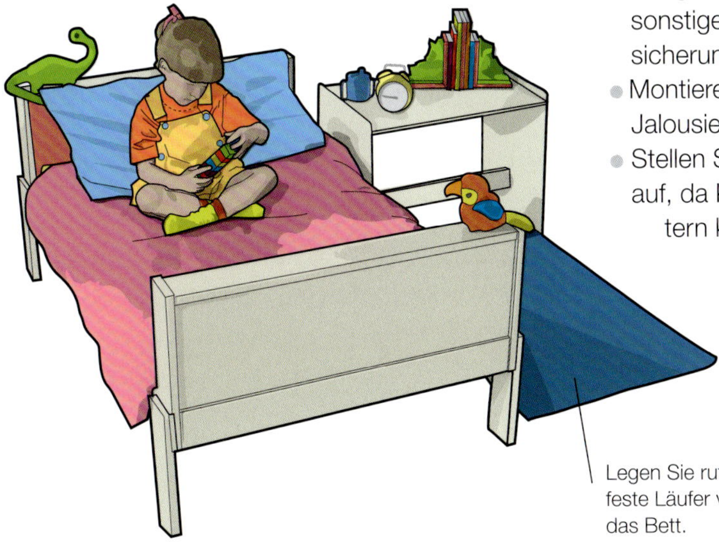

Legen Sie rutschfeste Läufer vor das Bett.

SPIELZEUG (s. S. 117)

- Versuchen Sie Spielsachen mit Kleinteilen vom restlichen Spielzeug getrennt aufzubewahren, um zu verhindern, dass Kleinkinder damit spielen.

Ihr eigenes Schlafzimmer

Generell sollten Babys in ihrem Babybett und nicht im Elternbett schlafen, um unter anderem dem plötzlichen Kindstod vorzubeugen.

- **Arzneimittel** Lassen Sie Medikamente nie in der Nähe Ihres Betts, im Nachttisch oder auf der Kommode herumliegen. Bewahren Sie sie sicher auf.
- **Scheren und Nähzeug** Bewahren Sie diese in einer Schublade oder einem Schrank, für Kinder unzugänglich, auf.
- **Parfüm, Haarspray und Make-up** Reibt oder sprüht das Kind sich diese Substanzen in die Augen oder trinkt es sie gar, können sie gefährlich sein. Bewahren Sie sie deshalb vor Kinderhänden sicher, etwa in einer Schublade mit Kindersicherung, auf.
- **Porzellantassen und Gläser** Lassen Sie sie nie auf dem Boden neben dem Bett stehen. Schläft das Kind in Ihrem Bett, könnte es auf die Tasse oder das Glas fallen und sich schwer verletzen.

Badezimmer

Im Badezimmer kann Ihr Kind stürzen, ertrinken oder sich vergiften. Halten Sie die Badezimmertür stets geschlossen. Bringen Sie an der Tür den Innenriegel weit oben an bzw. ziehen Sie den Schlüssel aus der Tür, damit sich das Kind nicht selbst einschließen kann.

Dusche

- Kontrollieren Sie die Wassertemperatur.
- Legen Sie Duschmatten in die Dusche und rutschfeste Matten auf den Boden.

Badewanne

- Kontrollieren Sie die Temperatur, bevor das Kind in die Wanne steigt.
- Legen Sie eine Badematte in und eine rutschfeste Matte vor die Wanne.
- Lassen Sie kleine Kinder oder Babys nie allein in der Wanne. Ein Baby kann bereits in nur 2,5 cm tiefem Wasser ertrinken. Wenn Sie an die Haustür oder zum Telefon müssen, nehmen Sie das Kind mit.

Schränke

- Bewahren Sie Badezimmerreiniger und andere giftige Substanzen in Schränken mit Sicherheitsschloss auf.
- Bewahren Sie Rasierzeug, Nagelschere und Medikamente in einem verschließbaren Badezimmerschrank auf.

WC

- Verwenden Sie für Kleinkinder einen Kindertoilettenaufsatz und einen Schemel.
- Halten Sie den Toilettendeckel geschlossen.
- Verwenden Sie keine WC-Steine, die Kinder aus der Halterung nehmen und essen könnten.
- Vermischen Sie nie Toilettenreiniger mit Bleichmitteln, da dies giftige Dämpfe freisetzen könnte.
- Halten Sie den Topf des Kindes sauber, achten Sie aber darauf, dass sich keine Rückstände von Reinigungsmitteln darin befinden.

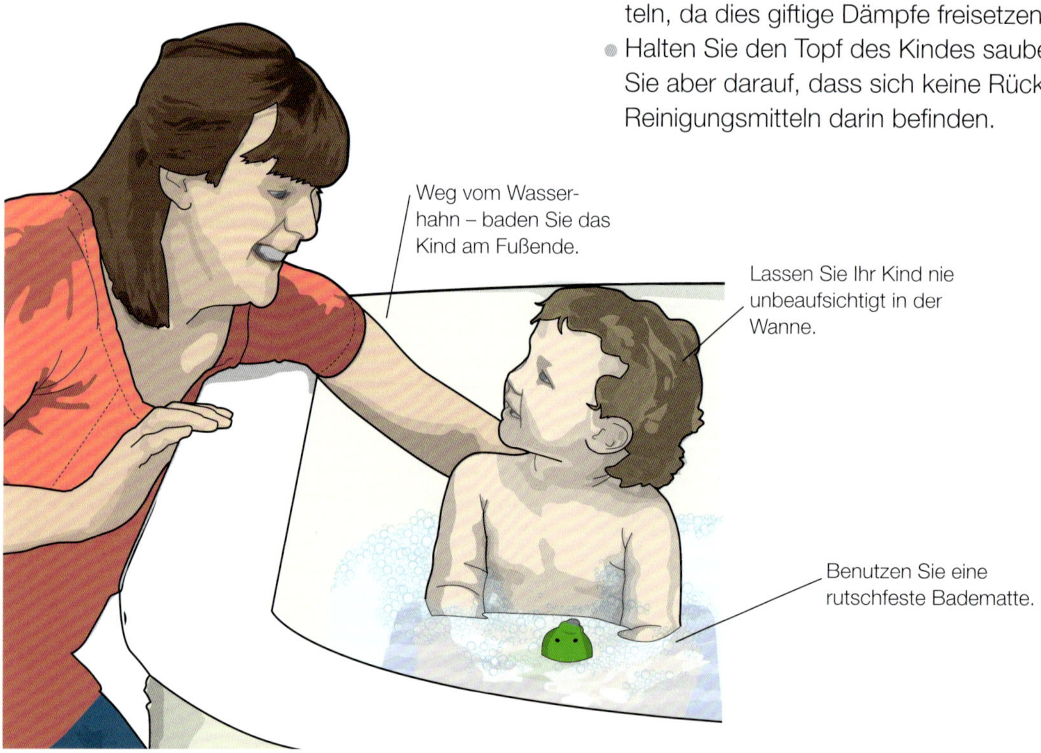

Spielsachen

Beim Kauf von Spielsachen beachten Sie die folgenden Richtlinien:

- Kaufen Sie nur kindgerechtes Spielzeug mit Gütesiegel.
- Achten Sie darauf, dass das Spielzeug keine scharfen Kanten hat, und verzichten Sie auf Spielsachen aus dünnem, unflexiblem Kunststoff.
- Kaufen Sie nur ungiftige Farben und Buntstifte.
- Kaufen Sie nur altersgerechtes Spielzeug – achten Sie auf den Warnhinweis »Für Kinder unter 3 Jahren nicht geeignet«.

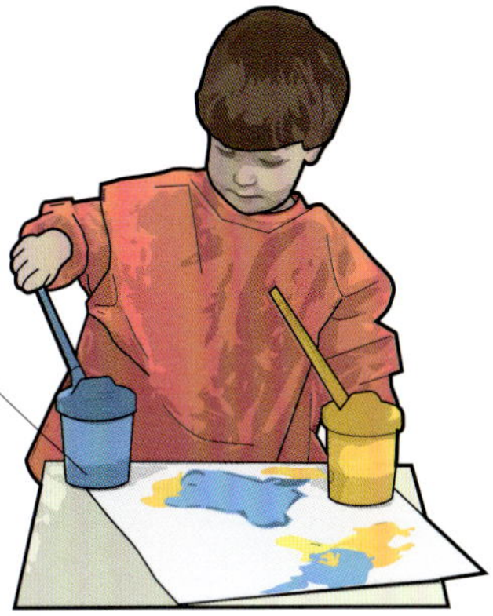

Geben Sie Ihrem Kind nur ungiftige Farben und Stifte.

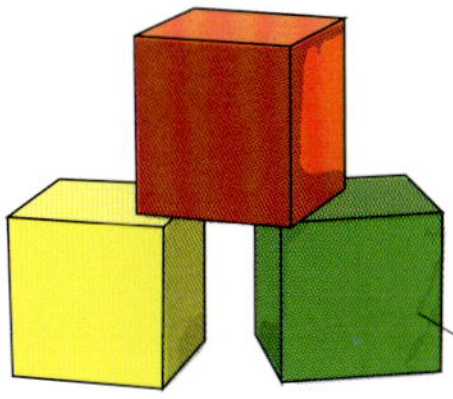

Stellen Sie sicher, dass sich in Baukästen keine Kleinteile befinden, die verschluckt werden können.

Spielzeugpflege

- Kontrollieren Sie das Spielzeug regelmäßig und werfen Sie kaputtes weg.
- Bewahren Sie das Spielzeug in einer Kiste auf. Herumliegende Spielsachen können Unfälle verursachen.

Säuglinge und Kleinkinder

- Entfernen Sie Bänder von Plüschtieren.
- Kontrollieren Sie, ob Augen, Nase, Ohren oder Glöckchen an Plüschtieren und Puppen gut befestigt sind.
- Befestigen Sie Spielzeug am Kinderbett mit kurzen Schnüren.
- Lassen Sie Babys nicht auf Fellspielzeug herumkauen: Kinder unter einem Jahr können sich an Fellstücken verschlucken.
- Geben Sie einem Kind nie Spielzeug, das nicht altersgerecht ist. Das Kind könnte sich an Kleinteilen verschlucken.
- Lassen Sie Babys oder Kleinkinder nie unbeaufsichtigt spielen.
- Vermeiden Sie Lauflernhilfen; sie schränken die motorische Entwicklung der Kinder ein und verursachen häufig Unfälle. In manchen Ländern sind sie inzwischen sogar verboten.

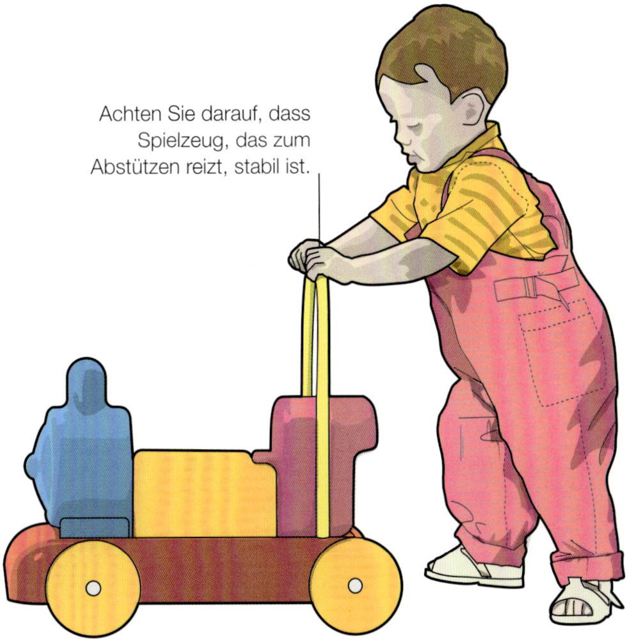

Achten Sie darauf, dass Spielzeug, das zum Abstützen reizt, stabil ist.

Garten

Man muss kein passionierter Gärtner sein, um den Garten für Kinder sicher und attraktiv zu gestalten. Wichtig ist primär, dass Sie zumindest die augenfälligsten Gefahrenherde ausschalten:

- Entfernen Sie Schutt und Bruchsteine.
- Kontrollieren Sie Gartenmöbel und Spielgeräte regelmäßig auf ihre Sicherheit und Stabilität hin.
- Sorgen Sie dafür, dass der Boden eben ist, und entfernen Sie Moos.
- Verschließen Sie Gartentore, die zur Straße hin führen, und vergewissern Sie sich, dass Gartenzäune sicher sind.

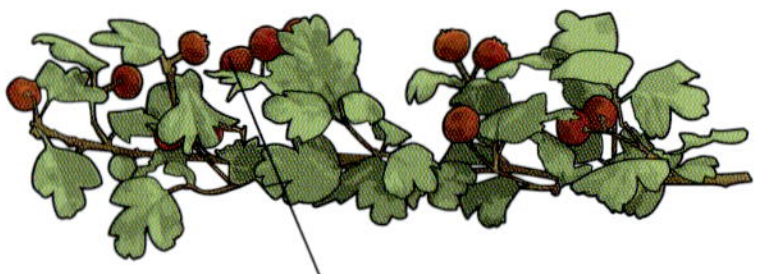

Warnen Sie Ihr Kind vor dem Genuss von Beeren und Blättern.

Pflanzen

Viele Pflanzen sind, wenn sie in großen Mengen verzehrt werden, giftig. Kleinere Stücke bzw. ein, zwei Beeren sind zwar nicht tödlich, können jedoch Unwohlsein und Magenbeschwerden hervorrufen.

- Erklären Sie Ihrem Kind, wie gefährlich der Genuss wilder Beeren ist, und halten Sie Babys und Kleinkinder davon fern.
- Entfernen Sie giftige Pflanzen wie Tollkirschen, Goldregen und Giftpilze.
- Schneiden Sie stachelige und dornige Pflanzen wie Rosen, Brombeeren und Stechpalmen zurück.

Schuppen

- Wenn Gartengeräte und anderes Werkzeug im Schuppen gelagert werden, verbieten Sie Ihrem Kind den Aufenthalt darin und schließen Sie den Schuppen ab.
- Schließen Sie chemische Substanzen wie Unkrautvernichtungsmittel kindersicher weg.

Teiche, Planschbecken und Regentonnen

Fallen Kinder ins Wasser – und ist dies noch so flach –, stellt dies immer eine Gefahr dar.

- Lassen Sie Kinder nie unbeaufsichtigt im oder in der Nähe von Wasser spielen.
- Decken Sie Teiche und Regentonnen ab.
- Leeren Sie Planschbecken immer, wenn nicht darin gespielt wird.
- Stellen Sie sicher, z. B. mit einem Zaun, dass auch der Teich in Nachbars Garten für die Kinder unzugänglich ist.

Gartenarbeit

- Stellen Sie Chemikalien beiseite, wenn Kinder im Garten spielen.
- Mähen Sie den Rasen nicht, wenn Kinder in der Nähe sind, da ihnen dabei unter anderem hochgewirbelte Steinchen ins Auge fliegen können.
- Bringen Sie an allen elektrischen Geräten wie Rasenmäher und Heckentrimmer Stromunterbrecher an.
- Räumen Sie Gartengeräte weg, wenn Sie sie nicht mehr brauchen.

Lassen Sie Kleinkinder nie unbeobachtet. Sorgen Sie dafür, dass sie in einem sauberen und gefahrlosen Bereich mit sicheren Spielsachen spielen.

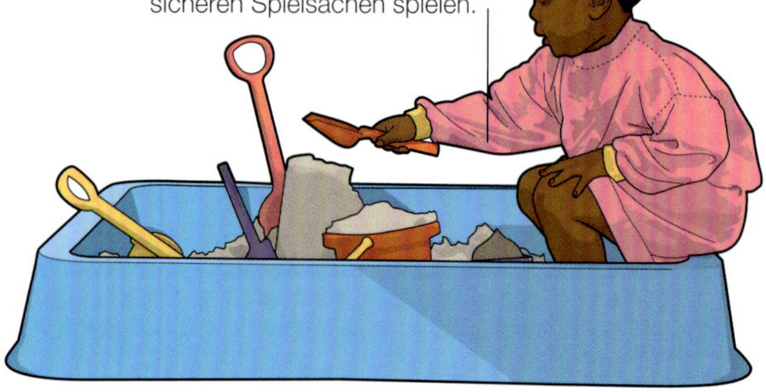

Sicherheit in Garage und Auto

Halten Sie die Garage stets verschlossen, das Gleiche gilt für Ihr Auto. Bewahren Sie die Autoschlüssel außer Reichweite Ihres Kindes auf – ein kleines Kind könnte sie verschlucken.

Garage

- Halten Sie die Garage verschlossen und untersagen Sie Ihren Kindern den Zutritt.
- Bewahren Sie Werkzeuge, Chemikalien oder sonstige Gerätschaften für Kinder unzugänglich auf.
- Prüfen Sie, wo sich Ihr Kind aufhält, bevor Sie in oder aus der Garage fahren.

Auto

- Lassen Sie kleine Kinder nie unbeaufsichtigt im Auto.
- Lassen Sie Ihr Kind nicht am Fenster herumspielen. Elektrisch schließende Fenster könnten Kopf oder Finger einklemmen.
- Nehmen Sie den Zigarettenanzünder heraus.
- Achten Sie beim Türenschließen auf Finger und Füße Ihres Kindes.
- Betätigen Sie bei Kindern unter sechs Jahren die Kindersicherung.
- Lassen Sie Ihr Kind nur auf der Bürgersteigseite aussteigen.
- Ziehen Sie stets den Zündschlüssel ab.

Kindersitze

- Halten Sie ein Kind während der Fahrt nie auf Ihrem Schoß und sichern Sie es nicht mit Ihrem eigenen Gurt ab: Bei einem Unfall würde es schwer verletzt werden. In Deutschland ist es zudem gesetzlich geregelt, dass sich neben dem Fahrer auch die Mitfahrer anschnallen müssen. Für Kinder gelten spezielle Sicherheitsregeln. Bis zum 12. Lebensjahr muss ein Kind in einer Rückhalteeinrichtung sitzen, in einem Baby- oder Kindersitz. Kindersitze sollten auf jeden Fall nach der Prüfnorm UN ECE Reg. 44/04 oder 129 zugelassen sein. Zu erkennen ist dies an einem am Kindersitz angebrachten Prüfsiegel.
- Die Größen unterscheiden sich nach dem Gewicht des Kindes. Wählen Sie einen passenden Autositz für Ihr Kind und montieren Sie ihn den Herstellerangaben entsprechend nach Möglichkeit auf dem Rücksitz. Wenn Sie Ihr Kind dennoch auf dem Beifahrersitz mitnehmen wollen, muss unbedingt sichergestellt sein, dass der Beifahrerairbag deaktiviert ist.
- Achten Sie darauf, dass die Gurte, mit denen das Kind angeschnallt wird, nicht verdreht sind und dass sie am Körper anliegen.

! WICHTIG

Auch wenn die Fahrt noch so kurz ist – setzen Sie Ihr Kind immer in den Kindersitz.

Unterwegs

Nach den Haushaltsunfällen passieren die meisten Unfälle mit Kindern auf der Straße. Bringen Sie Ihrem Kind so früh wie möglich die Verkehrsregeln bei. Schärfen Sie ihm ein, dass es immer wachsam auf den Verkehr achten muss und die Straße nur an sicherer Stelle überqueren darf.

Zu Fuß unterwegs

- Dreijährige können verstehen, dass der Bürgersteig sicher, die Straße gefährlich ist.
- Fünfjährige können lernen, wie man die Straße überquert, ohne dieses Wissen jedoch allein umsetzen zu können.
- Achtjährige können weniger belebte Straßen schon allein überqueren, Geschwindigkeit und Entfernung von Autos jedoch nicht einschätzen.
- Zwölfjährige können die Geschwindigkeit eines näher kommenden Autos einschätzen, lassen sich aber noch leicht ablenken.

Auf der Straße

Führen Sie Ihrem Kind stets ein verkehrssicheres Verhalten vor.

- Halten Sie das Kind an der Hand, wenn Sie sich in Straßennähe aufhalten oder darauf warten, die Straße zu überqueren.
- Suchen Sie immer einen sicheren Platz, um die Straße zu überqueren:
- Ein Zebrastreifen – warten Sie auf der Verkehrsinsel in der Mitte, falls vorhanden.
- Eine Ampel – lassen Sie Ihr Kind den Knopf drücken und ermahnen Sie es, erst loszugehen, wenn die Ampel grün wird und die Autos anhalten.
- Eine Unterführung.
- Eine Fußgängerbrücke.
- Eine große Lücke zwischen zwei parkenden Autos, von wo aus das Kind beide Richtungen überblicken kann.

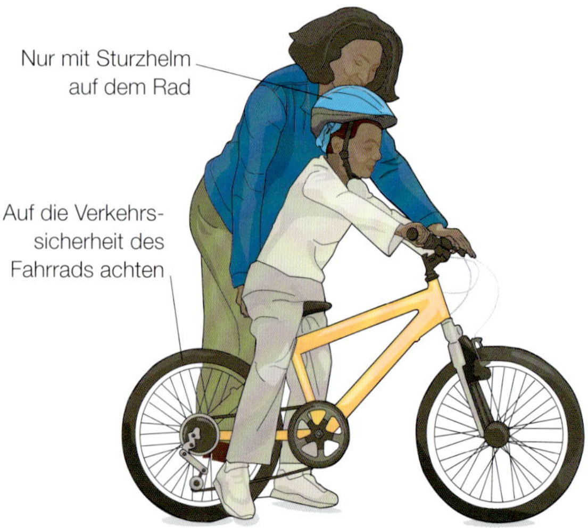
Nur mit Sturzhelm auf dem Rad
Auf die Verkehrssicherheit des Fahrrads achten

Die Straße überqueren

Bringen Sie Ihrem Kind folgende Regeln bei:

- Suche einen sicheren Übergang und bleibe dort stehen.
- Bleib auf dem Bürgersteig, nahe am Bordstein, stehen.
- Schau erst links, dann rechts und horche auch, ob ein Auto kommt.
- Kommen Autos, dann lasse sie vorbeifahren.
- Siehst du kein Auto kommen, gehe gerade über die Straße.
- Achte – mit Augen und Ohren – auch beim Überqueren auf Autos.

Fahrräder

- Kinder unter elf Jahren sollten nicht auf belebten Straßen fahren.
- Bevor ein Kind im Verkehr fährt, sollte es Verkehrsunterricht erhalten.
- Achten Sie darauf, dass Ihr Kind auf dem Rad gut sichtbar ist – mit hellen, fluoreszierenden Farben tagsüber und Reflektoren auf Kleidung und Rad im Dunkeln. Kaufen Sie nur TÜV-geprüfte Sturzhelme mit Sicherheitssiegel.

Spielen

Erklären Sie Ihrem Kind,

- wie gefährlich das Spielen auf der Straße, auf Baustellen oder in Steinbrüchen ist,
- dass es nicht auf der Straße oder dem Bürgersteig in Bordsteinnähe spielen darf,
- dass es nie einem Ball, Tier oder anderen Kindern auf die Straße nachjagen darf,
- dass es die Straße nie zwischen zwei dicht hintereinander parkenden Autos überqueren darf.

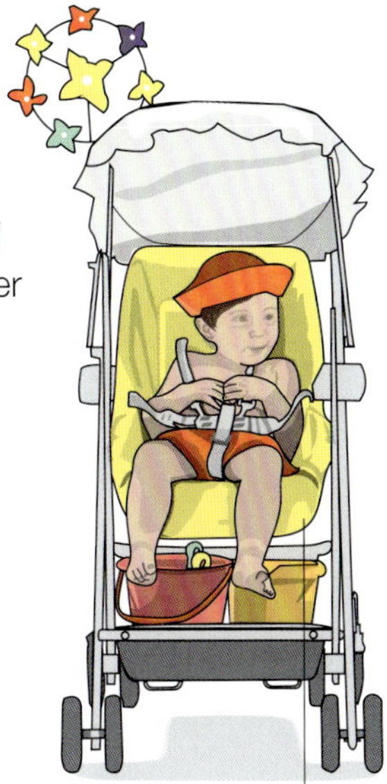

Schnallen Sie Ihr Kind im Kinderwagen an.

Kinderwagen und Buggys

- Ziehen Sie einen Kinderwagen oder Buggy vor dem Überqueren der Straße zuerst zur Seite, schieben Sie ihn nicht vor sich auf die Straße.
- Arretieren Sie beim Abstellen die Bremse und lassen Sie den Wagen nicht in Fahrtrichtung auf der Straße stehen.
- Binden Sie niemals Ihren Hund am Kinderwagen fest.
- Lassen Sie ein Kind nie unbeaufsichtigt im Kinderwagen.
- Halten Sie Ihr Kind beim Aufbauen oder Zusammenklappen des Buggys in sicherer Entfernung, um zu vermeiden, dass es sich die Finger einklemmt.

Auf dem Spielplatz

Spielplätze sollten folgenden Sicherheitsstandards und -empfehlungen entsprechen:

- Der Spielbereich muss fern von Straßen und sicher abgezäunt sein.
- Der Boden sollte weich und eben sein, im Bereich der Spielgeräte bieten sich als Bodenbelag z. B. Rindenmulch oder Gummiplatten an.
- Rutschen sollten nicht höher als 2,4 m sein und vorzugsweise auf Erdhügeln errichtet werden, die Stürze abfangen.
- Karussells sollten niedrig sein und einen glatten bzw. ebenen Boden haben, damit Kinderfüße sich nicht darin verfangen können.
- Klettergerüste sollten nicht höher als 2,4 m, absolut stabil und auf Sand oder einem sehr weichen Grund errichtet sein, sodass Stürze abgefangen werden.
- Ein Extrabereich für Kleinkinder und jüngere Kinder sollte, getrennt von den ausgelasseneren Spielen der Älteren, kenntlich gemacht werden.
- Eine Kontaktperson, die im Fall von Mängeln an den Spielgeräten anzusprechen ist, sollte bekannt sein.
- Hunden muss der Zugang verboten sein.

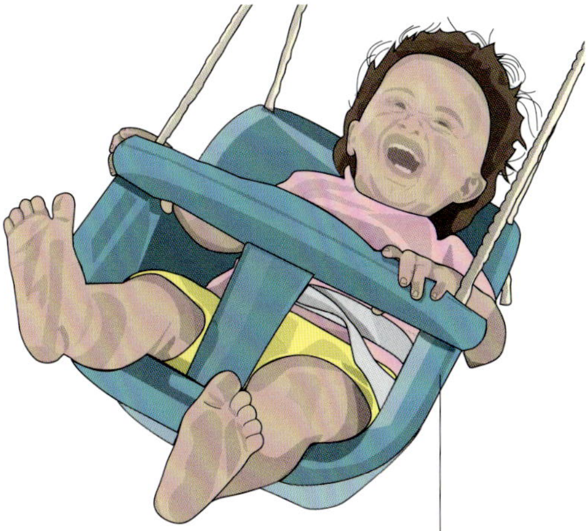

Schaukeln sollten nicht im Hauptspielbereich aufgestellt sein, um zu verhindern, dass Kinder davor oder dahinter entlanglaufen können.

! WICHTIG

Fremde Erklären Sie Ihrem Kind, dass und warum es sich nicht von Fremden ansprechen lassen soll. Machen Sie mit Freunden ein Codewort aus, das sie dem Kind gegenüber gebrauchen können, und ermahnen Sie das Kind, nie mit jemandem mitzugehen – es sei denn, er verwendet dieses Codewort.

Mit Babys und Kindern reisen

Auch wenn Sie unterwegs sind, behalten die Sicherheitsregeln Gültigkeit. Behalten Sie aber immer im Gedächtnis, dass der Ort, an dem Sie sich befinden, unter Umständen nicht für den Aufenthalt von Kindern vorgesehen war.

- Im Schwimmbecken oder in seiner Nähe dürfen Sie Ihr Kind unter keinen Umständen aus den Augen lassen.
- Nehmen Sie Milch und/oder Lebensmittel für Ihr Kind mit auf die Reise.

Ins Ausland reisen

- Stellen Sie sicher, dass der Impfschutz Ihres Kindes komplett ist. Einige Länder empfehlen zusätzliche Impfungen; erkundigen Sie sich vor der Buchung.
- Vergessen Sie die nötigen Dokumente nicht; auch Babys und Kinder müssen Ausweispapiere mit sich führen. Nehmen Sie Kopien aller Ausweise mit.
- Wenn Sie ein Auto mieten: Fragen Sie nach Kindersitzen oder nehmen Sie Ihren eigenen mit.
- Stellen Sie sicher, dass der Mietwagen mit Sicherheitsgurten ausgerüstet und in technisch einwandfreiem Zustand ist.
- Nehmen Sie ein Insektenschutzmittel mit, das für Baybs und Kinder geeignet ist. Wenden Sie es am frühen Abend und nochmals zur Schlafenszeit an.
- Waschen Sie Gemüse, Salat und Obst in abgekochtem, abgekühltem Wasser oder in Flaschen abgefülltem Wasser, wenn Sie Bedenken wegen der lokalen Wasserqualität haben.
- Verwenden Sie zur Zubereitung von Babykost nur gekochtes Wasser.

Ein Baby sollte bei Sonnenschein im Freien immer einen Sonnenhut tragen

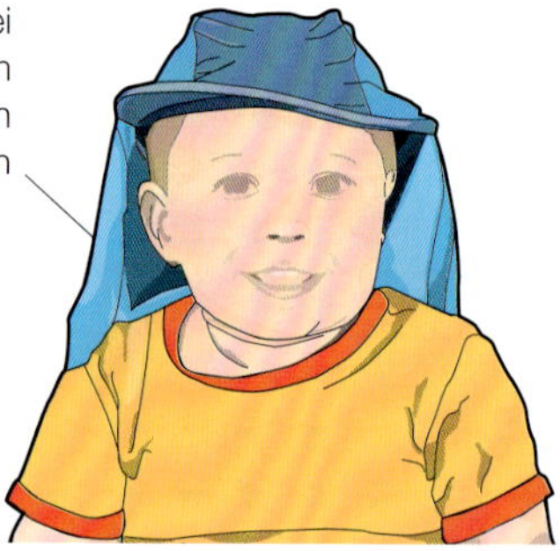

Flugreisen

- Wenn Ihr Kind unter zwei ist, fragen Sie bei der Buchung nach Plätzen, auf denen spezielle Kindersitze angebracht werden können.
- Start und Landung: Stillen oder füttern Sie das Baby oder geben Sie ihm den Schnuller, um Ohrenschmerzen aufgrund der Druckveränderung vorzubeugen. Ein älteres Kind kann einen Kaugummi kauen.
- Nehmen Sie Babymilch oder -nahrung mit. Flugunternehmen haben diese Dinge meist nicht im Angebot. Eventuell macht man die Milch aber warm.
- Geben Sie Ihrem Baby oder Kind während des Flugs ausreichend zu trinken, um einer Austrocknung vorzubeugen.

Sonnenschutz

- Verwenden Sie eine Sonnenmilch mit hohem Lichtschutzfaktor. Tragen Sie die Milch regelmäßig auf, vor allem, wenn das Kind im Wasser war. Benutzen Sie eine Creme, von der Sie wissen, dass das Kind nicht allergisch auf sie reagiert.
- Halten Sie die Arme und Beine des Kindes möglichst bedeckt. Ziehen Sie ihm Kleidungsstücke aus leichter Baumwolle an.
- In der heißesten Tageszeit (zwischen 10 und 16 Uhr) sollte sich das Kind vorrangig im Schatten aufhalten.
- Das Kind sollte einen Sonnenhut tragen, der Ohren und Hals schützt. Bringen Sie am Buggy einen Sonnenschirm an.
- Geben Sie Ihrem Kind viel zu trinken. Wenn Sie stillen, tun Sie das häufiger; einem Flaschenkind können Sie Wasser zu trinken geben.

Register

A

Abfalleimer, Sicherheit 112
Abgeschlagenheit 48
Affektkrampf 40
Alkoholgeruch, starker 64
Alkoholvergiftung 64
Allergie 87
Amputat(s), Aufbewahrung des 54
Anaphylaktischer Schock 87
Anfälle, epileptische 33
Angstzustände 43, 87
Antihistaminika 88
Appetitlosigkeit 97, 99
Arbeitsflächen, Sicherheit 113
Armbrüche 78
Armschlinge 106
–, improvisierte 106
Armtragetuch binden 76
Arzneimittel, Sicherheit 115
Arzneimittelvergiftung 64
Asthma 43
Atembeschwerden 87, 89
Atemnot 42, 43
– beim Einatmen 42
–, starke 39
Atemstillstand 10, 12, 17, 22
Atemstörungcn 36–43
Atemwege 15
– beim Baby frei machen 17
– beim Kind öffnen 22
Atmen, Schmerzen beim 77
Atmung
–, aussetzende 33
–, behinderte 36
–, flache 34
–, geräuschvolle, langsam werdende 67
–, pfeifende 87
–, schnelle 30, 55
–, tiefe, geräuschvolle 67
Auge
– Aufgedunsenheit 87
–, Fremdkörper im 82
–, Rötung in und um 62
–, Schwellung in und um 62
–, Verätzungen des 62
Augenlidschwellung 87
Augenschmerzen, heftige 62
Augenverletzungen 50
Ausschlag 97
–, körniger, roter 95
Aussprache, undeutliche 64, 67
Auto, Sicherheit im 119
Automatismen 33

B

Baby
– Beatmung, künstliche 18–19
–, bewusstloses 17, 20
–, eingeatmeter Fremdkörper beim 36–37
– Herz(druck)massage 16, 21
–, Unterkühlung beim 91
– Vitalfunktionen kontrollieren 17
Badewanne, Sicherheit 116
Bauchmitte, wellenartige Schmerzen in der 99
Bauchschmerzen 99
Bauch-Seitenlage 19
Bauchverletzungen 57
Beatmen 15
Beckenbruch 72
Bein schienen 73
Beinahe-Ertrinken 13
Beinbrüche 72–73
Benommenheit 33
Bewegungen, zuckende 33
Bewusstlosigkeit 30, 33, 40, 55
–, kurze 66
Bewusstseinsstörungen 32–35
Bewusstseinstrübung 67
Bewusstseinsverlust, kurzer 35
Bisse 85–89
Blasen 49
Blasenbildung 61
Blasenkontrolle, Verlust der 33
Blaufärbung des Arms 78
Bläulichfärbung von Gesicht und Lippen 43
Blinddarmentzündung 99
Blutungen 44–45
–, äußere 52
–, innere 55, 77
–, starke 10
Boden, Sicherheit 110
Brandwunde 58–60
Bronchialasthma 38
Brustkorbverletzungen 56, 77

C

Chemikalien,Vergiftungen durch 63

D

Darmkontrolle,Verlust der 33
Defibrillator (AED) 23
Dehydration 93
Desorientiertheit 67 *siehe auch* Verwirrtheit

Dreiecktücher 106
Dreiecktuchkrawatten, breit und schmal gefaltete 73
Durchfall 98, 99
Durst 30, 48, 54
Dusche, Sicherheit 116

E

Eingangstür, Sicherheit 110
Eitern der Wunde 48
Elektrizität, Sicherheit mit 109
Elektroschock 12
Ellbogenbruch 78
Erblindung 62
Erbrechen 89, 97–99
Erfrierungen 92
Ersticken 41
Erstickungsgefahr 58, 87

F

Fahrräder 120
Fenster, Sicherheit 115
Fernseher, Sicherheit 111
Feuer 11
–, Flucht vor 11
–, Sicherheit mit 109
Fieber 32, 96–98, 100
–, hohes 30
Fieberkrämpfe 32
Finger, eingeklemmte 79
Fläschchen, Sicherheit 112
Flecken
–, blaue 80
–, purpurn blutunterlaufene 97
Fluchtplan 11
Flüssigkeitsmangel 98
Fontanelle
–, gespannte 67
–, schmerzhafte 97
Fremdkörper 82–84
–, eingeatmeter beim Baby 36–37
–, eingeatmeter beim Kind 38–39
– in der Wunde 46
–, inhalierte 84
Frostbeulen 92
Fuß
– Anschwellen 74
–, gebrochener 74
–, Sicherheit zu 120

G

Garage, Sicherheit in 119
Gartenarbeit, Sicherheit 118
Gas, Sicherheit mit 109
Gefahrenquelle 10
Gegenstand, verschluckter 84
Gehirn, Blutversorgung zum 30
Gehirnerschütterung 66
Gehirnkompression 67
Gehörverlust 100
Gelenkverletzungen 72–80
Gesicht
–, blau anlaufendes 36–38, 43
– Schwellung 87
Gesichtszuckungen 33
Glieder, einschlafende 92
Gliederschmerzen 96
Gliedmaße, amputierte 54
Grand-mal-Anfall *siehe* Anfälle, epileptische

H

Hals, Schwellung 87
Handbrüche 79
Handverband 105
Harnöffnung, Blutungen aus der 72
Haut
–, Abschälen der 61
–, blassgraue, kaltschweißige 30
–, blau gefärbte 42
–, heiße, gerötete 96
–, kalte, blasse, trockene 91
–, rote, fleckige 87
–, Rötung der 61
–, trockene 94
–,Verätzungen der 61
–,Verfärbung der 61
Herd, Sicherheit 113
Herz-Lungen-Wiederbelebung (HLW) 14, 16, 20, 23, 26
Herzstillstand 12
HiFi-Geräte, Sicherheit 111
Hilfe holen 10
Hilfsmittel, nützliche 103
Hitze, Schäden durch 90–95
Hitzeerschöpfung 93
Hitzewallungen 32
Hitzschlag 94
Hochstühle, Sicherheit 112
Hüftregion, Schmerzen und Empfindlichkeit in 72
Hungergefühl 34
Husten 43
–, kurzer, bellender 42
Hypothermie *siehe* Unterkühlung

I

Impfung 48, 122
Infektion 104
–, fortgeschrittene 48
Infektionsgefahr 48
Insekt im Ohr 83
Insektenstiche 86

J

Jochbein, gebrochenes 68

K

Kälte, Schäden durch 90–95
Kamine und Öfen, Sicherheit 111
Kehldeckelentzündung 42
Kiefer, gebrochener 68
Kind
– Beatmung, künstliche 24–25
–, bewusstloses 13, 22–23, 34, 63–67, 66–68, 70–71
– eingeatmeter Fremdkörper 38–39
– Herumrollen 71
– Herz(druck)massage 23
– Vitalfunktionen kontrollieren 22–23
Kinderbett, Sicherheit 114
Kindersitze, Sicherheit 119
Kinderwagen und Buggys, Sicherheit 121
Kinderzimmer, Sicherheit 115
Kleidung in Flammen 11
Kleidungsstücke entfernen 59
Kleinkinder, Sicherheit 117
Knieverletzungen 74
Knöchel, verstauchter 75
Knochenverletzungen 72–80
Körperemperatur, erhöhte 67, 96, 99
Kompresse
–, kalte 80
–, sterile 104
Kopfplatzwunden 65
Kopfschmerzen 93, 96, 97
–, leichte 66
–, plötzliche 94
–, starke 67
Kopfverletzungen 65–68
– Spätreaktionen 67
KPR 14, 16
Krampfanfälle 97
Krämpfe 101
Kreislauffunktion 16
Kreuzknoten 73
Kühlschrank, Sicherheit 113

L

Lähmung 67
Leistenregion, Schmerzen und Empfindlichkeit in 72
Lichtempfindlichkeit 97
Lippen, Bläulichfärbung der 43
Lungenkollaps 56
Lungenschädigungen 13
Lymphdrüsen am Hals, geschwollene und schmerzhafte 48

M

Medikamente
–, antiallergische 88
– Asthma 43
Meningitis 97
Mikrochirurgie 54
Mund, Insektenstich im 86
Mundraum,Verbrennungen im 58
Mundverletzungen 53
Muskelspasmen 12, 101
Muskelverletzungen 72–80

N

Nackenschmerzen 97
Nackensteifigkeit 97
Nackenverletzungen 69–72
Nahrung, Sicherheit 112
Nahrungsmittelaufnahme, verweigerte 91
Nase
–, Ausfluss aus der 84
–, Fremdkörper in der 84
–, gebrochene 68
Nasenatmung, geräuschvolle 84
Nasenbluten 51
Nässen der Wunde 48
Nesselausschlag 86
Notfall 10–13
–, diabetischer 34
Notruf 10

O

Oberflächen und Möbel, Sicherheit 111
Ohr
–, Ausfluss aus dem 100
–, Blutungen aus dem 52
–, Druck auf 100
–, Fremdkörper im 83
Ohrenschmerzen 100

P

Parfüm, Haarspray und Make-up, Sicherheit 115
Petit-mal-Anfall *siehe* Anfälle, epileptische
Pflanzen
– Sicherheit 118
–, Vergiftung durch 64
Pflaster 104
Pinzette sterilisieren 81
Planschbecken, Sicherheit 118
Pneumothorax 56
Porzellantassen und Gläser, Sicherheit 115

Prellungen 80
–, kleinere 66
Pseudokrupp 42
Puls
–, jagender 94
–, langsamer, aber starker 67
–, schneller 87
–, voller 94
Pupillen, unterschiedlich große 67

Q

Quallenstich 88
Quetschungen 74, 79
Quetschverletzungen 55

R

Rachenraum,Verbrennungen im 58
Rauchmelder 109
Rauchvergiftung 41
Regentonnen, Sicherheit 118
Rippenbrüche, offene und mehrfache 77
Rollbinden 105
Rückenverletzungen 69–72

S

Sauerstoffmangel 14
Säuglinge, Sicherheit 117
Schädelbruch 67
Scheren und Nähzeug, Sicherheit 115
Schlangenbisse 89
Schluckauf 40
Schlüsselbeinbruch 76
Schmerzen
–, heftige, brennende 61
–, scharfe 77, 99
–, wellenartige 99
–, zunehmende 48, 76
Schmerzzustände 99–101
Schnittwunden 47
Schock 30–31, 44, 56
–, anaphylaktischer 87
–, elektrischer 60
–, septischer 31
»Schocklage« 87
Schränke, Sicherheit 113, 116
Schreikrampf 40
Schubladen, Sicherheit 113
Schuppen, Sicherheit 118
Schürfwunden 47
Schüttelfrost 48, 96
Schwäche 67
Schwächeanfall 35
Schwächegefühl 34–35
Schweiß, kalter 30
Schweißausbrüche 32, 34, 48, 93, 96
Schwellungen 80
Schwerhörigkeit, vorübergehende 83
Schwindel, -gefühl 35, 66, 93
Schwitzen, verstärktes 89
Seeigel, Stich vom 88
Sehstörungen 89
Seitenlage
–, bei Wirbelsäulenverletzungen 71
–, beim Säugling 19
–, stabile 28–29
Sicherheit 10
– Badezimmer 116
– Garten 118
– im Alltag 109–122
– im häuslichen Bereich 109
– Küche 112–113
– mit Babys 112, 117
– Schlafräume 114–115
– Spielsachen 115, 117
– Treppen und Flure 110
– unterwegs 120–122
– Wohnzimmer 111
Sonnenbrand 95
Speichelfluss, erhöhter 89
Spielen, Sicherheit 112, 121
Spielplatz, Sicherheit auf dem 121
Spielzeug, Sicherheit 117
Spielzeugpflege, Sicherheit 117
Splitter 81
Stauchungen 74
Steifheit des Arms 78
Stiche 85–89
Strangulierung 41
Straße
–, Sicherheit auf der 120
– überqueren 120
Stromverletzungen 12, 60

T

Taubheitsgefühl 92
Teiche, Sicherheit 118
Teilnahmslosigkeit 91, 97
Teppiche und Gardinen, Sicherheit 111
Tetanus 47–48, 81
Tierbisse 85
Tische, Sicherheit 113
Tollwutprophylaxe 85
Tränenfluss, starker 62
Treppen, Sicherheit 110
Tür, Sicherheit 112

U

Übelkeit 64, 66, 93, 96–99
Unruhe 30, 55
Unterkühlung 90
Unterzuckerung *siehe* Notfall, diabetischer

V

Verätzungen 61, 62
Verbände 102–106
Verbandkasten 102
Verbrennungen 12, 58–61
Verbrühungen 58–61
Vergiftungen 63–64
Verletzungen, schwere 10
Verwirrtheit 34, 67, 94, 98 *siehe auch* Desorientiertheit
Vitalfunktion 16

W

Wärmeausschlag 95
Waschmaschine und Trockner, Sicherheit 113
WC, Sicherheit 116
Wickelplatz, Sicherheit 114
Wiederbelebung 14–29
–, ABC der 14–15
– beim Baby 16–21
– beim Kind 22–27
Wundauflagen 102–106
– mit Verband, sterile 104
Wunden 44–57
–, Eitern der 48
–, offene 77
Wundinfektion 48
Wundstarrkrampf *siehe* Tetanus

Z

Zahn, ausgeschlagener 53
Zahnschmerzen 101
Zittern 96

Dank

DK dankt:
Joe Mulligan, Nadine Threader, Jane Keogh, Andrew Farrar (British Red Cross); Cardiac Science Corporation für den Defibrillator; Child Accident Prevention Trust; Sara Kimmins sowie den Fotomodellen:
Kinder Aleena Awan, Navaz Awan, Max Buckingham, Madeline Cameron, Alfie Clarke, Amy Davies, Thomas Davies, James Dow, Kyla Edwards, Austin Enil, Lia Foa, Maya Foa, Jessica Forge, Kashi Gorton, Emily Gorton, Thomas Greene, Alexander Harrison, Rupert Harrison, Ben Harrison, Jessica Harris-Voss, Hannah Headam, Jake Hutton, Rosemary Kaloki, Winnie Kaloki, Ella Kaye, Maddy Kaye, Jade Lamb, Emily Leney, Crispin Lord, Daniel Lord, Harriet Lord, Ailsa McCaughrean, Fiona Maine, Tom Maine, Kincaid Malik-White, Maija Marsh, Oliver Metcalf, Eloise Morgan, Tom Razazan, Jimmy Razazan, Georgia Ritter, Rebecca Sharples, Ben Sharples, Thomas Sharples, Ben Walker, Robyn Walker, Amy Beth Walton Evans, Hanna Warren-Green, Simon Weekes, Joseph Weir, Lily Ziegler.
Erwachsene Shaila Awan, Claire le Bas, Joanna Benwell, Angela Cameron, Georgina Davies, Marion Davies, Sophie Dow, Tina Edwards, Rachel Fitchett, Emma Foa, Emma Forge, Caroline Greene, Susan Harrison, Victoria Harrison, Julia Harris-Voss, Roy Headam, Emma Hutton, Helga Lien Evans, Sylvie Jordan, Jane Kaloki, David Kaye, Louise Kaye, Philip Lord, Geraldine McCaughrean, Diana Maine, Brian Marsh, Jonathan Metcalf, Francoise Morgan, Juliette Norsworthy, Anna Pizzi, Hossein Razazan, Angela Sharples, John Sharples, Miranda Tunbridge, Vanessa Walker, Catherine Warren-Green, Toni Weekes, Robert Ziegler.

Make-up Wendy Holmes, Pebbles, Geoff Portas

Weitere Fotovorlagen
Andy Crawford, Steve Gorton, Malteser Hilfsdienst, Ray Mollers, Suzannah Price, Dave Rudkin, Steve Shott, Lloyd Sturdy

Cover
Vorn: 123RF.com: dopop (Figuren)

Noch mehr Wissen und Lesefreude!

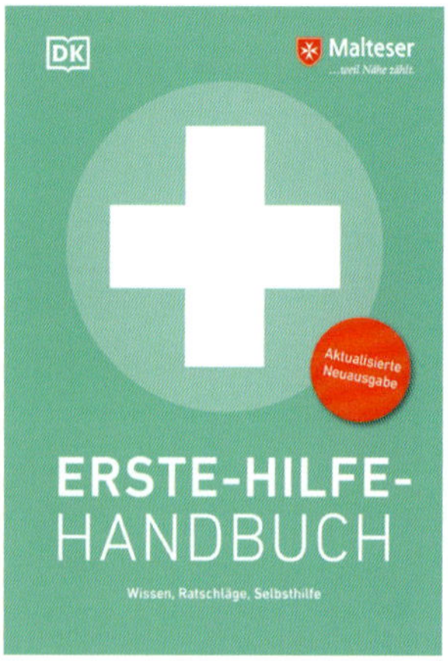

ISBN 978-3-8310-4543-3

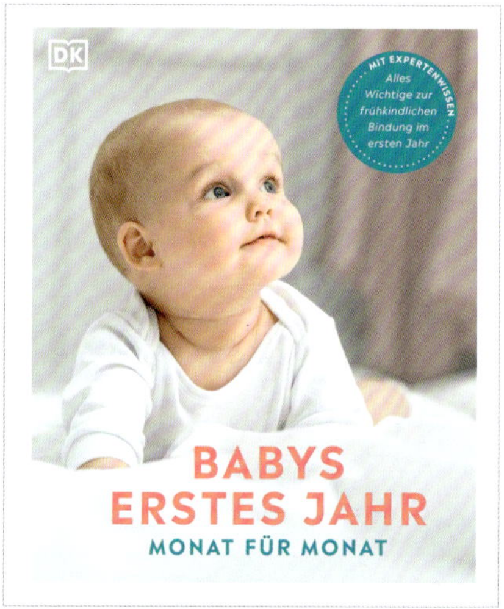

ISBN 978-3-8310-4909-7

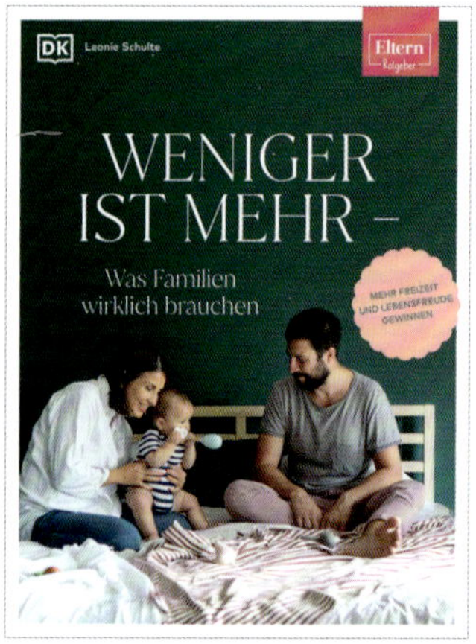

ISBN 978-3-8310-4427-6

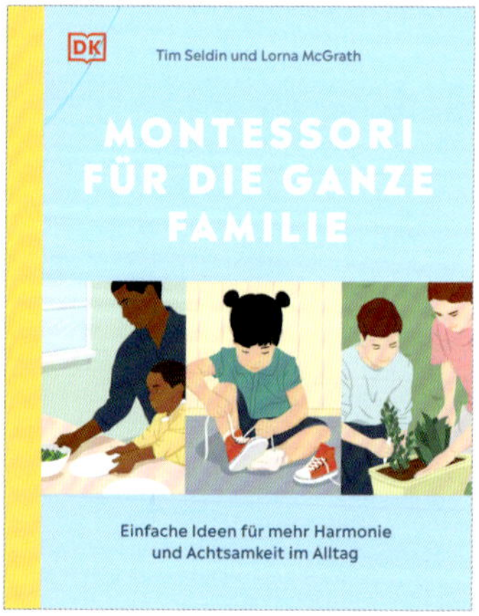

ISBN 978-3-8310-4406-1